国家卫生健康委员会抗菌药物临床应用与细菌耐药评价专家委员会 推荐用书

碳青霉烯类药物临床应用精要

主　　编　刘又宁

主　　审　王明贵　卓　超

副 主 编　王　睿　徐英春　施　毅　谢灿茂　陈良安

编　　者　（按姓氏笔画排序）

于旭红　王　睿　王　瑾　王天琳　王韧韬　牛　卉　白　艳

白　楠　刘　斌　刘　漪　李　培　李朝霞　杨继勇　佘丹阳

邸秀珍　张　弨　张　雷　张　樱　张　鑫　陈良安　苑　鑫

罗益锋　周　华　赵　进　赵金红　赵铁梅　施　毅　倪文涛

徐英春　梅和坤　崔俊昌　梁蓓蓓　韩丙超　鲁炳怀　谢灿茂

解立新　蔡　芸

审　　校　王　瑾　解立新　佘丹阳　崔俊昌　蔡　芸

人民卫生出版社

图书在版编目（CIP）数据

碳青霉烯类药物临床应用精要 / 刘又宁主编. —北京：人民卫生出版社，2019

ISBN 978-7-117-28492-9

Ⅰ. ①碳… Ⅱ. ①刘… Ⅲ. ①抗菌素 - 临床应用 Ⅳ. ①R978.1

中国版本图书馆 CIP 数据核字（2019）第 095363 号

人卫智网	**www.ipmph.com**	医学教育、学术、考试、健康，购书智慧智能综合服务平台
人卫官网	**www.pmph.com**	人卫官方资讯发布平台

碳青霉烯类药物临床应用精要

主　　编：刘又宁
出版发行：人民卫生出版社（中继线 010-59780011）
地　　址：北京市朝阳区潘家园南里 19 号
邮　　编：100021
E - mail：pmph @ pmph.com
购书热线：010-59787592　010-59787584　010-65264830
印　　刷：三河市尚艺印装有限公司
经　　销：新华书店
开　　本：710×1000　1/16　印张：15
字　　数：253 千字
版　　次：2019 年 6 月第 1 版　2019 年 8 月第 1 版第 3 次印刷
标准书号：ISBN 978-7-117-28492-9
定　　价：48.00 元

打击盗版举报电话：010-59787491　E-mail：WQ @ pmph.com
（凡属印装质量问题请与本社市场营销中心联系退换）

前　言

碳青霉烯类抗生素属非典型 β‐内酰胺,它具有抗菌谱广、对大多数 β‐内酰胺酶稳定、不易被水解、不良反应相对较少的特点,是迄今为止最优秀的抗菌药物之一。

20 世纪 70 年代中期,默克公司开发出碳青霉烯类药物最初品种——硫霉素,后经修饰改造增加了其稳定性,在 1985 年诞生了至今仍在临床广泛应用的亚胺培南。此后又相继有帕尼培南、美罗培南、比阿培南、厄他培南、多尼培南、替比培南等上市,并且对耐甲氧西林金黄色葡萄球菌(methicillin resistant *Staphylococcus aureus*, MRSA)效果显著的托莫培南、阿祖培南等也正在研发中。

碳青霉烯类药物成功上市 30 余年来,主要对某些耐其他药物的革兰氏阴性菌导致的严重感染发挥了无可替代的作用,拯救了无数的生命,在人类抗感染事业上留下了辉煌的纪录,其功不可没。在早期应用的 20 年间,很少发现临床致病菌对碳青霉烯类药物产生获得性耐药。但近年来,耐碳青霉烯的肠杆菌科细菌、铜绿假单胞菌、鲍曼不动杆菌等都明显增多,并有在全世界扩散蔓延的趋势。对个别耐药细菌导致的感染,碳青霉烯类药物已从昔日的“手到病除”,衍变成今日的“屡试不果”。之所以会这样,不得不说与临床医生没有很好地掌握碳青霉烯类药物适应证和药物特点、过于盲目地应用该类药物有关。

在新抗菌药物的研发远远落后于细菌耐药发展的现今,保护好如碳青霉烯类药物这样优秀的抗菌药物,进一步发挥其潜力,使其在更长的时期内继续造福于人类,是我们医务工作者不可推卸的责任。

在“国家卫生健康委员会抗菌药物临床应用与细菌耐药评价专家委员会”的督促与钟南山院士亲自指导下,我们编制了本书。其主要目的就是让读者对碳青霉烯类药物的基本特性与临床最新进展能有全面、客观、透彻的了解,并用来指导抗感染临床实践。

刘又宁

2019 年 2 月

3

前 言

目 录

第一章

碳青霉烯类药物研发历程与结构特点

　　碳青霉烯类药物是抗菌谱广、抗菌活性较强的非典型β–内酰胺类抗菌药物，主体结构与青霉素类的青霉环相似，区别在于以碳原子替代了噻唑环上的硫原子，且C–2与C–3之间以不饱和双键相连，C–6位羟乙基侧链为反式构象。由于结构的优化，碳青霉烯类具有比青霉素类和头孢菌素类药物抗菌谱更广、抗菌活性更强和对β–内酰胺酶高度稳定的特点。

一、碳青霉烯类药物的研发历程

　　20世纪70年代中期，德国默克公司在筛选作用于细菌细胞壁生物合成抑制剂的过程中，从卡特利链霉菌（*Streptomyces cattlelya*）发酵液中分离得到了第一个碳青霉烯类化合物硫霉素。硫霉素具有与细菌细胞外膜青霉素结合蛋白（penicillin binding proteins，PBPs）结合的能力，通过阻碍细菌细胞壁黏肽合成，进而造成细菌胞壁缺损，菌体膨胀，细胞渗透压改变并导致细胞溶解。硫霉素对多种细菌（如大肠埃希菌、肺炎克雷伯菌、铜绿假单胞菌和脆弱拟杆菌等）产生的多数β–内酰胺酶［如超广谱β–内酰胺酶（extended–spectrum β–lactamases，ESBLs）、AmpC酶等］稳定，使其最小抑菌浓度（minimum inhibitory concentrations，MIC）较青霉素类和头孢菌素类明显下降，抗菌活性更强。因此，兼备强大杀菌作用且对β–内酰胺酶稳定的硫霉素是第一个严格意义上的碳青霉烯类抗菌药物，也是后来所有碳青霉烯类抗菌药物的始祖和合成"母板"。1976年，在第16届抗微生物制剂及化疗跨学科国际会议上，硫霉素的强大抗菌能力和对β–内酰胺酶的稳定性被公开报道，碳青霉烯类抗菌药物首次进入公众视野。但受到自身结构不稳定（pH 8.0即可水解）和当时纯化技术的影响，硫霉素的产量始终很低。种种不利因素敦促科学家们寻找结构与

1

产量更加稳定的替代物,基于硫霉素的衍生物被寄予了更高的期望。

1977 年,默克公司基于对硫霉素半合成结构修饰后的第一个 *N*- 亚胺甲基衍生物专利获批,即亚胺培南(imipenem)。1985 年上市后,至今仍是临床使用广泛、评价较高的品种之一。1994 年,另一个与亚胺培南结构相似的碳青霉烯类抗菌药物帕尼培南,由第一三共株式会社研制成功并在日本率先上市。与硫霉素相同,这两种衍生物均显示出对 PBPs 的高亲和力和对 β- 内酰胺酶的稳定性,自身结构更加稳定。然而,亚胺培南可被源于肾小管上皮细胞刷状缘膜的脱氢肽酶(DHP-1)分解,帕尼培南虽然对 DHP-1 稳定,但易在肾皮质蓄积而导致肾毒性,因此两者必须分别与 DHP-1 抑制剂西司他丁或促排剂倍他米隆联合使用。同年,新一代碳青霉烯类抗菌药物美罗培南(meropenem)由住友公司成功研发并率先在意大利上市。随后,比阿培南(biapenem)、厄他培南(ertapenem)、多尼培南(doripenem)、替比培南(tebipenem)分别由惠氏、默克、盐野义和明治公司研发并先后在美国和日本上市,均获得了较高的临床评价(表 1-1)。新一代碳青霉烯类抗菌药物的最大特点是在 C-1β 位点引入了甲基,这种修饰使得新型碳青霉烯类药物对 DHP-1 的稳定性大大提高,均可单独使用。

表 1-1 已上市的原研碳青霉烯类药物

通用名	英文名	商品名	上市年份	研发企业
亚胺培南 / 西司他丁	imipenem/cilastatin	Tienamv,泰能	1985	默克
帕尼培南 / 倍他米隆	panipenem/betamipron	Carbenin,克倍宁	1994	第一三共
美罗培南	meropenem	Merrem,美平	1994	住友和阿斯利康
厄他培南	ertapenem	Invanz,怡万之	2001	默克
比阿培南	biapenem	Omegacin	2002	Lederle 和惠氏
多尼培南	doripenem	Finibax	2005	盐野义
替比培南	tebipenem pivoxil	Orapenem	2009	明治

二、碳青霉烯类药物的化学结构特点与构效关系

(一)碳青霉烯类药物结构与对 β- 内酰胺酶稳定性的关系

碳青霉烯类抗菌药物的广谱高效作用与其结构特点有关。青霉素类

的 C-6 位和头孢菌素类的 C-7 位为 β- 顺式结构,易被 β- 内酰胺酶水解,而碳青霉烯类噻唑环中的硫原子被碳原子取代,2 位、3 位之间以不饱和双键相连,特别是 C-6 位为反式 α- 羟乙基侧链,空间位阻增大,更增加了其对 β- 内酰胺酶的稳定性,目前上市的碳青霉烯类药物均具有此反式构象(图 1-1)。

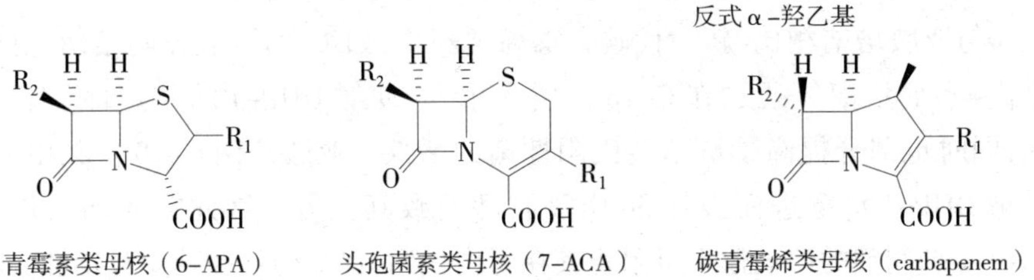

图 1-1　碳青霉烯类、青霉素类及头孢菌素类母核比较

(二)碳青霉烯类药物结构与抗菌活性和自身稳定性的关系

将 C-2 位进行结构修饰并引入杂环取代基是近年来碳青霉烯类抗菌药物结构改造的热点方向。C-2 位取代基的不同直接影响碳青霉烯类药物的抗菌活性,主要有硫取代(如美罗培南、厄他培南、多尼培南)、碳取代(如 CP-5609)和三稠环碳青霉烯(如 GV-118819)等方式。其中硫取代,特别是以引入吡咯烷硫醚侧链最为常见。如在 C-2 位侧链吡咯烷的 C-5 位中引入一个或多个氨基或胍基,会显著增强对耐甲氧西林金黄色葡萄球菌(methicillin resistant *Staphylococcus aureus*,MRSA)和泛耐药的铜绿假单胞菌的抗菌活性,如研发中的托莫培南 CS-023 就建立了这种结构。改变吡咯烷环上的取代基更是增强碳青霉烯类药物与细菌 PBPs 的亲和力和自身稳定性的常见手段,如羟乙基和芳杂族能增强对 DHP-1 的稳定性和抗革兰氏阴性菌活性,酰胺杂环可增强抗革兰氏阳性菌活性,胍基和苯环可提高对葡萄球菌属的活性等。近年来,人们又发现 C-2 位引入噻唑环比吡咯烷具有更好的抗 MRSA 活性,如 SM-17466、SM-197436、SM-232721 等,这可能与噻唑环较弱的碱性以及环中存在硫原子提高了药物的脂溶性有关。此外,C-2 位引入双环能增强对 β- 内酰胺酶的稳定性,如厄他培南;引入二硫代氨基甲酸酯衍生物或以碳 - 碳键与脂溶性含氮稠环相连,并在稠环上引入含有季铵离子的化合物,也可明显提高抗 MRSA 的活性,如 ME-1036。

C-3 位取代基的碱性强弱也会影响碳青霉烯类抗菌药物的自身稳定

性。碱性越强,药物的稳定性越差,碱性越弱,则稳定性越好,降低 C-2、C-3 位取代基的碱性可以提高化合物分子自身的稳定性。与硫霉素 C-3 位的氨基相比,亚胺培南(解离常数 $pK_a=9.9$)、美罗培南($pK_a=7.4$)、帕尼培南($pK_a=10.9$)的 C-3 位均为氨基酸取代物,侧键碱性大大降低,稳定性明显提高。

(三)碳青霉烯类药物结构与对 DHP-1 稳定性的关系

与亚胺培南相比,新一代碳青霉烯类药物,如美罗培南、比阿培南、厄他培南、多尼培南等通过在 C-1β 位引入甲基,使对 DHP-1 的稳定性显著增强,同时也部分提高了抗革兰氏阴性菌的活性。亚胺培南 C-1β 位无甲基,易被 DHP-1 水解进而破坏 β- 内酰胺环而致其失效。因此需要加入作为 DHP-1 抑制剂的西司他丁可阻止其在肾内代谢,提高药效并减少肾毒性。帕尼培南与亚胺培南不同,尽管其对 DHP-1 稳定,但易在肾皮质中蓄积,单独使用时有明显的一过性肾毒性,因此需要与倍他米隆共同使用以促进其肾排泄。

(四)碳青霉烯类药物结构与毒性的关系

肾毒性和神经毒性(主要为诱导痉挛及癫痫发作)是碳青霉烯类药物最常见的不良反应,目前认为与 C-2 和 C-3 位侧链结构、氨基的碱性强度、羧基 - 碱基的距离及氨基团周围的空间等因素有关。如 C-2 位是否存在氨基决定了药物的碱性的强度,碱性越强,肾毒性及中枢神经毒性则越大。另外,碳青霉烯类药物的神经毒性也与其特异性结合抑制性神经递质 γ- 氨基丁酸(γ-aminobutyric acid, GABA)的能力有关,亚胺培南对 GABA 的亲和力最高,是其神经系统不良反应发生率较高的原因之一。

(五)常用碳青霉烯的主要结构特点

常用碳青霉烯的主要结构特点如图 1-2 所示,其中亚胺培南分子式为 $C_{12}H_{17}N_3O_4S \cdot H_2O$,相对分子量 317.36Da。亚胺培南是在硫霉素结构的基础上,将 C-3 位末端的氨基改造成为 N- 甲酰亚胺衍生物,从中得到稳定性较好的,第一个应用于临床的碳青霉烯类药物。亚胺培南对细菌 PBPs 及其亚型的高度亲和无特异性,对临床上常见革兰氏阴性需氧菌、革兰氏阳性需氧菌(对 MRSA 无效)及厌氧菌均具有良好的杀菌活性。

帕尼培南分子式为 $C_{15}H_{21}N_3O_4S$,相对分子量 339.41Da,是 C-2 位上有乙酰亚胺吡咯环结构的碳青霉烯类药物,主要作用于 PBP-2 与 PBP-3。帕尼培南对各种细菌产生的 β- 内酰胺酶稳定,对包括金黄色葡萄球菌(对 MRSA 无效）的革兰氏阳性菌和包括铜绿假单胞菌的革兰氏阴性菌引起的感染均显示出广泛、良好的疗效，对厌氧菌也有较好的活性，其抗菌作用与亚胺培南基本等同。

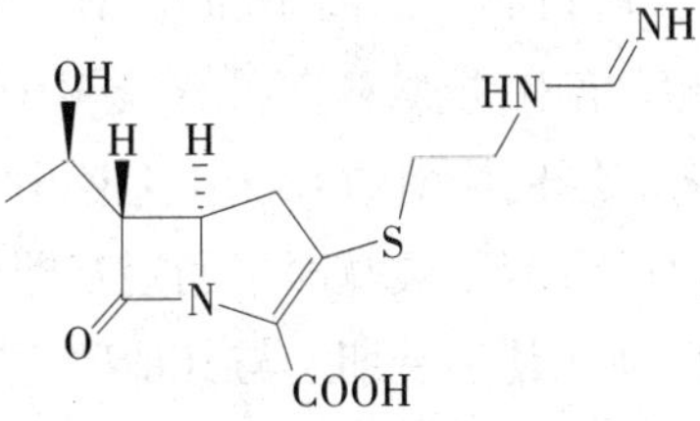

A. 亚胺培南（imipenem）

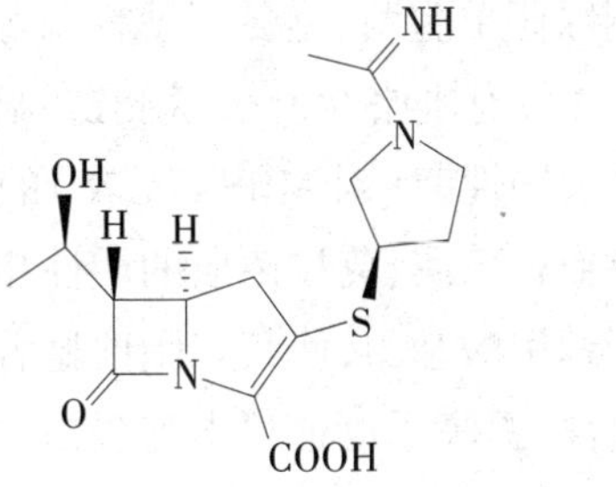

B. 帕尼培南（panipenem）

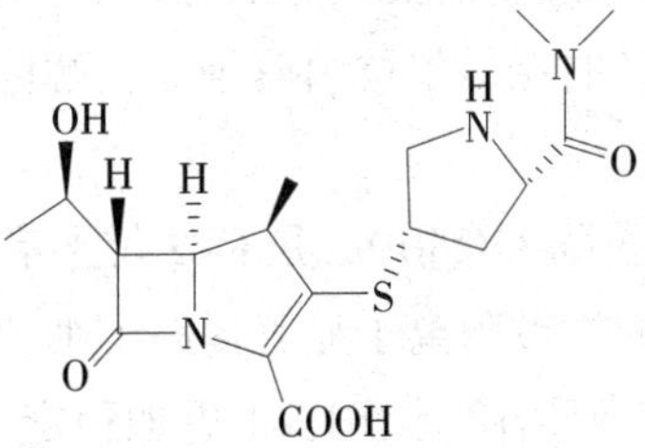

C. 美罗培南（meropenem）

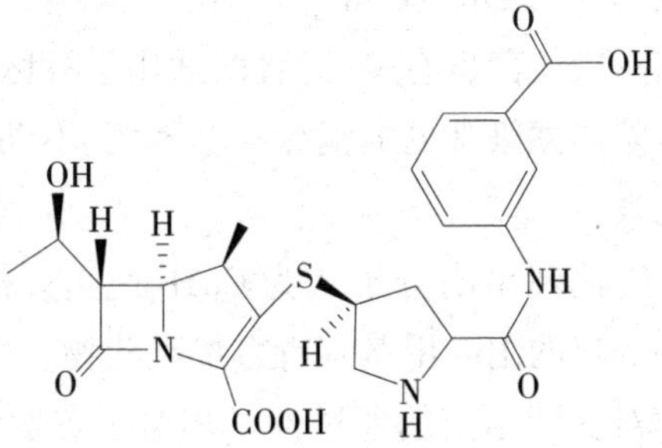

D. 厄他培南（ertapenem）

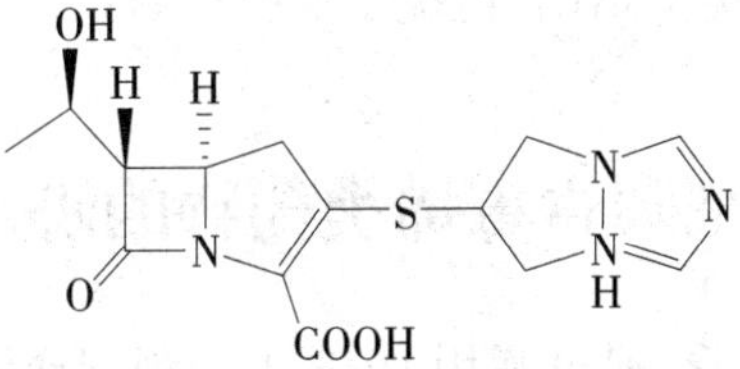

E. 比阿培南（biapenem）

图 1-2　国内常用碳青霉烯类药物的结构特点

美罗培南分子式为 $C_{17}H_{25}N_3O_5S$，相对分子量 383.46Da。C-1β 位的甲基，增强了美洛培南对 DHP-1 的稳定性和抗革兰氏阴性菌活性。与亚胺培南相比，美罗培南在 C-2 位引入了吡咯烷 -3- 硫基。有研究认为，吡咯烷 -3- 硫基与碳青霉烯类药物的 PBPs（特别是 PBP-3）的亲和力有关。如亚胺培南主要作用于大肠埃希菌的 PBP-1、PBP-2、PBP-3、PBP-4、PBP-5 和 PBP-6 及铜绿假单胞菌的 PBP-1、PBP-2、PBP-4 和 PBP-5，使细胞破裂后形成内毒素较少的球状体。而美罗培南主要作用于大肠埃希菌和铜绿假单胞菌的 PBP-1、PBP-2 和 PBP-3,使细胞破裂后形成丝状体变或芽状突起的原生质变。

厄他培南分子式 $C_{22}H_{25}N_3O_7S$,相对分子量为 475.515Da,是相对窄谱(对铜绿假单胞菌、鲍曼不动杆菌等非发酵菌无效)、长效的碳青霉烯类药物。其C-2 位有吡咯烷基硫醚侧链,显示出对 PBP-2 和 PBP-3 的高亲和力,其抗革兰氏阳性菌(对 MRSA 无效)的活性略弱于亚胺培南,抗肠杆菌科、奈瑟菌属、嗜血杆菌属、莫拉菌属的活性相当于亚胺培南。厄他培南的 C-2 位上还引入了苯甲酸基团,使其亲脂性显著提高。生理 pH 下,苯甲酸基团中的羟基即可电离,提高了厄他培南与蛋白质的结合率进而延长其半衰期。与其他碳青霉烯类抗菌药物相比,厄他培南对 ESBLs 或 AmpC 酶的稳定性稍差,但对临床分离的产 ESBLs 或 AmpC 酶的大肠埃希菌和肺炎克雷伯菌依然敏感。厄他培南对厌氧菌也有较好活性,适用于社区获得性感染。需要注意的是,厄他培南对院内感染常见的铜绿假单胞菌、不动杆菌属、伯克霍尔德菌属等非发酵菌均无效。

比阿培南分子式为 $C_{15}H_{18}N_4O_4S$,相对分子量 350.40Da,是 C-2 位上有双环三唑的 1β- 甲基碳青霉烯类药物。侧链上的季铵阳离子显著提高了细菌外膜对比阿培南的通透性。相对于美罗培南,比阿培南对 DHP-1 更加稳定,对革兰氏阳性菌的活性(对 MRSA 无效)弱于亚胺培南,但优于美罗培南,对革兰氏阴性菌的活性弱于美罗培南,但优于亚胺培南。

三、新型碳青霉烯类药物的研发前景

就目前上市品种来看,通过联用 DHP-1 抑制剂或者结构改造优化,已基本避免了碳青霉烯抗菌药物被 DHP-1 分解。现存问题主要有以下三点:一是部分品种的中枢神经毒性仍需关注。除亚胺培南外,厄他培南、美罗培南引起的癫痫或痫性发作也时有报道。二是对 MRSA 无效,以及由于部分革兰氏阴性菌产生的碳青霉烯酶(如金属酶、KPC 酶等)的水解作用而导致的耐药限制了现有碳青霉烯抗菌药物的使用。三是现有品种(除厄他培南外)半衰期短,消除快,临床需要一天两次至多次用药。

充分考虑市场现有品种的特点及细菌耐药情况的变化,今后碳青霉烯类抗菌药物的主要研发方向将以在保持对 DHP-1 稳定的基础上,寻找对多重耐药菌有效且低毒的新品种与能提高患者依从性的新剂型为主。一是要增强对

MRSA 的活性和对碳青霉烯酶的稳定性。在研碳青霉烯类抗菌药物中,托莫培南和阿祖培南的体外抗 MRSA 效果显著,主要与其对 MRSA 的 PBP-2a 的高亲和性有关。二是要通过新型酶抑制剂的研发以加强对已上市品种的保护和应用。如 2017 年经 FDA 批准在美国上市的 Vabomere 是 vaborbactam 与美罗培南的 1∶1 组方制剂,vaborbactam 能够有效保护美罗培南不受丝氨酸 β-内酰胺酶(如 KPC 酶)的降解。三是要继续开发口服品种,将碳青霉烯类药物酯化成前体药物,在体内迅速被酯酶水解成活性原药而发挥作用。泰比培南酯(即替比培南)是获准临床应用的第一个口服碳青霉烯类抗菌药物,2009 年在日本上市。四是要通过改进药物结构,延长药物半衰期,在减少给药频次的情况下保证药效。已上市的碳青霉烯类药物中,厄他培南的半衰期最长。

近年来,很多世界知名制药企业均在加快对碳青霉烯类抗菌药物的研发速度,除第一三共公司的托莫培南(tomopenem)和住友公司的阿祖培南(razupenem)外,国内碳青霉烯类原研药的研发也如火如荼,如四环医药牵头的百纳培南(benapenum)、珠海亿邦制药牵头的艾帕培南(apapenem)等正在进行不同阶段的临床研究。

（王天琳）

参考文献

[1] EL-GAMAL MI, BRAHIM I, HISHAM N, et al. Recent updates of carbapenem antibiotics. Eur J Med Chem, 2017, 131: 185-195.

[2] PAPP-WALLACE KM, BONOMO RA. New β-Lactamase Inhibitors in the Clinic. Infect Dis Clin North Am, 2016, 30(2): 441-464.

[3] 仲兆金,刘浚. 新的碳青霉烯类抗生素. 中国抗生素杂志, 2004, 29(4): 196-202.

[4] 蒋旭东,袁哲东,俞雄,等. 碳青霉烯类抗生素结构修饰的研究进展. 中国医药工业杂志, 2007, 38(9): 664-672.

[5] HIROUCHI Y, NAGANUMA H, KAWAHARA Y, et al. Preventive effect of betamipron on nephrotoxicity and uptake of carbapenems in rabbit renal cortex. Jpn J Pharmacol, 1994, 66(1): 1-6.

[6] RODLOFF AC, GOLDSTEIN EJ, TORRES A. Two decades of imipenem therapy. J Antimicrob Chemother, 2006, 58(5): 916-929.

[7] HORII T, ICHIYAMA S, OHTA M, et al. Relationship between morphological changes and endotoxin release induced by carbapenems in Pseudomonas aeruginosa. J Med Microbiol,

1999, 48（3）: 309-315.

[8] BASSETTI M, NICOLINI L, ESPOSITO S, et al. Current status of newer carbapenems. Curr Med Chem, 2009, 16（5）: 564-575.

[9] EL-GAMAL MI, OH CH. Current status of carbapenem antibiotics. Curr Top Med Chem, 2010, 10（18）: 1882-1897.

[10] 佘丹阳. 不同碳青霉烯类抗生素的区别与临床应用. 中华结核和呼吸杂志, 2008, 31（10）: 727-728.

第二章

碳青霉烯类药物的抗菌活性与作用机制

一、碳青霉烯类药物的抗菌活性

碳青霉烯类药物与其他 β- 内酰胺类药物一样均是快速杀菌剂。除厄他培南外,碳青霉烯类药物对难以治疗的革兰氏阴性非发酵菌如铜绿假单胞菌、洋葱伯克霍尔德菌和不动杆菌属感染也有较好疗效,同时对链球菌属、甲氧西林敏感的葡萄球菌属、奈瑟菌属和嗜血杆菌属也有较强抗菌活性。与其他多数 β- 内酰胺抗菌药物不同,碳青霉烯类药物对大多数革兰氏阳性和革兰氏阴性厌氧菌均有抗菌活性,包括脆弱拟杆菌、多形拟杆菌、双路普雷沃菌、具核酸杆菌、死亡梭杆菌、不解糖消化链球菌、产气荚膜梭菌等。对碳青霉烯类药物天然耐药的细菌包括:耐氨苄西林屎肠球菌、耐甲氧西林葡萄球菌属、嗜麦芽窄食单胞菌、某些艰难梭菌临床分离株和洋葱伯克霍尔菌等。碳青霉烯类药物之所以拥有较好的抗菌活性,其原因如下:①比头孢菌素分子更小,且在溶液中是正负两性离子,这两个特性都有助于其快速穿越革兰氏阴性菌外膜层;②与革兰氏阳性菌、革兰氏阴性菌、厌氧菌等多数细菌的青霉素结合蛋白(PBP-2、PBP-3、PBP-4 和 PBP-1b)具有高亲和力;③对革兰氏阳性菌和革兰氏阴性菌产生的广谱 β- 内酰胺酶(ESBLs)与头孢菌素酶(AmpC)均能耐受。

不同种类碳青霉烯类药物对各种细菌抗菌活性比较见表 2-1。

(一)亚胺培南

注射用亚胺培南 / 西司他丁钠为一种广谱的抗菌药物,可杀灭绝大部分革兰氏阳性和革兰氏阴性的需氧和厌氧病原菌。其体外抗菌谱包括铜绿假单胞菌、嗜水气单胞菌、阴沟肠杆菌、流感嗜血杆菌、淋病奈瑟菌、阴道加德纳菌、莫拉属、脑膜炎奈瑟菌、变形杆菌属、沙门菌属、志贺菌属、小肠结肠炎耶尔森菌等革兰氏阴性需氧菌;芽孢杆菌属、诺卡菌属、金黄色葡萄球菌、肺炎链球

表 2-1 不同碳青霉烯类药物抗菌活性比较

	亚胺培南	帕尼培南	美罗培南	厄他培南	比阿培南	多尼培南
革兰氏阳性菌						
A、B、C、D 群链球菌	+	+	+	+	+	+
肺炎链球菌	+	+	+	+	+	+
草绿色链球菌	+	+	+	+	?	+
咽峡炎链球菌	+	+	+	+	+	+
粪肠球菌	+	+	±	0	+	±
屎肠球菌	±	0	0	0	0	0
耐万古霉素肠球菌	0	0	0	0	0	0
甲氧西林敏感葡萄球菌属	+	+	+	+	+	+
甲氧西林耐药葡萄球菌属	0	0	0	0	0	0
杰克棒状杆菌	0			0		
单核细胞增生李斯特菌	+	+	+	±	+	+
革兰氏阴性菌						
淋病奈瑟菌	↕		↕	↕		↕
脑膜炎奈瑟菌	+	+	+	+	+	+
卡他莫拉菌	+	+	+	+	+	+
流感嗜血杆菌	+	+	+	+	+	+
大肠埃希菌	+	+	+	+	+	+
克雷伯菌属	+	+	+	+	+	+
产 ESBLs 大肠埃希菌 / 克雷伯菌属	+		+	+	+	+
产 AmpC 酶大肠埃希菌 / 克雷伯菌属	+		+	+	+	+
产 KPC 大肠埃希菌 / 克雷伯菌属	0	0	0	0	0	0
肠杆菌属	+	+	+	+		+

续表

	亚胺培南	帕尼培南	美罗培南	厄他培南	比阿培南	多尼培南
沙雷菌属	+	+	+	+	+	+
沙门菌属	+	+	+	+	+	+
志贺菌属	+	+	+	+	+	+
奇异变形杆菌	+	+	+	+	+	+
普通变形杆菌	+	+	+	+	+	+
普罗维登斯菌	+	+	+	+	+	+
摩根菌属	+	+	+	+	+	+
枸橼酸杆菌属	+	+	+	+	+	+
气单胞菌属	+	+	+	+	+	+
不动杆菌属	+	+	±	0	+	±
铜绿假单胞菌	+	+	+	0	+	+
洋葱伯克霍尔德菌	0	+	+	0	0	±
嗜麦芽窄食单胞菌	0	0	0	0	0	0
小肠结肠炎耶尔森菌	+					+
军团菌属	0	0	0	0	0	0
多杀巴斯德菌	+			+		+
非典型病原体						
衣原体	0	0	0	0	0	0
支原体	0	0	0	0	0	0
厌氧菌						
放线菌属	+			+		
脆弱拟杆菌	+	+	+	+	+	+
产黑素普雷沃菌	+	+	+	+	+	+
艰难梭菌		↕	↕	↕	↕	↕
梭菌属	+	+	+	+	+	+
坏死梭杆菌	+	+	+	+	+	+
消化链球菌	+	+	+	+	+	+

注：+ 表示通常敏感；± 表示敏感性 / 耐药性不确定；0 表示通常耐药；空白表示尚无资料；↕表示体外有效，但临床不适用

菌、无乳链球菌、粪肠球菌、单核细胞增生李斯特菌等革兰氏阳性需氧菌；同时对大多数厌氧菌的抗菌活性与甲硝唑和氯霉素相仿，特别是对脆弱拟杆菌也有很强抗菌活性。

本品对多数由耐头孢菌素类的细菌（包括需氧和厌氧的革兰氏阳性及革兰氏阴性细菌）所引起的感染具有强效的抗菌作用；特别是对产 ESBLs 和 AmpC 酶肠杆菌科细菌具有高度抗菌活性。同样，许多由耐氨基糖苷类抗菌药物（如庆大霉素、阿米卡星、妥布霉素）和 / 或青霉素类（氨苄西林、羧苄西林、青霉素、替卡西林、哌拉西林、阿洛西林、美洛西林）的细菌引起的感染，使用本品仍有效。在体外亚胺培南尚可抑制诺卡菌属、放线菌属、鸟 - 胞内分枝杆菌复合菌组和部分军团菌属，但其临床意义尚不确定。

亚胺培南的抗生素后效应（PAE）时间因细菌而异，对金黄色葡萄球菌为 2.6~3.5 小时，对铜绿假单胞菌约为 1.6 小时。

（二）帕尼培南

帕尼培南抗菌谱与亚胺培南相仿，对革兰氏阳性菌抗菌活性略强于亚胺培南，但同样对屎肠球菌和甲氧西林耐药的葡萄球菌属无抗菌活性。帕尼培南对肠杆菌科细菌抗菌活性与亚胺培南相仿，可抑制大肠埃希菌、肺炎克雷伯菌、阴沟肠杆菌、枸橼酸杆菌属等大多数肠杆菌科细菌。黄杆菌属、嗜麦芽窄食单胞菌和部分洋葱伯克霍尔德菌对本品不敏感。本品对大多数厌氧菌具很强抗菌活性，与亚胺培南相仿或稍强，适用于治疗由下列敏感菌所引起的感染症：葡萄球菌属、链球菌属、肺炎链球菌、肠球菌属、脑膜炎奈瑟菌、大肠埃希菌、枸橼酸杆菌属、克雷伯杆菌属、肠杆菌属、沙雷菌属、变形杆菌属、摩根菌属、普罗威登斯菌属、流感嗜血杆菌、假单胞菌属、铜绿假单胞菌、洋葱伯克霍尔德菌、消化链球菌属、拟杆菌属、普雷沃菌属。

帕尼培南对革兰氏阳性菌和革兰氏阴性菌均具 PAE，金黄色葡萄球菌、大肠埃希菌和铜绿假单胞菌在 4 倍 MIC 浓度帕尼培南中孵育 2 小时后，其生长抑制时间分别为 2.1 小时、1.7 小时和 1.7 小时。

（三）美罗培南

美罗培南对革兰氏阳性菌抗菌活性与亚胺培南相比稍逊，对革兰氏阴性菌抗菌活性比亚胺培南略强。一般美罗培南对某些肠杆菌科细菌抗菌活性可能较亚胺培南强 2~8 倍，但黄杆菌属、嗜麦芽窄食单胞菌和部分洋葱伯克霍尔德菌对本品亦不敏感。本品对大多数厌氧菌具很强抗菌活性，与亚胺培南相仿或稍强。

本品抗菌谱包括金黄色葡萄球菌（仅指对甲氧西林敏感菌株）、化脓性链球菌、无乳链球菌、草绿色链球菌、甲氧西林敏感的粪肠球菌、铜绿假单胞菌、大肠埃希菌、奇异变形杆菌、脆弱拟杆菌、消化链球菌属、肺炎克雷伯菌、铜绿假单胞菌、多形拟杆菌、肺炎链球菌、流感嗜血杆菌、脑膜炎奈瑟菌等。本品对产 ESBLs 和 AmpC 酶肠杆菌科细菌具有高度抗菌活性。

美罗培南对革兰氏阳性菌和革兰氏阴性菌均有 PAE，对金黄色葡萄球菌和表皮葡萄球菌的 PAE 约 3 小时，对大肠埃希菌的 PAE 为 1.2 小时，对铜绿假单胞菌 PAE 为 2.5 小时。

（四）厄他培南

厄他培南对甲氧西林敏感的金黄色葡萄球菌、肺炎链球菌、化脓性链球菌等革兰氏阳性菌具高度抗菌活性，但稍逊于亚胺培南；甲氧西林耐药葡萄球菌属、肠球菌属对本品耐药。本品对肠杆菌科细菌的抗菌活性显著优于亚胺培南。对厌氧革兰氏阴性杆菌的抗菌活性较亚胺培南略差，对艰难梭菌等梭菌属抗菌活性略强于亚胺培南。铜绿假单胞菌、不动杆菌属等非发酵菌对本品耐药。

本品抗菌谱包括金黄色葡萄球菌（仅指对甲氧西林敏感菌株）、化脓性链球菌、消化链球菌属、肺炎链球菌（仅指对青霉素敏感的菌株）、无乳链球菌、大肠埃希菌、肺炎克雷伯菌、流感嗜血杆菌（仅指 β- 内酰胺酶阴性菌株）或卡他莫拉菌、不解糖卟啉单胞菌、普雷沃菌属、厌氧芽孢梭菌、迟缓真杆菌、消化链球菌属、脆弱拟杆菌、吉氏拟杆菌、卵形拟杆菌、多形拟杆菌或单形拟杆菌等大部分革兰氏阳性和革兰氏阴性的需氧和厌氧菌。

厄他培南对金黄色葡萄球菌的 PAE 约 3 小时，对大肠埃希菌的 PAE 为 1.5 小时，对肺炎链球菌 PAE 为 2.4 小时。

（五）比阿培南

比阿培南对革兰氏阴性菌，特别是铜绿假单胞菌的活性比亚胺培南略强；对需氧革兰氏阳性菌的抗菌活性稍低于亚胺培南；对厌氧菌的活性与亚胺培南相同。对本品敏感的细菌有：葡萄球菌属、链球菌属、肺炎链球菌、肠球菌属（屎肠球菌除外）、莫拉菌属、大肠埃希菌、枸橼酸杆菌属、克雷伯菌属、肠杆菌属、沙雷菌属、变形杆菌属、流感嗜血杆菌、铜绿假单胞菌、放线菌属、消化链球菌属、拟杆菌属、普雷沃菌属、梭菌属等。

比阿培南对铜绿假单胞菌具有 PAE，在 4 倍 MIC 浓度中孵育 2 小时后，其生长抑制时间为 1.6 小时。

（六）多尼培南

多尼培南结合了亚胺培南对革兰氏阳性菌的体外活性和美罗培南对革兰氏阴性菌的体外活性。本品对铜绿假单胞菌的 MIC 低于其他抗假单胞菌碳青霉烯类药物。本品抗菌谱包括大肠埃希菌、肺炎克雷伯菌、铜绿假单胞菌、粪拟杆菌、脆弱拟杆菌、多形拟杆菌、单形拟杆菌、普通拟杆菌、中间型链球菌、星座链球菌、微小消化链球菌、奇异变形杆菌、鲍曼不动杆菌等。

二、碳青霉烯类药物的抗菌机制

碳青霉烯类药物作用方式和其他 β- 内酰胺抗菌药物一样，即干扰细菌细胞壁的结构和生物合成。碳青霉烯类药物经外膜蛋白（也称为孔蛋白）进入细菌，穿过周质并与青霉素结合蛋白（PBPs）结合，从而阻碍细胞壁黏肽合成，使细菌胞壁缺损，菌体膨胀致使细胞胞质渗透压改变和细胞溶解而杀灭细菌。

（一）亚胺培南

亚胺培南与大肠埃希菌的 PBP-1a、1b、2、4、5 和 6，以及铜绿假单胞菌的 PBP-1a、1b、2、4 和 5 具有高度亲和力，通过抑制细菌细胞壁合成发挥杀菌作用，其致死效应主要由于其与 PBP-2 和 PBP-1b 的结合有关。

（二）帕尼培南

帕尼培南与大肠埃希菌的 PBP-1a、1b、2、4、5 和 6，铜绿假单胞菌的 PBP-1a、1b、2、3、4 和 5，以及金黄色葡萄球菌的 PBP-1、2、3、4 具有高度亲和力，通过抑制细菌细胞壁的合成发挥杀菌作用。

（三）美罗培南

在革兰氏阴性菌中，美罗培南优先结合到 PBP-2、3 和 4，对 PBP-1a 和 1b 也有很强的亲和力，与金黄色葡萄球菌的 PBP-1、2、4 紧密结合。美罗培南也能迅速渗透入肠杆菌科细菌和铜绿假单胞菌，主要是与 PBP-2 和 PBP-3 紧密结合。美罗培南比亚胺培南更能迅速通过革兰氏阴性菌外膜蛋白通道 D_2，因此由于通透性障碍所致耐药较少见。

（四）厄他培南

厄他培南与大肠埃希菌的 PBP-1a、1b、2、3、4、5 具高度亲和力，通过抑制细菌细胞壁合成发挥对革兰氏阴性菌杀菌作用。

（五）比阿培南

比阿培南可抑制细菌细胞壁的合成，与大肠埃希菌和铜绿假单胞菌的

PBP-1a、1b、2、4、5、6 高度结合, 有良好的细胞穿透力, 较少发生与其他 β- 内酰胺类抗菌药物交叉耐药问题。

(六) 多尼培南

多尼培南对许多细菌表现出不同的 PBP 亲和力, 特别是对铜绿假单胞菌中的 PBP-2 和 PBP-3 和大肠埃希菌中的 PBP-2 具有高亲和力, 因此多尼培南比亚胺培南增加了抗假单胞菌活性。

(张 樱)

参考文献

[1] QUALE J, BRATU S, GUPTA J, et al. Interplay of efflux system, ampC, and oprD expression in carbapenem resistance of Pseudomonas aeruginosa clinical isolates. Antimicrob Agents Chemother, 2006, 50(5): 1633-1641.

[2] UNAL S, GARCIA-RODRIGUEZ JA. Activity of meropenem and comparators against Pseudomonas aeruginosa and Acinetobacter spp.isolated in the MYSTIC Program, 2002-2004. Diagn Microbiol Infect Dis, 2005, 53(4): 265-271.

[3] HELLINGER WC, BREWER NS. Carbapenems and monobactams: imipenem, meropenem, and aztreonam. Mayo Clin Proc, 1999, 74(4): 420-434.

[4] TELLADO JM, WILSON SE. Empiric treatment of nosocomial intra-abdominal infections: a focus on the carbapenems. Surg Infect(Larchmt), 2005, 6(3): 329-343.

[5] BONFIGLIO G, RUSSO G, NICOLETTI G. Recent developments in carbapenems. Expert Opin Investig Drugs, 2002, 11(4): 529-544.

[6] 桑福德. 热病: 桑福德抗微生物治疗指南. 新译第 44 版. 范洪伟等译. 北京: 中国协和医科大学出版社, 2014.

[7] ZHANEL GG, WIEBE R, DILAY L, et al. Comparative review of the carbapenems. Drugs, 2007, 67(7): 1027-1052.

[8] PAPP-WALLACE KM, ENDIMIANI A, TARACILA MA, et al. Carbapenems: past, present, and future. Antimicrob Agents Chemother, 2011, 55(11): 4943-4960.

[9] ZHANEL GG, JOHANSON C, EMBIL JM, et al. Ertapenem: review of a new carbapenem. Expert Rev Anti Infect Ther, 2005, 3(1): 23-39.

[10] PERRY CM, IBBOTSON T. Biapenem. Drugs, 2002, 62(15): 2221-2234.

[11] GE Y, WIKLER MA, SAHM DF, et al. In vitro antimicrobial activity of doripenem, a new carbapenem. Antimicrob Agents Chemother, 2004, 48(4): 1384-1396.

[12] OHTA M, TOBA S, ITO A, et al. In vitro activity of doripenem against strains from pediatric diseases and strains causing purulent meningitis. Jpn J Antibiot, 2012, 65(6): 381-398.

第三章 碳青霉烯类药物耐药机制

碳青霉烯抗菌药物为迄今抗菌谱最广、抗菌活性最强的一类 β- 内酰胺类抗菌药物,其对多种 β- 内酰胺酶高度稳定,对多数头孢菌素耐药菌仍可发挥优良抗菌作用,并且存在抗菌药物后效应。其作用机制是通过抑制胞壁黏肽合成酶,从而阻碍细胞壁黏肽合成,使细菌胞壁缺损,菌体膨胀致使细菌胞质渗透压改变和细胞溶解而杀灭细菌。碳青霉烯类对革兰氏阳性菌、革兰氏阴性菌及厌氧菌都有强大的抗菌活性。但随着临床应用的增加,耐碳青霉烯类抗菌药物的细菌逐渐增多,碳青霉烯类抗菌药物耐药已引起全球的关注。

一、肠杆菌科细菌对碳青霉烯类药物耐药机制

肠杆菌科细菌对碳青霉烯类抗菌药物耐药的机制主要有四种:①碳青霉烯酶的产生;②外膜蛋白(outer member protein)的缺失或数量的减少,亲和力降低;③药物作用靶位的改变,主要是青霉素结合蛋白 PBPs 的改变;④外排泵的高表达。

(一)碳青霉烯酶的产生

碳青霉烯酶能水解几乎所有 β- 内酰胺类抗菌药物(包括碳青霉烯类),是碳青霉烯类耐药的主要机制。现已发现的碳青霉烯酶主要属于 Ambler 分子分类中的 A、B、D 类。A、D 类为丝氨酸酶,B 类为金属 β- 内酰胺酶(MBLs)。碳青霉烯酶可由染色体和质粒编码,通过质粒或转座子在不同菌种间传播。在肠杆菌科细菌中,主要是 A 类酶和 B 类酶。

1. A 类碳青霉烯酶　属于 Bush 分类 2f 组,为丝氨酸碳青霉烯酶,包括 IMI/NMC、SME、GES 和 KPC,可水解多种 β- 内酰胺类药物,包括碳青霉烯类、头孢菌素类、青霉素类药物和氨曲南,可导致细菌对碳青霉烯类抗菌药物的敏

感性从降低到完全耐药。

（1）SME/IMI/NMC-A：这三组酶由染色体编码并水解广泛的底物，包括青霉素类、部分头孢菌素类、氨曲南和碳青霉烯类药物。bla_{SME} 基因位于染色体前噬菌体的基因岛内。SME-1 与 SHV 和 TEM 超广谱酶同源性为 40%，SME-1 具有 NMC-A 特定位点的氨基酸如 105 位的组氨酸，238、239 位的半胱氨酸，207 位的酪氨酸。SME-2、SME-3 是由 SME-1 点突变而来，生化特性与酶动力参数均相似于 SME-1。SME 的调控蛋白为 Sme-R，其调控类似 NMC-A、AmpC。

IMI 碳青霉烯酶较少见，迄今仅报告了 6 种变体（IMI-1 至 IMI-6），大多数存在于肠杆菌科细菌特别是大肠埃希菌中。IMI 生化特性和酶动力参数类似于 NMC-A，但 IMI 易被他唑巴坦所抑制，水解头孢噻肟和头孢他啶能力较弱，也能被头孢菌素和碳青霉烯类抗菌药物所诱导，其正向调控蛋白 ImiR 与 NmcR 相似，同源性 95%，属于 Lys-R 型家族调控蛋白。bla_{IMI} 基因的表达受 LysR 家族的 bla_{IMI}-R 基因编码的转录调节子调节。上游和下游的复合体分别编码了 IS2-like 元件和转座酶基因，其可能参与了 IMI 的移动。

NMC-A 与 IMI-1、IMI-2 有 8 个氨基酸不同。NMC-A 的产生可被头孢菌素和碳青霉烯类抗菌药物所诱导，正性调节蛋白 NmcR 也属于 LysR 家族，编码序列位于开放阅读框的上游，其调控蛋白类似于 AmpR。

（2）GES：GES 酶最初被认为是超广谱 β- 内酰胺酶（ESBLs）的一种。目前报道的 24 种 GES 变体中，只有 GES-2、GES-4、GES-5、GES-6、GES-11、GES-14 和 GES-18 属碳青霉烯酶。GES-4、GES-5、GES-6 来自肺炎克雷伯菌，有报道 GES-5 产自肺炎克雷伯菌、大肠埃希菌和阴沟肠杆菌。GES-4、GES-5、GES-6 在 170 位点上有天冬酰胺或丝氨酸替代，它们与亚胺培南的水解有关。bla_{GES} 基因通常编码在可转移质粒的 I 类基因盒整合子上；然而，染色体编码的 bla_{GES} 基因也发现于肠杆菌科细菌中。

（3）KPC：KPC 已确定了 22 种变体（KPC-1~KPC-22），最常见的是 KPC-2 和 KPC-3（两者仅有一个氨基酸不同），我国主要为 KPC-2。KPC 主要存在于肺炎克雷伯菌中，大肠埃希菌、弗劳地枸橼酸杆菌、黏质沙雷菌、肠杆菌属和假单胞菌属也有报道。产 KPC 的肠杆菌科细菌对青霉素类和头孢菌素类高水平耐药，但对碳青霉烯类抗菌药物可低水平或中水平耐药。克拉维酸和相关的酶抑制剂对 KPC 的体外抑制作用低于其他 A 类酶。产 KPC 的肠杆菌科细菌常常也表达其他质粒介导的 β- 内酰胺酶。bla_{KPC} 基因通常嵌入转座子 Tn*4401*（一种基于 Tn*3* 的转座子），能够高频率移动碳青霉烯酶编码基因。含有 *bla*~KPC~ 的转座子位于可转移的质粒上，包括属于 IncFII~K~、IncA/C、IncN、IncI2、IncX、IncR 和 ColE 不相容组的质粒。编码 *bla*~KPC~ 的质粒通常还携带其他耐药基因，如喹诺酮类、氨基糖苷类、四环素类、甲氧苄啶磺胺类耐药基因，因此，这种产 KPC 的肺炎克雷伯菌常表现为多耐药甚至广泛耐药。

2. B 类碳青霉烯酶 　B 类碳青霉烯酶，又称金属 β- 内酰胺酶（metallo-β-lactamases，MBLs），属于 Bush 分类 3 组，水解除氨曲南外的所有 β- 内酰胺类抗菌药物，其活性位点 Zn^{2+} 能被 EDTA 所抑制，但不能被克拉维酸、舒巴坦、他唑巴坦抑制，编码基因位于有转移能力的整合元件上。此类酶基于水解底物和蛋白结构的不同分为 B1、B2 和 B3 亚类。B1 和 B3 亚类水解广泛的 β- 内酰胺类，包括青霉素类、头孢菌素类和碳青霉烯类；B2 亚类只水解碳青霉烯类抗菌药物。B1 亚类包括 IMP、VIM、NDM 和 SIM 家族。B1 亚类携带两个 Zn^{2+}，紧密型和松散型互相配合；而 B3 亚类的两个 Zn^{2+} 具有相似的亲和力；B2 亚类只需要一个 Zn^{2+} 就可达到最大的酶活性，另一个锌离子的同时结合反而导致酶活性的降低。

（1）VIM：VIM 型碳青霉烯酶目前已报道 43 型。这种类型的酶已经成为世界上最流行的质粒介导的 MBLs。VIM 主要由铜绿假单胞菌产生，其次是大肠埃希菌和肺炎克雷伯菌，阴沟肠杆菌较少。*bla*~VIM~ 主要嵌入在转座子的 I 类整合子基因盒中，整合结构有 100 多种不同的排列，包括编码氨基糖苷类、氯霉素和磺酰胺类的抗性基因。最初发现 *bla*~VIM~ 整合子位于 IncN 质粒型，然而，最近也发现它们也可位于大的不兼容的可转移质粒上，如 IncA/C、IncR、IncHI2、IncI1 和 IncW，也可被整合到细菌染色体。携带 *bla*~VIM~ 的大肠埃希菌和肺炎克雷伯菌主要是多克隆传播。

NDM：NDM 主要存在于肠杆菌科细菌特别是大肠埃希菌和肺炎克雷伯菌中，在不动杆菌属也有报道。NDM 能够水解青霉素类、碳青霉烯类和头孢菌素类药物。携带 NDM 的细菌常表现为多耐药或泛耐药。目前，已报道了 17 型 NDM（NDM-1~NDM-17）。在肠杆菌科细菌中，*bla*~NDM~ 主要由不同大小的质粒携带，包括 IncL/M、IncA/C、IncX、IncF 和 IncHI1。这些质粒可在不同肠杆菌科细菌间传播。菌株携带质粒编码的 *bla*~NDM~ 和其他 β- 内酰胺酶基因，如编码 OXA 酶（OXA-1、OXA-10）、质粒介导的 AmpCs（CMY 型，DHA 型）、ESBLs（CTX-M 型、SHV 型）、其他碳青霉烯酶（VIM 型、OXA-48）以及其他非 β- 内酰胺类（氨基糖苷类、大环内酯类、喹诺酮类）耐药基因，这些元件编码在相同或不同的质粒上。肠杆菌科细菌的 bla_{NDM} 周围遗传结构主要由上游的 ISAba125 插入序列与下游的 ble_{MBL}（博来霉素抗性编码基因）共同构成完整的或截短的结构。bla_{NDM} 和 ble_{MBL} 由位于 ISAba125 3′端的启动子控制下共同表达。bla_{NDM} 基因的起源仍未清楚,目前假定它最初被整合到存在于环境物种中的鲍曼不动杆菌,然后转座到肠杆菌科细菌的可复制的质粒上。

（2）IMP:IMP 现已有 48 种变体被证实。已报道的 IMP 型 β-内酰胺酶主要存在于铜绿假单胞菌、不动杆菌属、大肠埃希菌、肺炎克雷伯菌、产酸克雷伯菌、阴沟肠杆菌和枸橼酸杆菌属。与 bla_{VIM} 一样,bla_{IMP} 作为基因盒也被整合在携带多种抗性基因的 I 类整合子和 III 类整合子上。这些整合子通常位于可水平转移的转座子和接合质粒上。携带 bla_{IMP} 的质粒属于不同的不相容组,包括 IncL/M、IncN 和 IncHI2。染色体编码的 bla_{IMP} 基因主要在非发酵菌中,但并不常见。

3. D 类碳青霉烯酶 属于 Bush 分类 2d 组,包括一些苯唑西林酶（OXA）,在质粒和染色体均可编码,和其他碳青霉烯酶相比对碳青霉烯类药物的水解力较低。产 OXA 的碳青霉烯耐药菌株通常还有其他耐药机制（膜孔蛋白的缺失）。与 A 类碳青霉烯酶和 C 类 β-内酰胺酶相反,D 类酶导致高水平的替莫西林（temocillin）耐药。有关 OXA 酶的分型请参见本章第三部分及本书第十三章相关内容。

（二）外膜蛋白的缺失或数量的减少伴有由质粒或染色体介导高水平 β-内酰胺酶（AmpC）的持续产生

经典的外膜孔蛋白为大肠埃希菌三聚体的孔道蛋白 OmpF、OmpC 和 PhoE。OmpF 和 OmpC 更偏向于微小的阳离子通过,而 PhoE 更偏向于阴离子通过,OmpF 允许通过的溶质分子比 OmpC 略大。在肠杆菌科细菌中许多药物如 β-内酰胺类、四环素类、氯霉素、喹诺酮类主要通过高通透性的孔蛋白通道进入。最早报道的孔蛋白缺失的菌株是黏质沙雷菌,由于 ompF 基因突变,从而使 OmpF 丢失,引起对氨基糖苷类和 β-内酰胺类抗菌药物耐药。当广谱的头孢菌素如头孢噻肟被用于临床后,发现在阴沟肠杆菌中有 AmpC 酶的产量升高同时伴有孔蛋白表达的降低,从而大大提高了耐药性。

肠杆菌科细菌外膜蛋白的缺失或数量的减少,伴有质粒或染色体介导的 AmpC 酶的高水平表达,是细菌对碳青霉烯类抗菌药物耐药的机制之一,主要见于肺炎克雷伯菌、产气肠杆菌、阴沟肠杆菌中。而这些高水平表达的酶可以是 AmpC 酶、ESBLs,也可以是碳青霉烯酶。缺失或数量减少的孔蛋白主要是

OmpC、OmpF、OmpK35、OmpK36、OmpK37蛋白，且通常是在碳青霉烯类抗菌药物的选择压力下造成的。

（三）外排泵高表达

细菌外排泵可将细胞内的抗菌药物主动泵出，使细胞内抗菌药物浓度下降，从而产生耐药。研究表明，肠杆科细菌中外排泵AcrAB-TolC高表达同时伴OmpK35和OmpK36孔蛋白的缺失与碳青霉烯类耐药相关。

（四）药物作用靶位的改变

碳青霉烯类抗菌药物能与革兰氏阴性菌的PBPs结合，导致细菌细胞壁缺失和溶解。如PBP发生改变致抗菌药物不能结合或亲和力下降，则产生耐药。在肠杆菌科中，通过此途径造成对亚胺培南等耐药的较少见。目前只发现在产气肠杆菌和奇异变形杆菌中由于PBP2a的改变造成亲和力下降，以致对碳青霉烯类抗菌药物耐药。

二、铜绿假单胞菌对碳青霉烯类药物耐药机制

（一）碳青霉烯酶的产生

铜绿假单胞菌产生的碳青霉烯酶主要是MBLs，近十年在世界范围内报道不断。目前，国际上铜绿假单胞菌中检测出的MBLs主要有VIM和IMP家族，以及SPM、GIM、NDM、SIM、AIM、KHM和DIM，其中VIM-2是主要的MBLs。编码MBLs基因位于细菌的染色体或质粒上，并以基因盒的形式存在于整合子中，随着整合子在不同细菌之间移动传递。绝大部分MBLs基因位于Ⅰ型整合子中，少数IMP型位于Ⅲ型整合子中。产MBLs的铜绿假单胞菌对碳青霉烯类药物高水平耐药（MIC>32mg/L）。IMP酶有广泛的底物特异性，包括对碳青霉烯类和头孢菌素类的高亲和力，但对6-α-甲氧基-青霉素具有弱亲和力。基于262位点残基的不同，IMP分为IMP-1-like和IMP-6-like。虽然IMP-1-like在262位具有Ser残基，而IMP-6-like在此位置为Gly残基。IMP-1与IMP-6相比，对青霉素类（特别是青霉素和氨苄西林）、头孢他啶、头孢噻肟和亚胺培南具有更高的水解效率。

（二）膜孔蛋白的缺失（OprD2突变或丢失）

铜绿假单胞菌的细胞壁两侧具有内外两层膜，外膜蛋白OprC、OprD2及OprE均具有孔道活性。1986年Quinn首次报道了膜孔蛋白OprD在铜绿假单胞菌对碳青霉烯类药物耐药中发挥作用，其主要分为OprD1、OprD2及

OprD3。OprD蛋白的表达在转录及转录后水平能够被一些物质高度调节,例如:一些金属、生物活性分子、氨基酸、外排泵调节子等。OprD的高突变性和高度调节性使其成为碳青霉烯类耐药铜绿假单胞菌最基本的耐药机制。OprD是许多氨基酸、肽类等物质的共同通道,这些分子和碳青霉烯类药物竞争进入细菌内,抑制药物进入菌内而产生耐药。对亚胺培南耐药铜绿假单胞菌的*oprD*基因常见突变有三种:一是11bp DNA小片段缺失(编码区395~405位),导致移码突变和形成提前新终止密码子,引起OprD2肽链异常;二是1204bp DNA大片段缺失(启动子上游519位到编码区685位),不能转录mRNA,导致OprD2蛋白缺失;三是插入序列插入*oprD2*基因中,引起OprD2蛋白缺失。

OprD2表达的减少和缺失使铜绿假单胞菌对亚胺培南产生耐药,但对其他碳青霉烯类药物的影响较少,只在一定程度上提高美罗培南和多尼培南对铜绿假单胞菌的最低抑菌浓度,当同时存在其他耐药机制时才会出现对两者的耐药,如外排泵表达上调、AmpC酶的高产等。*oprD2*基因缺失后铜绿假单胞菌仅对亚胺培南低水平耐药,当伴有其他耐药机制时,铜绿假单胞菌对亚胺培南才呈现高度耐药,且对美罗培南和多尼培南也耐药;而Livermore研究认为,OprD蛋白减少或缺失的铜绿假单胞菌仅对亚胺培南耐药,对其他抗菌药物仍敏感,为窄谱耐药;当合并MexAB-OprM过度表达时,铜绿假单胞菌会对其他抗菌药物耐药,如喹诺酮类、其他β-内酰胺类药物。OprD缺失可能是铜绿假单胞菌在碳青霉烯类药物选择压力下产生的首要耐药机制。而当铜绿假单胞菌进一步受到碳青霉烯类药物选择压力,其他耐药机制将会产生。某些耐药机制可能与OprD突变同时发生并成为附加耐药机制,如对于临床分离铜绿假单胞菌,青霉素结合蛋白无论是通过影响与抗菌药物的结合还是*oprD*基因表达的下调,其在铜绿假单胞菌对碳青霉烯类药物耐药的机制中都起到了重要作用。

(三)外排泵高表达

根据染色体同源性不同可将外排泵分为5个家族:主要易化子超家族(major facilitator superfamily, MFS)、多药和毒物化合物外排家族(multidrug and toxic efflux, MATE)、耐药结节细胞分化家族(resistance-nodulation-division family, RND)、小多药耐药家族(small multidrug-resistance, SMR)和ATP结合盒(ATP binding cassette, ABC)。铜绿假单胞菌中RND家族外排泵与细菌耐药有密切关系,该家族外排泵结构都是由染色体编码的内膜外排转运蛋白(efflux transporters)、周质膜融合蛋白(periplasmic membrane fusion protein, MFP)和外膜外排蛋白(outer membrane efflux protein, OMP)三组分构成。铜

绿假单胞菌至少有 12 个 RND 外排泵,研究表明,MexAB-OprM、MexCD-OprJ、MexEF-OprN、MexXY-OprM 四种外排泵与碳青霉烯类药物耐药相关。

1. MexAB-OprM　MexAB-OprM 是最早发现的 RND 外排泵。国内外对临床铜绿假单胞菌的大量研究表明,MexAB-OprM 的过表达是铜绿假单胞菌对美罗培南耐药的主要原因,它能够将已经进入菌体的美罗培南转运出菌体胞质,引起对美罗培南耐药。但 MexAB-OprM 过表达或缺失并不明显影响铜绿假单胞菌对亚胺培南的敏感性。部分原因是 OprD 的存在使得亚胺培南能快速渗透进菌体。

MexAB-OprM 表达受 *mexR*、*nalB* 和 *nalD* 三个基因的负调节:MexR 属于调节因子 MarR 家族,*mexR* 基因位于 *mexAB-oprM* 上游 274 个碱基处,编码 MexAB-OprM 表达的阻遏因子,与 *mexR* 和 *mexA* 之间区域结合,导致 *mexAB-oprM* 启动子受抑制,MexAB-OprM 表达降低;*nalB* 为 TetR 家族抑制子,*nalB* 突变体中 *mexR* 结合位点改变,导致 MexAB-OprM 高表达;*nalD*(PA3574)编码了类似 TetR 家族抑制子的蛋白,能和 *mexAB-oprM* 上游的启动子结合,*nalD* 突变可引起 MexAB-OprM 过表达。

2. MexCD-OprJ　*mexCD-oprJ* 在正常生长条件下为沉默基因,与固有耐药性无关,但喹诺酮类和 β- 内酰胺类(如哌拉西林、美罗培南,但不作用于羧苄西林和亚胺培南)能够诱导 MexCD-OprJ 的表达。Giske 等从临床上分离得到 23 株具有美罗培南抗性的铜绿假单胞菌,仅一株过表达 MexD。他们还以 Phe-Arg-β-naphtylamide 作为外排泵抑制剂,先后测定美罗培南的 MIC,过表达 MexD 菌株使用外排泵抑制剂后,美罗培南的 MIC 降低,充分说明外排泵 MexCD-OprJ 与美罗培南耐药有关。MexCD-OprJ 表达受 *nfxB* 基因负调节,该基因编码的 NfxB 阻遏蛋白能够结合在 *mexC* 基因上游,调控 MexCD-OprJ 的表达。根据 *nfxB* 突变菌株对抗菌药物耐药性的不同,可以分为 A 和 B 两种类型,分别表达中等水平(A 型)或高水平(B 型)的泵系统,B 型突变株比野生菌株对传统的青霉素类、非典型的 β- 内酰胺类、碳青霉烯类和氨基糖苷类的敏感性低 4~8 倍。因此推测 *nfxB* 基因突变,导致 MexCD-OprJ 高表达可能与铜绿假单胞菌对碳青霉烯类抗菌药物耐药有关。

3. MexXY-OprM　MexXY-OprM 作用底物包括氟喹诺酮类、氨基糖苷类和某些 β- 内酰胺类(如头孢吡肟、美罗培南,但与头孢他啶和亚胺培南无关)。研究发现对亚胺培南、美罗培南、厄他培南耐药的不同铜绿假单胞菌菌株中,MexX 有不同程度的过表达,所以推测 MexXY-OprM 过表达也是引起铜绿假单胞菌对碳青霉烯类耐药的机制之一。MexXY-OprM 表达受 *mexZ* 基因的负调控，它是类似 TetR 的抑制子，位于 *mexXY* 基因上游。但不是所有的 *mexZ* 基因的突变体都过表达 MexXY，所以推测铜绿假单胞菌中还有其他调节基因存在。

4. MexEF-OprN　*mexEF-oprN* 与 *mexCD-oprJ* 相似，在正常生长条件下为沉默基因，氯霉素通过 MexT 调节 MexEF-OprN 过表达，喹喏酮类、甲氧苄啶存在时可诱导其高表达。*nfxC* 或 *mexS* 突变能够导致 MexEF-OprN 高表达和 OprD 的低表达，从而解释了铜绿假单胞菌对碳青霉烯类的耐药。*mexT* 位于 *mexEF-oprJ* 上游和 *mexS* 下游，编码 LysR 家族的转录激活子，能够与靠近 *mexT* 区域结合促进 MexEF-OprN 和 MexS 的表达。此外，*mexS*、*mvaT* 负调节 MexEF-OprN 的表达。MvaT 是调节毒力基因表达的一种调节子，*mexS* 编码一种未知功能的氧化还原酶，必须依赖 *mexT* 调节 MexEF-OprJ。

三、鲍曼不动杆菌对碳青霉烯类药物耐药机制

（一）碳青霉烯酶的产生

1. D 类碳青霉烯酶　D 类碳青霉烯酶是鲍曼不动杆菌最常见的碳青霉烯酶。这些酶由于水解苯唑西林比青霉素快，因此又称作 OXA 酶。在鲍曼不动杆菌中，已经鉴定了六组 OXA 酶，分别为：OXA-51-like、OXA-23-like、OXA-40/24-like、OXA-58-like、OXA-143-like 和 OXA-48-like，每个亚组内的 OXA 酶同源性大于 90%，每个亚组间的 OXA 酶同源性小于 70%。

（1）OXA-51-like：OXA-51-like 是 OXA 型 β- 内酰胺酶的最大组（由 95 个相关的酶组成）。鲍曼不动杆菌天然携带，染色体编码。OXA-51 对碳青霉烯类抗菌药物的亲和力低，催化效率也低。酶的结构进一步分析显示，对碳青霉烯的低亲和力源于酶活性位点 Trp222 发生瞬时空间屏障的作用。将 Trp222Met 取代后显示，上述空间位阻降低，变体酶的碳青霉烯亲和性上升了 10 倍，进而增加了携带菌株对碳青霉烯类的耐药水平。虽然 OXA-51-like 天然低水平表达对携带菌株的碳青霉烯类耐药性几乎不产生影响，但插入序列（ISAba1）介导的过量表达可导致携带菌株对碳青霉烯类药物耐药性增加。Figueiredo 研究显示，ISAba1 插入引起 *bla*OXA-66 表达增加了 50 倍。目前，OXA-51 型过表达引起鲍曼不动杆菌对碳青霉烯类药物的耐药仅在西班牙和韩国有过报道。

（2）OXA-23-like：OXA-23-like 比其他 D 类碳青霉烯酶有更强的水解碳

青霉烯的能力。到目前为止，OXA-23-lilke 组包括 19 种酶，编码基因位于质粒和染色体上，主要存在于鲍曼不动杆菌中。$bla_{OXA-23-like}$ 基因上游的 ISAba1 的插入可以增强 OXA-23-like 的表达。OXA-23-like 能够水解头孢菌素、氨苄西林、哌拉西林、苯唑西林和氨曲南以及碳青霉烯类抗菌药物。OXA-23 和碳青霉烯类药物的紧密结合与 110 位的苯丙氨酸和 221 位的甲硫氨酸形成的疏水桥相关。OXA-23-like 碳青霉烯酶已在世界各地广泛报道。OXA-23 是我国分离鲍曼不动杆菌产碳青霉烯酶的主要亚型。

（3）OXA-40/24-like：OXA-40/24-like 组包括 7 个酶，主要存在于鲍曼不动杆菌中，其他不动杆菌属细菌以及铜绿假单胞菌和肺炎克雷伯菌中也有报道。OXA-40/24 酶能够水解青霉素，对头孢菌素和碳青霉烯类化合物表现出较弱的活性。OXA-40 对碳青霉烯类药物的活性最高。OXA-24 具有载脂蛋白的结构，可通过残基 Tyr112 和 Met223 侧链形成的活性位点位于的入口隧道水解碳青霉烯类药物。

（4）OXA-58-like：OXA-58 被认为是低水平水解碳青霉烯类，但其表达可能通过插入序列（如 ISAba3、ISAba825）的存在而增强。迄今为止，OXA-58-like 组包括 4 个酶（OXA-58、OXA-96、OXA-97、OXA-164），编码基因位于质粒或染色体。OXA-58 对青霉素、头孢匹罗、头孢噻吩和碳青霉烯类的水解活性较弱。OXA-58 晶体结构显示，该酶的活性位点是疏水桥，与 OXA-24/40 和 OXA-48 相比，OXA-58 具有不同形状的活性位点。

（5）OXA-143-like：$bla_{OXA-143}$ 的氨基酸序列与 bla_{OXA-40} 同源性为 88%，与 bla_{OXA-23} 为 63%，与 bla_{OXA-58} 为 52%。该酶水解青霉素、苯唑西林、美罗培南和亚胺培南。尽管 OXA-143 水解速度低，但它对携带菌株的亚胺培南和美罗培南耐药性有着显著的促进作用。质粒编码 OXA-143 的遗传环境显示，它与插入序列或整合子无关。

（6）OXA-48-like：OXA-48-like 原本是肺炎克雷伯菌和其他肠杆菌科细菌中最常报道的酶之一，最近已在鲍曼不动杆菌有越来越多的报道，OXA-48-like 的一般结构类似于 OXA-1、OXA-10 和 OXA-13，尽管它们在 β5~β6 环的长度和方向不同。连接 β5 和 β6 的短链可能是 OXA-48 的活性位点，上述结构位于 OXA-48 活性位点内，形成狭窄的活动位点裂缝。

2. B 类碳青霉烯酶　尽管 MBL 在鲍曼不动杆菌中不是普遍的，但它们对碳青霉烯类药物表现出更高的水解活性。IMP、VIM、SIM 和 NDM 四种酶已在全球鲍曼不动杆菌中报道。目前，在鲍曼不动杆菌中已经报道了 9 种 IMP，主要分离自亚洲,也有来自欧洲和南美洲的菌株。VIM 仅有 5 种在欧洲和亚洲的鲍曼不动杆菌中报道。SIM 水解碳青霉烯类、青霉素类、窄谱和广谱头孢菌素类药物。与 IMP 和 VIM 酶相比,SIM 流行率低,传播有限。SIM 与 IMP-12 和 IMP-9 同源性分别为 69% 和 64%。目前 SIM 阳性鲍曼不动杆菌仅在韩国被发现。产 NDM 的鲍曼不动杆菌在欧洲、亚洲和非洲均有报道。OXA-48 是为数很少对阿维巴坦敏感的 D 类碳青霉烯酶之一。

3. A 类碳青霉烯酶　KPC-2、KPC-3、KPC-4 和 KPC-10 已在鲍曼不动杆菌中报道,但不常见。GES-11 和 / 或 GES-14 在法国、比利时、土耳其和科威特国分离的鲍曼不动杆菌中有过报道。

（二）外膜孔蛋白的减少

鲍曼不动杆菌中与碳青霉烯类药物相关的特异性孔蛋白（OMP）是 CarO。Catel-Ferreira 等发现 CarO 的减少导致菌株对亚胺培南敏感性降低。另一与碳青霉烯相关的 OMP 是一种大小为 33~36kDa 的蛋白质,del MarTomás 等分析认为由于该 OMP 的缺失引起菌株对碳青霉烯类药物的耐药性在增加。

（三）外排泵高表达

目前已知有五个家族的外排泵与细菌耐药性增加有关,在鲍曼不动杆菌中只有三个:主要为易化子超家族（MFS）、多药和毒物化合物外排家族（MATE）和耐药结节细胞分化家族（RND）,但是 RND 型外排泵（AdeABC、AdeFGH、AdeIJK）最为重要,它们的过度表达可介导鲍曼不动杆菌对碳青霉烯类抗菌药物耐药。*adeS* 和 *adeR* 基因调控的外排泵过度表达增加了菌株对美罗培南、氟喹诺酮类、四环素类、氯霉素以及氨基糖苷类药物的耐药性。

（四）青霉素结合蛋白的改变

虽然青霉素结合蛋白的改变可引起细菌对多种 β- 内酰胺类抗菌药物耐药,但在鲍曼不动杆菌中相关的数据有限。有报道显示 PBP 的减少仅引起鲍曼不动杆菌对碳青霉烯类药物的低水平耐药。

（张　樱）

参考文献

[1] MATASEJE LF, BOYD DA, DELPORT J, et al. Serratia marcescens harbouring SME-type class A carbapenemases in Canada and the presence of blaSME on a novel genomic island,

SmarGI1–1. J Antimicrob Chemother, 2014, 69(7): 1825–1829.

［2］NORDMANN P, POIREL L. The difficult-to-control spread of carbapenemase producers in Enterobacteriaceae worldwide. Clin Microbiol Infect, 2014, 20(9): 821–830.

［3］CARATTOLI A. Plasmids and the spread of resistance. Int J Med Microbiol, 2013, 303(6–7): 298–304.

［4］JOHNSON AP, WOODFORD N. Global spread of antibiotic resistance: the example of New Delhi metallo-β-lactamase (NDM)-mediated carbapenem resistance. J Med Microbiol, 2013, 62(Pt 4): 499–513.

［5］JAIN A, HOPKINS KL, TURTON J, et al. NDM carbapenemasesin the United Kingdom: an analysis of the first 250 cases. J Antimicrob Chemother, 2014, 69(7): 1777–1784.

［6］POIREL L, POTRON A, NORDMANN P. OXA-48-like carbapenemases: the phantom menace. J Antimicrob Chemother, 2012, 67(7): 1597–1606.

［7］POIREL L, CASTANHEIRA M, CARRER A, et al. OXA-163, an OXA-48-related class D beta-lactamase with extended activity toward expanded-spectrum cephalosporins. Antimicrob Agents Chemother, 2011, 55(6): 2546–2551.

［8］LI H, LUO YF, WILLIAMS BJ, et al. Structure and function of OprD protein in Pseudomonas aeruginosa: from antibiotic resistance to novel therapies. Int J Med Microbiol, 2012, 302(2): 63–68.

［9］GISKE CG, BUARØ L, SUNDSFJORD A, et al. Alterations of porin, pumps, and penicillin-binding proteins in carbapenem resistant clinical isolates of Pseudomonas aeruginosa. Microb Drug Resist, 2008, 14(1): 23–30.

［10］POGUE JM, MANN T, BARBER KE, et al. Carbapenem-resistant Acinetobacter baumannii: epidemiology, surveillance and management. Expert Rev Anti Infect Ther, 2013, 11(4): 383–393.

［11］SMITH CA, ANTUNES NT, STEWART NK, et al. Structural basis for carbapenemase activity of the OXA-23 β-lactamase from *Acinetobacter baumannii*. Chem Biol, 2013, 20(9): 1107–1115.

［12］CORNAGLIA G, GIAMARELLOU H, ROSSOLINI GM. Metallo-β-lactamases: a last frontier for β-lactams? Lancet Infect Dis, 2011, 11(5): 381–393.

［13］YOON EK, CHABANE YN, GOUSSARD S, et al. Contribution of resistance-nodulation-cell division efflux systems to antibiotic resistance and biofilm formation in Acinetobacter baumannii. MBio, 2015, 6(2): e00309–e00315.

第四章

碳青霉烯类药物药代动力学

一、药代动力学的基本概念

药代动力学是应用动力学原理与数学模式,定量地描述与概括药物通过各种途径(如静脉注射、静脉滴注、口服给药等)进入体内的吸收(absorption)、分布(distribution)、代谢(metabolism)和排泄(elimination),即 ADME 过程的"时量"化或"血药浓度经时变化"的动态规律的一门科学。

药物的体内过程包括吸收(血管内给药除外)、分布、代谢和排泄过程。吸收是指药物从给药部位进入血液循环的过程;分布是指药物从给药部位吸收入血,再由血液循环运送到机体各组织、间质液或细胞液中的过程;代谢是指药物在体内发生的化学结构的改变,也称为生物转化;排泄是指药物及其代谢产物通过排泄器官被排出体外的过程。

利用药代动力学模型可以特征性地描述药物的吸收、分布、代谢和排泄过程,应用相关药代动力学软件计算药代动力学参数,可以对药物的体内过程有详细的了解,对制订合理的给药方案和预测毒性反应有很大的参考价值。

目前,常用的药代动力学参数主要包括 C_{max}(峰浓度)、C_{min}(谷浓度)、T_{max}(达峰时间)、PB(蛋白结合率)、AUC(血药浓度时间曲线下面积,反映药物在体内的暴露量)、$t_{1/2\beta}$(消除半衰期,反映了药物从体内的消除速度)、V_d(表观分布容积,反映了药物在体内分布广窄的程度)、Cl(清除率,单位时间内从体内清除的药物表观分布容积数,反映机体对药物处置特性)等。

二、碳青霉烯类药物的药代动力学

碳青霉烯类抗菌药物均为水溶性药物,主要通过静脉滴注给药,体内分布较为广泛,该类药物多数以原型经肾排出,多数半衰期较短。碳青霉烯类药物呈时间依赖性且具有相对较长的抗生素后效应(PAE)。

(一)亚胺培南/西司他丁药代动力学特征

亚胺培南/西司他丁1:1为复方制剂,其主要成分为亚胺培南0.5g,西司他丁0.5g。西司他丁是肾脱氢肽酶-1的特异性抑制剂,能够有效减少亚胺培南在肾脏的水解。亚胺培南与人血清蛋白结合率约为20%,其在体内分布广泛,可透过胎盘,在各组织中浓度较高,但在脑脊液中浓度较低。健康受试者静脉滴注0.25g、0.5g、1.0g亚胺培南20分钟后平均血药浓度分别为17mg/L、39mg/L、66mg/L,半衰期约为1小时。亚胺培南主要以原型经尿液排出,给药10小时后,尿液排泄率70%左右。

1. **健康受试者亚胺培南药代动力学特点** 国外开展了一项亚胺培南在健康受试者中的药代动力学研究,分别比较了0.5g/0.5h、0.5g/2h、1g/2h静脉滴注的药代动力学特征,结果见表4-1。

表4-1 健康受试者静脉滴注0.5g、1g亚胺培南的药动学参数

参数	0.5h 静脉滴注	2h 静脉滴注	
	0.5g	0.5g	1g
$C_{max}/(mg/L)$	48.43 ± 5.89	21.64 ± 2.25^a	43.91 ± 5.73^b
$C_{min}/(mg/L)$	0.62 ± 0.31	1.05 ± 0.45	$2.27 \pm 0.72^{a,b}$
$AUC_{0\to\infty}/(mg \cdot h/L)$	63.71 ± 7.44	59.00 ± 6.76	$127.13 \pm 17.32^{a,b}$
$t_{1/2\beta}/(h)$	1.32 ± 0.27	1.02 ± 0.19^a	$2.42 \pm 0.27^{a,b}$
$Cl/(L/h)$	7.95 ± 1.04	8.58 ± 1.05	8.00 ± 1.12^b
$V_d/(L)$	9.41 ± 1.44	9.44 ± 1.76	$11.60 \pm 1.99^{a,b}$

a 表示2小时静脉滴注与0.5小时静脉滴注药代参数差异有统计学意义($P<0.05$)。

b 表示2小时静脉滴注0.5g与1.0g亚胺培南药代参数差异有统计学意义($P<0.05$)。

2. **患者亚胺培南药代动力学特点** 一项在56例重症肺炎患者的药代动力学研究结果显示,试验组亚胺培南/西司他丁1.0g,静脉滴注3小时(其中0.25g静脉滴注0.5小时,0.75g静脉滴注2.5小时)q8h和对照组亚胺培南/西司他丁1.0g静脉滴注1小时,q8h,亚胺培南的V_d分别为(28.17 ± 6.16)L和(25.81 ± 5.35)L,较健康受试者增高。一项脓毒血症患者不同剂量亚胺培南/西司他丁钠(1.0g组2小时静脉泵入与2.0g组2小时静脉泵入)研

究结果显示两组患者亚胺培南的表观分布容积分别为（23.87±0.25）L 和（23.80±0.46）L,同样较健康受试者有所增加。

国外在烧伤患者中开展了一项群体药代动力学研究结果表明烧伤患者中的亚胺培南清除率升高。因此,亚胺培南/西司他丁 0.5g, q6h 的标准给药方案对于肌酐清除率升高的烧伤患者可能不够。对于具有极高肌酐清除率的患者,需进行治疗药物监测并适当增加亚胺培南剂量是必要的。

国外在肾功能正常或异常的烧伤患者中开展了药代动力学研究,考察了药动学参数与烧伤面积的关系（表 4-2~ 表 4-4）。对肾功能正常患者烧伤面积越大,半衰期越长,表观分布容积越大;肾功能异常患者与正常者相比,半衰期明显延长,清除率明显降低。

表 4-2　肾功能正常烧伤患者静脉滴注亚胺培南的药动学参数

	TBSA%（总烧伤面积）			
	<19%（$n=14$）	20%~39%（$n=18$）	>40%（$n=41$）	P
$t_{1/2\beta}$/（h）	1.5（1.3~2.1）	2.0（1.5~2.6）	3.2（1.8~4.8）	0.0027
Cl/（L/h）	18.1（15.5~20.7）	19.1（14.2~25.3）	15.5（12.6~19.2）	0.0431
V_d^{ss}/（L/kg）	0.56（0.47~0.85）	0.84（0.61~1.19）	0.97（0.70~1.52）	0.0085
日剂量/（mg/kg）	27.6±2.8	30.8±11.1	32.4±10.4	0.2901
谷浓度/（mg/L）	1.50（1.05~3.35）	1.80（1.40~2.70）	2.70（1.50~4.90）	0.1665

Cl,血浆清除率;V_d^{ss},稳态表观分布容积

表 4-3　肾功能异常（Ccr<50ml/min）不同烧伤面积患者
静脉滴注亚胺培南的药动学参数

	TBSA%（总烧伤面积）			
	<19%（$n=19$）	20%~39%（$n=22$）	>40%（$n=6$）	P
$t_{1/2\beta}$/（h）	6.8（4.8~9.2）	5.3（3.9~7.4）	6.0（4.8~10.6）	0.4688
Cl/（L/h）	1.1（0.7~2.0）	1.6（1.1~2.6）	1.4（1.0~1.7）	0.2232
V_d^{ss}/（L/kg）	0.21（0.13~0.23）	0.19（0.15~0.22）	0.19（0.14~0.24）	0.9890
日剂量/（mg/kg）	12.5±8.3	20.7±10.2	18.8±7.2	0.0198
谷浓度/（mg/L）	6.8（4.8~9.2）	8.2（5.8~11.0）	3.8（3.3~6.1）	0.0270

Cl,血浆清除率;V_d^{ss},稳态表观分布容积

表 4–4 烧伤患者静脉滴注亚胺培南的药动学参数

	肾功能正常（n=73）	肾功能异常患者（n=47）	P
$t_{1/2\beta}$/（h）	2.8 ± 1.8（63%）	6.4 ± 3.2（50%）	<0.0001
Cl/（L/h）	17.8 ± 6.4（36%）	1.7 ± 1.1（62%）	<0.0001
V_d^{ss}/（L/kg）	1.01 ± 0.58（59%）	0.19 ± 0.06（34%）	<0.0001
日剂量 /（mg/kg）	31.1 ± 9.7（31%）	17.2 ± 9.7（57%）	<0.0001
谷浓度 /（mg/L）	2.8 ± 2.1（75%）	7.6 ± 3.4（44%）	<0.0001

$\bar{x} \pm s$（CV%）；Cl，血浆清除率；V_d^{ss}，稳态表观分布容积；肾功能异常指 Ccr<50ml/min

（二）帕尼培南/倍他米隆药代动力学特征

帕尼培南/倍他米隆是由帕尼培南与倍他米隆 1:1 配伍构成的复合制剂。帕尼培南为抗菌活性成分,对肾脱氢肽酶稳定,倍他米隆无抗菌活性,但可抑制帕尼培南向肾皮质转移而减少在肾组织中蓄积,从而降低帕尼培南的肾毒性。帕尼培南血清蛋白结合率较低约为 7.0%,倍他米隆血清蛋白结合率约为 73.1%。帕尼培南给药后分布于痰液、前列腺、胆汁、子宫/卵巢/输卵管、骨盆腔液、前房水、皮肤、中耳/上颌窦黏膜/扁桃体组织、口腔组织、唾液、脑脊液等各种组织和体液中。帕尼培南主要从尿液排出,健康受试者静脉滴注帕尼培南 0.5g,滴注时间 1 小时,0~24 小时中尿液中帕尼培南原型回收率约为 30%,β– 内酰胺环开环代谢物回收率约为 50%。

1. 健康受试者帕尼培南药代动力学特点　健康成人静脉滴注帕尼培南/倍他米隆 0.5g/0.5g,静脉滴注 1 小时,q12h,帕尼培南初次给药和末次给药的 C_{max}、AUC、V_d 和 $t_{1/2\beta}$ 分别是（23.32 ± 2.90）mg/L、（26.24 ± 2.27）mg/L；（39.42 ± 4.72）mg·h/L、（40.27 ± 3.89）mg·h/L；（20.12 ± 3.51）L、（13.63 ± 7.41）L；（1.07 ± 0.21）h、（1.27 ± 0.35）h。

2. 患者帕尼培南药代动力学特点　肾功能不全患者静脉滴注帕尼培南/倍他米隆 0.5g/0.5g,静脉滴注 1 小时,肾功能损伤越严重,帕尼培南在体内的滞留时间越长,半衰期越长,尿液中的排泄过程延迟（表 4–5）。

表 4–5 肾功能损伤患者静脉滴注 0.5g 帕尼培南肌酐清除率与药动学参数

Ccr/（ml/min）	C_{max}/（mg/L）	$t_{1/2\beta}$/（h）	AUC/（mg·h/L）	尿中排泄率 /（%）
Ccr≥60（5 例）	30.76 ± 14.94	1.42 ± 0.18	53.46 ± 18.78	35.46 ± 8.72
30≤Ccr<60（5 例）	27.78 ± 8.08	1.78 ± 0.49	61.47 ± 6.59	28.04 ± 19.95
Ccr<30（6 例）	25.97 ± 8.93	3.94 ± 1.09	126.05 ± 33.81	11.86 ± 6.83

（三）美罗培南药代动力学特征

美罗培南的 C-1 位有 1 个甲基，增加了其对肾脱氢肽酶的稳定性，使其成为第一个不需联合酶抑制剂，在临床上可单独使用的碳青霉烯类抗菌药物。美罗培南在体内分布广泛，在痰、肺组织、胆汁、胆囊、腹腔渗出液、脑脊液中的分布良好。美罗培南与人血清蛋白结合率约为 20%，健康成人经 30 分钟静脉滴注后，8 小时以内的尿中排泄率为 60%~65%。

1. 健康受试者美罗培南药代动力学特征　健康成人 30 分钟静脉滴注不同剂量美罗培南，药代动力学参数如表 4-6 所示，不同剂量美罗培南的消除半衰期、清除率几乎相同。

表 4-6　健康受试者静脉滴注 0.25g、0.5g、1.0g 美罗培南的药动学参数

剂量	C_{max}/（mg/L）	$t_{1/2\beta}$/（h）	AUC/（mg·h/L）	CLt[※1]/（L/h）	CLr[※2]/（L/h）	V_d
0.25g	15.8	0.98	16.3	16.27	9.60	—
0.5g	26.9	1.03	33.9	14.88	9.44	13.48
1.0g	53.1	1.02	58.0	17.46	10.50	13.93

※1 血浆清除率，※2 肾清除率

2. 患者美罗培南药代动力学特征　国内学者在烧伤患者中开展了美罗培南药代动力学研究，单次给予美罗培南 0.5g 静脉滴注 0.5 小时，其 $t_{1/2\beta}$=（2.10 ± 0.71）h，C_{max}=（36.37 ± 10.51）mg/L，AUC=（44.62 ± 12.95）mg·h/L，Cl=（12.00 ± 3.04）L/h，美罗培南的尿药回收率为（58.06 ± 16.83）%。与健康受试者比较，$t_{1/2\beta}$、C_{max}、AUC、Cl 有较大的差异，C_{max} 明显高于同等剂量健康受试者，可能与烧伤后创面渗出，有效循环血量减少，血液浓缩有关。烧伤患者尿药回收率低于健康受试者，其原因是与健康人相比，烧伤患者因肾脏血流量减少，毛细血管通透性增加，创面大量液体渗出，非肾清除增加，故肾清除率减少，半衰期明显延长。

国内学者也开展了 ICU 老年患者中的美罗培南药代动力学研究，单次静脉滴注美罗培南 0.5~1.0g，药代动力学参数分别为 C_{max}/Dose=（55.74 ± 18.65）mg/（L·g）；$t_{1/2\beta}$=（2.62 ± 1.67）h；Cl=（39.34 ± 5.94）L/h；V_d=（28.97 ± 13.42）L；$AUC_{0→t}$=（97.22 ± 45.49）mg·h/L。与非老年健康受试者相比，半衰期明显延长，表观分布容积明显增加。因此，对于 ICU 中老年患者临床制订给药方案应特别注意其药代动力学特点。

肾功能损伤的患者给美罗培南 0.5g，经 0.5 小时静脉滴注，半衰期延长、肾

清除率降低(表4–7)。因此,肾功能损伤的患者使用本药时,需要调整剂量和给药间隔。

表4–7 不同程度肾功能损伤患者静脉滴注 0.5g 美罗培南肌酐清除率与药动学参数

Ccr[1]/(ml/min)	$t_{1/2\beta}$/(h)	AUC/(mg·h/L)	CLt[2]/(L/h)	CLr[3]/(L/h)
Ccr≥50(4例)	1.54	36.6	14.64	7.61
30≤Ccr<50(4例)	3.36	74.6	7.67	2.78
Ccr<30(5例)	5.00	186.8	2.99	0.92

注:1 肌酐清除率,2 血浆清除率,3 肾脏清除率

(四)厄他培南药代动力学特征

厄他培南对肾脱氢肽酶稳定。厄他培南溶于水和生理盐水,在乙醇中部分溶解。以 1% 盐酸利多卡因注射液溶解,肌内注射平均生物利用度约为90%。厄他培南易渗透入肺组织和皮肤水疱液。厄他培南与人血清蛋白结合率较高,当血浆浓度 300mg/L 时,厄他培南血清蛋白结合率 85% 左右,而低于100mg/L 时,厄他培南血清蛋白结合率 95% 左右。厄他培南主要通过肾脏排泄,约 80% 从尿中排出,其中约 38% 以原型排泄,37% 以 β– 内酰胺环水解形成的开环代谢产物排泄。

1. 健康受试者厄他培南药代动力学特点 健康受试者静脉滴注厄他培南 1g,滴注时间 30 分钟,C_{max} 为 164.6mg/L,$AUC_{0\to\infty}$ 为 597.4mg·h/L,$t_{1/2\beta}$ 为3.8 小时,CLr=12.7ml/min。在 0.5~2g 范围内,总厄他培南 AUC 小于药物剂量的增加比例,游离厄他培南 AUC 增加比例大于药物剂量的增加比例,呈非线性药代动力学特征。健康受试者每日 1g 肌内注射厄他培南,连续 7 天给药,未见药物蓄积。

2. 患者厄他培南药代动力学特点 26 例肾功能不同程度减退的成人受试者(年龄 31~80 岁)研究结果表明,厄他培南单剂 1g 静脉给药后,游离厄他培南在轻度肾功能不全患者[Ccr 60~90ml/(min·1.73m²)]和中度肾功能不全患者中[Ccr 31~59ml/(min·1.73m²)]的 AUC 分别较健康受试者(25~45 岁)增加 1.5 倍和 2.3 倍,对于肌酐清除率≥31ml/(min·1.73m²)的患者不需调整剂量。与健康年轻受试者相比,游离厄他培南在重度肾功能不全患者[Ccr 5~30ml/(min·1.73m²)]和终末期肾功能不全患者[Ccr<10ml/(min·1.73m²)]的 AUC 则分增加 4.4 倍和 7.6 倍。肾功能不全对总厄他培南 AUC 影响较小,对于肌酐清除率≤30ml/(min·1.73m²)的患者,厄他培南的推荐剂量为 0.5g/d。

5 例终末期肾功能不全患者在血液透析之前即刻给予厄他培南 1g 静脉滴注，透析后大约 30% 药物自透析液中排出，若在血液透析前 6 小时内使用厄他培南，建议将药物剂量增加 0.15g。

国外在烧伤患者中开展了研究，8 名烧伤患者接受厄他培南 1g，输注时间为 0.5 小时，总厄他培南和游离厄他培南清除率和分布容积分别为：Cl，（22.2 ± 5.6）ml/min vs（279.4 ± 208.2）ml/min；V_d，（9.7 ± 1.4）L vs（120.6 ± 130.6）L。肌酐清除率和烧伤面积分别是导致 Cl 和 V_d 变异的重要因素。

（五）比阿培南药代动力学特征

比阿培南对肾脱氢肽酶稳定。比阿培南具有良好的组织和器官渗透性。除在脑和脊髓仅有微量分布外，可广泛分布于肺、子宫、卵巢等组织及唾液、胸腔积液、腹腔液体和肘静脉血等体液中。健康受试者单次给予比阿培南 300mg 后血清蛋白结合率较低，约为 3.7%，主要以原型经尿液排出，给药后 12 小时，尿液累计排泄率 60% 左右。

1. 健康受试者比阿培南药代动力学特点 健康成人 0.5 小时静脉滴注 0.15、0.3、0.6g 比阿培南 C_{max} 分别为（8.8 ± 0.9）mg/L、（17.3 ± 2.2）mg/L、（32.4 ± 2.3）mg/L；$t_{1/2\beta}$ 分别为（0.97 ± 0.06）h、（1.03 ± 0.10）h、（1.04 ± 0.07）h；$AUC_{0 \to t}$ 分别（14.7 ± 0.8）mg·h/L、（29.2 ± 4.8）mg·h/L、（55.4 ± 6.0）mg·h/L。

国内学者开展了健康受试者药代动力学研究，受试者静脉滴注比阿培南 0.15g、0.3g、0.6g，滴注时间为 1 小时，C_{max} 分别为（8.49 ± 1.03）mg/L、（16.31 ± 1.83）mg/L、（34.51 ± 3.74）mg/L；$t_{1/2\beta}$ 分别为（1.08 ± 0.80）h、（0.89 ± 0.14）h、（0.93 ± 0.08）h；$AUC_{0 \to t}$ 分别为（13.49 ± 2.29）mg·h/L、（28.91 ± 4.92）mg·h/L、（60.85 ± 8.72）mg·h/L；12 小时尿排出率分别为 61.9%、62.1%、62.8%。

2. 患者比阿培南药代动力学特点 肾功能不全患者单次静脉滴注比阿培南 0.3g，滴注时间为 1 小时，结果半衰期延长。对于肌酐清除率为 50ml/min 的中度肾功能损伤患者（3 例），静脉滴注比阿培南 0.3g，滴注时间 0.5 小时，一日 2 次，连续 7 天，在血中、尿液中均未见药物蓄积。对于必须进行血液透析的严重肾功能不全患者（5 例），在不进行血液透析期间使用比阿培南 0.3g，滴注 1 小时，结果比阿培南半衰期延长。

（六）多尼培南药代动力学特征

多尼培南为新一代碳青霉烯类广谱抗菌药物，对多个组织具有良好的渗透性，在腹膜和腹膜后液中能够达到或超过多数易感细菌所需浓度。多尼培南血浆蛋白结合率约为 8.1%，主要以原型经尿液排出，健康受试者给药后 48 小时，尿液原型和开环代谢产物排泄率分别为 70%、15%。

1. 健康受试者多尼培南药代动力学特点　健康成人静脉滴注 0.5g 多尼培南，滴注时间为 1 小时，C_{max}=（23.0 ± 6.6）mg/L，$AUC_{0\to\infty}$=（36.3 ± 8.8）mg·h/L，$t_{1/2\beta}$ 约为 1 小时，血浆清除率 Cl=15.9 ± 5.3L/h。

国内学者开展了健康受试者药代动力学研究，静脉滴注多尼培南 0.25g、0.5g、1.0g，滴注时间为 1 小时，C_{max} 分别为（11.81 ± 1.52）mg/L、（22.80 ± 3.80）mg/L、（47.26 ± 8.38）mg/L；$t_{1/2\beta}$ 分别为（1.06 ± 0.18）h、（1.15 ± 0.28）h、（1.16 ± 0.20）h；AUC_{0-t} 分别为（18.35 ± 2.50）mg·h/L、（35.19 ± 5.99）mg·h/L、（72.66 ± 13.16）mg·h/L；24 小时尿排出率分别为（74.80 ± 8.26）%、（73.83 ± 7.98）%、（70.31 ± 4.49）%。

2. 患者多尼培南药代动力学特点　12 例肾功能损伤患者，单次静脉滴注 0.25g 多尼培南，滴注时间 0.5 小时，当 50ml/min ≤ Ccr<70ml/min 时（4 例），C_{max}=（21.9 ± 1.3）mg/L，$AUC_{0\to24}$=（40.55 ± 5.89）mg·h/L，$t_{1/2\beta}$=（1.98 ± 0.38）h；当 30ml/min ≤ Ccr<50ml/min 时（6 例），C_{max}=（21.2 ± 4.6）mg/L，$AUC_{0\to24}$=（48.21 ± 13.41）mg·h/L，$t_{1/2\beta}$=（2.16 ± 0.32）h；当 Ccr<30ml/min 时（2 例），C_{max}=17.9mg/L，$AUC_{0\to24}$=64.31mg·h/L，$t_{1/2\beta}$=3.56h。随肾功能的降低，血中多尼培南消除有延迟趋势。

碳青霉烯类药物主要通过静脉给药，体内分布广泛，部分可以透过血脑屏障，如美罗培南。碳青霉烯类药物多数蛋白结合率较低，一般在 20% 以下（厄他培南除外，其蛋白结合率较高 85%~95%），碳青霉烯类药物主要以原型（厄他培南除外，约 38% 以原型排泄，37% 以 β- 内酰胺环水解形成的开环代谢产物排泄）经肾排出，排泄率多数在 60% 以上。碳青霉烯类药物半衰期较短，多数 1 小时左右（厄他培南除外，半衰期 4 小时左右）。碳青霉烯类药物在烧伤、肾功能损伤、老年等患者人群中多呈现清除率降低、半衰期延长等特点，患者的肾功能和其他疾病因素是影响该类药物代谢和清除的主要因素，因此，应结合患者药代动力学特点制订合理给药方案。

（梅和坤）

参考文献

［1］张伶俐,吉冬梅,金卉怡.碳青霉烯类抗生素的药理学特点及临床应用.中国临床研究,2010,23（4）:335-336.

［2］默沙东.亚胺培南西司他丁说明书.2015.

［3］张建国,陈晓娟,王振红,等.亚胺培南/西司他丁钠不同给药方式对重症肺炎患者药代动力学及药效学的影响.南昌大学学报,2017,57（2）:61-64.

［4］张娟娟.比较成人脓毒血症患者采用不同负荷剂量的亚胺培南/西司他丁的药代动力学/药效学参数差异.苏州:苏州大学,2013.

［5］GOMEZ DS, SANCHES-GIRAUD C, SILVA CV JR, et al. Imipenem in burn patients: pharmacokineticprofile and PK/PD target attainment. J Antibiot（Tokyo）, 2015, 68（3）: 143-147.

［6］第一三共制药.帕尼培南/倍他米隆说明书.2007年修订.

［7］住友药业.注射用美罗培南说明书.2010年05月05日修订.

［8］张弨,周勇,周庆涛,等.HPLC法测定美罗培南血清浓度及其在ICU老年患者中的药代动力学研究.中国临床药理学杂志,2013,29（4）:273-275.

［9］默沙东.厄他培南说明书.2015年9月28日修订.

［10］DAILLY E, ARNOULD JF, FRAISSINET F, et al. Pharmacokinetics of ertapenem in burns patients. Int J Antimicrob Agents, 2013, 42（1）: 48-52.

［11］正大天晴药业.注射用比阿培南说明书.2010年11月02日修订.

［12］朱燕,肖永红,吕媛,等.单次注射比阿培南在健康人体的药代动力学.中国临床药理学杂志,2012,28（3）:171-174.

［13］SHIONOGI & CO.LTD.Doripenem information.2014.01.

第五章

碳青霉烯类药代动力学／药效学特点与治疗方案优化

一、抗菌药物药代动力学／药效学基本概念

抗菌药物作用特点是抑制或杀灭病原菌而发挥药理效应,其疗效取决于抗菌药物、病原菌和机体三者相互作用的结果。抗菌药物药代动力学／药效学(pharmacokinetics/pharmacodynamics,PK/PD)研究将药物药代动力学和药效学结合起来,阐明抗菌药物在特定剂量／浓度和特定给药方案下抑菌或杀菌效果的时间过程。PK/PD 指导下的抗菌治疗方案,力图保证抗菌药物在机体的感染灶中达到足以抑制或杀灭病原菌的有效浓度并维持一定的时间,能够清除感染灶内的病原菌以实现临床治愈感染的目的,遏制细菌耐药性的产生,并同时尽可能降低抗菌药物对机体产生的不良反应。

根据抗菌药物对细菌作用的 PK/PD 特点,可将其分为浓度依赖性(concentration-dependent)、时间依赖性(time-dependent)和时间依赖性且抗菌作用持续时间较长三大类,需要注意的是抗菌药物的 PK/PD 分类是相对的。

浓度依赖性抗菌药物:该类药物特点是对致病菌的杀菌效力和临床疗效主要取决于峰浓度,而与作用时间关系不密切,即血药峰浓度越高,清除致病菌的作用越迅速、越强,临床疗效越好,故推荐日剂量单次给药方案。氨基糖苷类、氟喹诺酮类、达托霉素、多黏菌素、甲硝唑等属于浓度依赖性抗感染药物。其主要的 PK/PD 指数为药物的血药峰浓度(C_{max})与最低抑菌浓度(MIC)的比值(C_{max}/MIC)或游离药物的药时曲线下面积($AUC_{0 \to 24}$)与 MIC 的比值($AUC_{0 \to 24}$/MIC)。

时间依赖性抗菌药物:该类药物特点是抗菌作用与临床疗效主要与药物和细菌接触时间密切相关,当血药浓度高于致病菌 MIC 的 4~5 倍以上时,其杀菌效应几乎达到饱和状态,继续增加血药浓度,杀菌效应不再增加,故推荐

日剂量分 3~4 次给药或延长滴注时间的给药方案。大多数 β- 内酰胺类、林可霉素、红霉素等属于此类。评估此类药物的 PK/PD 指数主要为药物浓度高于 MIC 的时间占给药间期的百分比（$T>MIC$）。

时间依赖性且抗菌作用持续时间较长的药物：该类药物特点虽然为时间依赖性，但由于抗生素后效应（PAE）或消除半衰期（$t_{1/2\beta}$）较长，使其抗菌作用持续时间延长。一般推荐日剂量分 2~3 次给药（阿齐霉素等除外）。替加环素、利奈唑胺、阿奇霉素、四环素类、糖肽类等属于此类。评估此类药物的 PK/PD 指数主要为 $AUC_{0\rightarrow24}/MIC$。

二、碳青霉烯类药代动力学/药效学特点

（一）碳青霉烯类药代动力学/药效学特点

碳青霉烯类抗菌药物属于时间依赖性抗菌药物，主要的 PK/PD 指数为 $T>MIC$。临床前及临床 PK/PD 研究表明，达到理想杀菌效果所需的 $T>MIC$ 最少为 40%，达到 80% 临床疗效所需的 $T>MIC$ 需 $\geqslant 75\%$。

（二）患者病理生理改变对碳青霉烯类的药代动力学影响

重症感染患者常合并毛细血管通透性增强、水肿、低蛋白血症、组织灌流不足、多器官功能损害、肾清除率增加（augmented renal clearance，ARC）或肝肾功能损伤等病理生理改变，某些患者可能要接受血液透析、血液滤过等肾脏替代疗法或者体外循环等器官支持疗法。这些病理状况常导致抗菌药物在体内的主要 PK 参数，如表观分布容积（V_d）和药物清除率（Cl）等的改变，这些 PK 参数的改变可直接引起 PK/PD 的变化。一项评价重症感染中 β- 内酰胺类药物药代动力学参数变化的系统分析显示，共纳入 57 项临床研究，β- 内酰胺类药物美罗培南、亚胺培南、哌拉西林、头孢匹罗、头孢吡肟、头孢他啶在 ICU 重症感染患者体内的 PK 参数与健康人群相比，表观分布容积和药物清除率均有不同程度的增加。高蛋白结合率的厄他培南在低蛋白血症时，可观察到清除率和表观分布容积较健康人的显著增加，清除率分别为 88.6ml/min 和 20.4ml/min，表观分布容积分别为 26.8L 和 5.7L。而肾功能损伤患者又可导致主要经肾排泄的碳青霉烯类肾清除率降低，清除半衰期延长，血浓度增加。

碳青霉烯类属于亲水性抗菌药物，在肾功能正常的重症感染患者中，因抗菌药物主要药代动力学参数改变如表观分布容积增加等导致抗菌药物浓度降低，$T>MIC$ 降低。因此在治疗重症感染时，应充分考虑患者的病理生理状况，

适当调整给药剂量。治疗药物监测（therapeutic drug monitoring, TDM）对于抗菌药物剂量的调整具有重要意义。

（三）细菌 MIC 值对碳青霉烯类药代动力学/药效学的影响

抗菌药物对病原菌的 MIC 值不仅仅是药物敏感性的一个判断依据，同时也对 PK/PD 值具有较大的影响，从而直接影响到药物给药方案的选择。理论上，MIC 值越低，达到相同 PK/PD 靶值所需的剂量越低，反之则越高。不同给药方案的亚胺培南治疗呼吸机相关性肺炎（ventilator associated pneumonia, VAP）的研究表明，当 MIC 分别为 4mg/L、2mg/L、1mg/L 时，0.5g 静脉滴注 30 分钟，q6h 的给药方案即可使 $T>4×MICs$ 分别为 20.32%、44.11% 和 64.67%；延长静脉滴注时间（0.5g 静脉滴注 2 小时，q6h）的给药方案，即可使 $T>4×MICs$ 分别为 17.71%、53.75% 和 76.54%；增加剂量同时延长静脉滴注时间（1g 静脉滴注 2 小时，q6h）的给药方案即可使 $T>4×MICs$ 分别为 60.26%、77.78% 和 93.35%，研究结果表明延长亚胺培南的静脉滴注时间能获得更高的 $T>4×MICs$，但对 MIC 高的细菌引起的感染，还需要增加给药剂量。

对美罗培南的 PK/PD 研究表明，当美罗培南对细菌的 MIC 为 1mg/L 时，1g 静脉滴注 30 分钟，q8h 的给药方案的达标概率（PTA）达到 74.7%；1g 静脉滴注 3 小时，q8h 的给药方案的 PTA 达到 93.6%；2g 静脉滴注 3 小时，q8h 的给药方案的 PTA 达到 98.6%。当美罗培南对细菌的 MIC 为 16mg/L 时，1g 静脉滴注 30 分钟，q8h 的常规给药方案可使 PTA 仅达到 28.3%；1g 静脉滴注 3 小时，q8h 的给药方案即可使 PTA 达到 37.8%；2g 静脉滴注 3 小时，q8h 的给药方案即可使 PTA 达到 57.9%，研究结果同样表明延长美罗培南的静脉滴注时间能获得更高的达标概率（PTA），但对 MIC 高的细菌引起的感染，同时也需要增加给药剂量。

三、按药代动力学/药效学原则优化
碳青霉烯类治疗方案

（一）延长静脉滴注时间缩短给药间隔

为获得最大的抗菌作用，对时间依赖性药物可通过缩短给药间隔或延长给药时间来提高 $T>MIC$ 达标率。国外临床随机对照交叉研究推荐，治疗 MIC 为 4mg/L 致病菌引起的 VAP，亚胺培南 1g，q6h，延长滴注时间至 2 小时仍可获得较满意的疗效。对 57 例采用亚胺培南治疗的粒细胞缺乏伴发热血液恶性肿瘤患者的回顾性分析则显示，亚胺培南（0.5g，q6h，给药 30 分钟）获得

100%T>MIC 的 PTA 为 53%（MIC=1mg/L），而亚胺培南（0.5g，q4h，给药30分钟）的 PTA 为 90%，亚胺培南多次给药（0.5g，q4h）可获得更好的疗效。延长滴注时间优化给药方案需要关注对碳青霉烯类输液稳定性的影响。

对于多药耐药菌，虽然是时间依赖抗菌药物，除按 PK/PD 改变给药方案，如果 MIC 较高，也需要加大给药剂量来获得更好疗效。以亚胺培南为例，低剂量亚胺培南（0.5g，q8h）治疗铜绿假单胞菌所致重症下呼吸道感染获得40%T>MIC 的 PTA<90%，而大剂量亚胺培南（1g，q8h）的 PTA 则 >90%。国外比较了中性粒细胞缺乏的脓毒症患者接受美罗培南治疗时达到 40%T>MIC 的 PTA，对 MIC 为 4mg/L 的病原菌，1g，q8h 间断输注、1g，q8h 延长输注（持续3小时）、2g，q8h 延长输注（持续3小时）的 PTA 分别为 75.7%、99.2% 和100%。《中国鲍曼不动杆菌感染诊治与防控专家共识》以及《铜绿假单胞菌下呼吸道感染诊治专家共识》中均指出，碳青霉烯类与其他抗菌药物联合可用于治疗广泛耐药（extensively drug resistant，XDR）革兰氏阴性菌感染，对于一些敏感性下降的菌株（MIC 为 4~16mg/L），延长静脉滴注时间，如每次静脉滴注时间延长至 2~3 小时时，可使 40%T>MIC 的 PTA 增加；也可通过增加给药次数，加大给药剂量使 40%T>MIC 的 PTA 增加。

（二）以 MPC 为基础的药代动力学／药效学指数及其预测防耐药突变选择能力

常规的 PK/PD 指数及靶值强调的是抗菌药物对细菌的抑制或杀灭作用，而忽略了药物诱导产生的细菌耐药性。对于感染致病菌，如果在抗菌药物治疗压力下可选择出耐药菌，将带来更为严峻的后果。因此除了传统的 PK/PD 指数外，学者们引入了防细菌耐药突变浓度（mutant prevention concentration，MPC）的概念。对氟喹诺酮类药物的研究表明，基于 MPC 的 PK/PD 指数能有效预测细菌发生耐药突变的概率，从而制订的给药方案在提高疗效、降低细菌耐药性产生方面均更具优势。一项碳青霉烯类敏感的多药耐药的鲍曼不动杆菌（CS-MDRAB）发生耐药的 PK/PD 研究发现，当 %T>MPC≥20% 时，美罗培南能抑制鲍曼不动杆菌产生耐药突变；体外研究结果表明高剂量的美罗培南（2g，静脉滴注3小时）的给药方案治疗 CS-MDRAB，不仅可以杀灭敏感菌群，同时也能有效抑制鲍曼不动杆菌在治疗过程中耐药性的产生。尽管 MPC的理论在近年来成为抗菌药物优化给药方案的一个新视角，但目前的研究大多数为体外研究，相应的临床数据有限。在多重耐药菌感染的治疗方案制订及优化中，还需要更多研究数据。

综上所述,在制订多重耐药菌感染的抗菌药物治疗方案中,应充分考虑影响药物 PK/PD 的各项因素,根据患者的病理生理状况、感染病原菌的特征及药物的 PK/PD 特点,制订有效且安全的给药方案,在达到最大抗菌效果的同时,降低不良反应的发生;在挽救患者生命的同时,控制和防止细菌耐药的产生。

（梁蓓蓓）

参考文献

［1］国家食品药品监督管理局.抗菌药物药代动力学／药效学研究技术指导原则.北京,2017.

［2］TEXTORIS J, WIRAMUS S, MARTIN C, et al. Antibiotic therapy in patients with septic shock. Eur J Anaesthesiol, 2011, 28（5）: 318-324.

［3］GONÇALVES-PEREIRA J, PÓVOA P. Antibiotics in critically ill patients: a systematic review of the pharmacokinetics of β-lactams. Critical Care, 2011, 15（5）: R206.

［4］BRINK AJ, RICHARDS GA, SCHILLACK V, et al.Pharmacokinetics of once-daily dosing of ertapenem in critically ill patients with severe sepsis.Int J Antimicrob Agents, 2009, 33（5）: 432-436.

［5］JARURATANASIRIKUL S, SUDSAI T.Comparison of the pharmacodynamics of imipenem in patients with ventilator-associated pneumonia following administration by 2 or 0.5 h infusion. J Antimicrob Chemother, 2009, 63（3）: 560-563.

［6］JARURATANASIRIKUL S, SRIWIRIYAJAN S, PUNYO J. Comparison of the pharmacodynamics of meropenem in patients with ventilator-associated pneumonia following administration by 3-hour infusion or bolus injection. Antimicrob Agents Chemother, 2005, 49（4）: 1337-1339.

［7］LAMOTH F, BUCLIN T, CSAJKA C, et al. Reassessment of recommended imipenem doses in febrile neutropenic patients with hematological malignancies. Antimicrob Agents Chemother, 2009, 53（2）: 785-787.

［8］WATANABE A, FUJIMURA S, KIKUCHI T, et al. Evaluation of dosing designs of carbapenems for severe respiratory infection using Monte Carlo simulation. J Infect Chemother, 2007, 13（5）: 332-340.

［9］JARURATANASIRIKUL S, LIMAPIEHAT T, JULLANGKOON M, et al. Pharmacodynamies of mempenem in critically ill patients with febrile neutropenia and bacteraemia. Int J Antimierob Agents, 2011, 38（3）: 231-236.

［10］LI X, WANG L, ZHANG XJ, et al. Evaluation of meropenem regimens suppressing emergence of resistance in Acinetobacter baumannii with human simulated exposure in an in vitro intravenous-infusion hollow-fiber infection model. Antimicrob Agents Chemother, 2014, 58（11）: 6773-6781.

以碳青霉烯类为基础的联合抗菌治疗

碳青霉烯类抗菌药物具有广谱、强效,对 ESBLs、AmpC 酶等多数 β- 内酰胺酶高度稳定的特点,是治疗革兰氏阴性菌引起危重感染或初始抗菌治疗失败的复杂感染的重要的抗菌药物之一。随着细菌耐药性的快速发展,耐碳青霉烯类细菌也逐渐开始在全球蔓延,给临床抗感染治疗提出了新的挑战。近年来肠杆菌科细菌和非发酵菌对碳青霉烯类抗菌药物耐药率迅速上升,严重影响了碳青霉烯类抗菌药物的临床疗效,因此必须加强该类抗菌药物合理应用,防控耐药菌传播。抗菌药物联合应用目的是扩大抗菌谱,增强抗菌活性,减少耐药发生。在当前耐药革兰氏阴性菌广泛传播、新抗菌药物缺乏、治疗选择有限的情况下,抗菌药物联合用药是治疗多重耐药革兰氏阴性菌感染重要选择之一。本章将着重探讨抗菌药物联合应用的基本原则以及在多重耐药革兰氏阴性杆菌引起严重感染中以碳青霉烯为基础的联合用药方案。

一、抗菌药物联合应用的原则

单一药物可有效治疗的感染不需联合用药,仅在下列情况时有指征联合应用抗菌药物。①病原菌尚未查明的严重感染,包括免疫缺陷者的严重感染;②单一抗菌药物不能控制的严重感染、需氧菌及厌氧菌混合感染、2 种及以上混合细菌感染以及多重耐药菌感染;③需长疗程治疗,但病原菌易对某些抗菌药物产生耐药性,需要应用不同抗菌机制的药物联合使用;④毒性较大的抗菌药物,联合用药时剂量可适当减少;⑤某些特殊致病菌如某些非结核分枝杆菌属、诺卡菌属的治疗也可用到碳青霉烯类,但必须联合其他药物。

联合用药时宜选用具有协同或相加作用的药物联合,如青霉素类、头孢菌素类或碳青霉烯类等其他 β- 内酰胺类与氨基糖苷类联合。联合用药通常采用2种药物联合,3种及3种以上药物联合仅适用于个别情况。此外必须注意联合用药后药物不良反应亦可能增多。

以碳青霉烯类为基础的联合用药适用于:免疫功能低下合并革兰氏阴性杆菌重症感染需要强化抗菌治疗的患者;碳青霉烯类抗菌药物单一使用无法控制的严重感染;耐药革兰氏阴性杆菌(碳青霉烯 MIC 为 4~16mg/L)引起的严重感染尽量选用与碳青霉烯类抗菌药物有协同和相加作用的抗菌药物联合。

二、碳青霉烯类耐药肠杆菌科细菌感染的联合抗菌治疗

目前,碳青霉烯类耐药肠杆菌科细菌(carbapenem resistant Enterobacteriaceae,CRE)有逐年上升趋势。多项临床研究提示,碳青霉烯类与其他抗菌药物如多黏菌素的联合方案治疗 CRE 感染的疗效优于单药或其他联合方案。体外联合药敏试验结果显示,碳青霉烯类和替加环素联合多呈协同和相加作用。常用两药联合用药方案有:①碳青霉烯类(厄他培南、亚胺培南、美罗培南或帕尼培南)联合氨基糖苷类抗菌药物(阿米卡星、依替米星或异帕米星);②碳青霉烯类联合多黏菌素;③碳青霉烯类联合替加环素;④碳青霉烯类联合氨曲南(仅在细菌产生金属酶时选用)。三药联合方案有:碳青霉烯类 + 氨基糖苷类 + 多黏菌素,碳青霉烯类 + 替加环素 + 多黏菌素,碳青霉烯类 + 氨基糖苷类 + 替加环素。CRE 所致严重的感染如脑膜炎、心内膜炎、血流感染等可能会采用 3 药联合方案,如碳青霉烯类联合替加环素和多黏菌素。碳青霉烯类作为联合用药之一用于治疗 CRE 感染应符合以下条件:① $4 \leqslant MIC \leqslant 16mg/L$;②大剂量(如美罗培南 2g, q8h 或 q6h)给药;③延长静脉滴注时间至 2~3 小时;④尽量实施相应的治疗药物监测。

三、多重耐药鲍曼不动杆菌感染联合抗菌治疗

鲍曼不动杆菌已成为我国院内感染的主要致病菌之一。碳青霉烯类除了厄他培南外,一般对鲍曼不动杆菌均有较强的抗菌活性。但我国近年流行病学调查碳青霉烯耐药鲍曼不动杆菌分离率较高(60% 左右)。一些对碳青霉烯类敏感性下降的菌株(MIC 为 4~16mg/L),通过增加碳青霉烯类给药次数,

加大给药剂量,延长静脉输注时间到 2~3 小时,可以使血药浓度高于 MIC 的时间延长,但目前尚缺乏大规模临床研究数据。对于 MDR 鲍曼不动杆菌感染,根据药敏选用头孢哌酮 / 舒巴坦、氨苄西林 / 舒巴坦或碳青霉烯类抗菌药物(亚胺培南、美罗培南或帕尼培南),也可联合应用氨基糖苷类(阿米卡星、依替米星或异帕米星)或氟喹诺酮类抗菌药物等。XDR 鲍曼不动杆菌感染常采用两药甚至三药联合方案。两药联合用药方案有:①碳青霉烯类(亚胺培南、美罗培南或帕尼培南)联合舒巴坦;②碳青霉烯类(亚胺培南、美罗培南或帕尼培南)联合多黏菌素(多黏菌素 E 或多黏菌素 B);③碳青霉烯类(亚胺培南、美罗培南或帕尼培南)联合替加环素;④碳青霉烯类联合氨基糖苷类。三药联合方案有:舒巴坦及其复合制剂 + 多西环素 + 碳青霉烯类,碳青霉烯类 + 替加环素 + 舒巴坦,碳青霉烯类 + 替加环素 + 多黏菌素等。

四、多重耐药铜绿假单胞菌感染联合抗菌治疗

铜绿假单胞菌是常见的条件致病菌,属于非发酵革兰氏阴性杆菌。铜绿假单胞菌严重感染采用联合治疗还是单药治疗,目前仍缺乏高质量的临床研究数据来指导这一决策。通常对死亡风险和耐药风险较高的铜绿假单胞菌严重感染患者进行联合用药的经验性治疗。当抗菌药物耐药风险较高时,或当宿主发生死亡率高的严重感染时,我们建议应用两种具有不同抗菌机制并具有体外抗铜绿假单胞菌活性的药物,对已知或疑似铜绿假单胞菌严重感染进行经验性治疗。这类情况包括:①当存在严重脓毒症或脓毒症休克的征象时;②中性粒细胞减少患者;③有严重感染的烧伤患者(多药耐药铜绿假单胞菌感染的发生率较高);④所选抗菌药物种类耐药发生率较高时。

经验性治疗药物的选择取决于感染的部位及严重程度、当地铜绿假单胞菌的耐药率、既往细菌培养数据和医院处方集。如果采取经验性联合治疗,应选用两种具有不同作用机制的药物。使用联合治疗的最佳理论依据是在有多药耐药铜绿假单胞菌感染高风险时,依据初始体外联合抗菌活性,选择具协同作用的抗菌药物联合。临床研究也证实,多药联合治疗可降低铜绿假单胞菌所致肺部感染患者的病死率。常用的以碳青霉烯为基础联合用药方案有:①抗铜绿假单胞菌碳青霉烯类(亚胺培南、美罗培南、比阿培南或帕尼培南)联合氨基糖苷类抗菌药物(阿米卡星、依替米星或异帕米星);②抗铜绿假单胞菌碳青霉烯类联合抗铜绿假单胞菌喹诺酮类抗菌药物;③抗铜绿假单胞菌

碳青霉烯类联合磷霉素；④抗铜绿假单胞菌碳青霉烯类联合氨曲南。

值得注意的是，我国铜绿假单胞菌的耐药现状不像鲍曼不动杆菌那么严重，尚有哌拉西林/他唑巴坦、头孢他啶、头孢吡肟、环丙沙星等多种碳青霉烯类以外的药物可以选用。

五、抗菌药物联合应用值得关注的问题

鲍曼不动杆菌、铜绿假单胞菌、肺炎克雷伯菌、大肠埃希菌等革兰氏阴性杆菌中碳青霉烯耐药菌株的出现和蔓延使临床抗感染治疗面临着前所未有的严峻挑战。在研发新抗菌药物的同时，还应该强调根据 PK/PD 理论合理应用碳青霉烯类抗菌药物，优化碳青霉烯类抗菌药物的给药方案，以最大限度地延缓碳青霉烯类抗菌药物耐药性的进展。碳青霉烯类抗菌药物为时间依赖性抗菌药物，且对各种细菌有较长的抗生素后效应。因此，在使用碳青霉烯类抗菌药物治疗重症感染时，必须强调足够的用药剂量、足够短的给药间隔时间和足够长的给药时间。已有研究表明，延长碳青霉烯类抗菌药物的滴注时间有助于改善对假单胞菌属或不动杆菌属细菌感染的疗效，特别是对于 些对碳青霉烯类敏感性下降的菌株（MIC 为 4~16mg/L）。目前耐药菌感染联合应用 2 种或 2 种以上抗菌药物的方案主要依据体外药敏试验，尚缺乏大量的前瞻性的随机对照临床试验（RCT）研究支持联合方案是否能真正提高疗效。联合应用抗菌药物增加医疗费用，药物不良反应也随之增加，所以临床必须严格掌握适应证，避免抗菌药物的滥用。改善碳青霉烯类抗菌药物的应用管理和优化感染控制，特别是后者为当前不断恶化的医院内感染的细菌耐药形势迎来转机。

（于旭红）

参考文献

[1] 汪复，朱德妹，胡付品，等.2017 年中国 CHINET 细菌耐药性监测. 中国感染与化疗杂志, 2018, 18（3）: 241-251.

[2] 国家卫生和计划生育委员会, 国家中医药管理局, 解放军总后勤部卫生部. 抗菌药物临床应用指导原则（2015 年版）. 北京, 2015.

[3] 周华，李光辉，陈佰义，等. 中国产超广谱 β- 内酰胺酶肠杆菌科细菌感染应对策略专

家共识. 中华医学杂志, 2014, 94（24）: 1847-1856.

[4] 王明贵. 广泛耐药革兰氏阴性菌感染的实验诊断、抗菌治疗及医院感染控制: 中国专家共识. 中国感染与化疗杂志, 2017, 17（1）: 82-92.

[5] SANTINO I, BONO S, NUCCITELLI A, et al. Microbiological and molecular characterization of extreme drug-resistant carbapenemase-producing Klebsiella pneumoniae isolates. Int J Immunopathol Pharmacol, 2013, 26（3）: 785-790.

[6] DAIKOS GL, TSAOUSI S, TZOUVELEKIS LS, et al. Carbapenemase-producing Klebsiella pneumoniae bloodstream infections: lowering mortality by antibiotic combination schemes and the role of carbapenems. Antimicrob Agents Chemother, 2014, 58（4）: 2322-2328.

[7] 陈佰义, 何礼贤, 胡必杰, 等. 中国鲍曼不动杆菌感染诊治与防控专家共识. 中华医学杂志, 2012, 92（2）: 76-85.

[8] JI J, DU X, CHEN Y, et al. In vitro activity of sulbactam in combination with imipenem, meropenem, panipenem or cefoperazone against clinical isolates of *Acinetobacter baumannii*. Int J Antimicrob Agents, 2013, 41（4）: 400-401.

[9] 中华医学会呼吸病学分会感染学组. 铜绿假单胞菌下呼吸道感染诊治专家共识. 中华结核与呼吸杂志, 2014, 37（1）: 9-15.

[10] HU FP, GUO Y, ZHU DM, et al. Resistance trends amongclinical isolates in China reported from CHINET surveillance ofbacterial resistance, 2005-2014. Clin Microbiol Infect, 2016, 22（Suppl 1）: S9-S14.

第七章

碳青霉烯类药物与其他药物的相互作用

一、概　述

　　药物相互作用（drug interaction）是指患者同时或在一定时间内先后应用两种或两种以上药物后所产生的复合效应，可能使药效加强或不良反应减轻，也可能使药效减弱或出现相加的毒副作用，还可能发生一些异常反应，从而干扰治疗，加重病情。欧洲医药评价署/专利药品委员会（EMEA/CPMP）1998年6月颁布的《药物相互作用研究指导原则》对于药物相互作用的定义为"由于合并用药引起的药物代谢动力学和/或药效学改变"所产生的作用。

　　药物相互作用按照发生的原理可分为药物代谢动力学和/或药效学相互作用。药代动力学相互作用主要由于药物在吸收、分布、代谢和排泄过程的相互影响引起，药效学相互作用包括协同、部分协同、相加、无关和拮抗作用。药物相互作用的后果包括期望的（desirable）、无关紧要的（inconsequential）和不良作用（adverse）3种。例如肾脱氢肽酶抑制剂西司他丁能够避免亚胺培南在肾小球滤过时被肾脱氢肽酶水解失活，两者的复合制剂就是一种期望的药物相互作用。帕尼培南单独应用时会在肾皮质蓄积，产生肾毒性，而倍他米隆能够阻断肾皮质摄入帕尼培南，减少帕尼培南在肾皮质蓄积从而降低其肾毒性，这也是一种期望的药物相互作用。又如碳青霉烯类与抗癫痫药丙戊酸联合应用时可致丙戊酸血药浓度降低而诱发癫痫发作是药物不良相互作用。

　　目前已上市的碳青霉烯类抗菌药物并不经过肝药酶细胞色素 P450 酶代谢，因此与肝药酶诱导剂或抑制剂等发生相互作用风险较低。药效学相互作用的内容，例如碳青霉烯类药物与某些其他抗菌药物联合应用产生协同抗菌活性的研究，已经在第六章《以碳青霉烯类为基础的联合抗菌治疗》中阐述。而临床最为关注的是药物联用可能产生的不良作用，因此，本章仅对与碳青霉烯类药物与其他药物联用,在药物代谢动力学方面相互影响及导致不良相互作用进行介绍。

二、主要药物相互作用

(一)碳青霉烯类药物与丙戊酸的相互作用

1. 相关不良反应的报道　目前报道最多需要避免与碳青霉烯类药物联用的是抗癫痫药丙戊酸(valproic acid, VPA)。1997年首次报道帕尼培南/倍他米隆与丙戊酸钠合用后,显著降低丙戊酸的浓度。3例患者在应用帕尼培南/倍他米隆后丙戊酸血药浓度降至合并用药前的0~40%,血清丙戊酸水平在帕尼培南/倍他米隆给药后2天开始显著降低,停药后24小时内开始恢复。在帕尼培南/倍他米隆使用过程中,3例患者中有2例发生癫痫,表明帕尼培南/倍他米隆与丙戊酸联用有诱发癫痫的危险。亚胺培南与丙戊酸联用导致丙戊酸血药浓度降低情况也有报道,1例慢性阻塞性肺疾病急性加重患者,在使用亚胺培南/西司他丁后丙戊酸血药浓度显著降低,降低幅度约47%,停用亚胺培南/西司他丁7天后丙戊酸血药浓度值升高近1倍。

一项日本的回顾性研究,对2年36例同时应用美罗培南和丙戊酸钠的住院患者进行分析发现,美罗培南给药后,丙戊酸的平均血药浓度从(50.8±4.5)mg/L降至(9.9±2.1)mg/L。在停用美罗培南后7天内,丙戊酸血浆浓度依然保持低水平,直至8~14天后才逐渐恢复,达到美罗培南应用前水平。在美罗培南应用后24小时内抽取的血浆样本,平均丙戊酸血药浓度就降至(9.9±3.2)mg/L。丙戊酸的治疗效果是浓度依赖性,上述研究表明联用美罗培南在24小时内就会导致丙戊酸血药浓度的显著下降,且停药后7天才能缓慢恢复,因此建议临床尽可能避免该两类药物同时使用。

不同种类的碳青霉烯类药物对丙戊酸血药浓度具有不同程度的影响,其中美罗培南可使丙戊酸血药浓度降低80%~90%,帕尼培南降低70%,多尼培南降低66%~67%,厄他培南降低60%,亚胺培南降低30%~40%。合并用药期间增加丙戊酸的剂量难以达到满意的丙戊酸血药浓度。停用碳青霉烯类药物后,其血药浓度在8~14天缓慢回升。2010年欧洲药品管理局(EMA)在药品安全性报告中提示,应避免同时使用碳青霉烯类药物和丙戊酸,且两者之间的相互作用无法通过监测丙戊酸血浆浓度或调整剂量来监控。建议在碳青霉烯类抗菌药治疗期间,尽量选择其他类的抗癫痫药物。日本厚生省卫生福利部已经明确禁止碳青霉烯类与丙戊酸合用。

2. 可能机制 合用碳青霉烯类药物可使丙戊酸的血浆浓度显著下降,可能与碳青霉烯类药物影响丙戊酸的吸收、分布和代谢过程有关。

(1)对吸收的影响:一项以大鼠为模型的研究发现,碳青霉烯类药物能够减少肠道转运体对丙戊酸的吸收,减少肠道菌群产生的β-葡萄糖醛酸酶,抑制了葡萄糖醛酸化的丙戊酸(VPA-G)的肠肝循环。进一步考察亚胺培南对大鼠体内丙戊酸药代动力学过程的影响发现,静脉合用亚胺培南会使口服丙戊酸的 C_{max} 降低,但并不降低静脉给予丙戊酸的 C_{max}。原位血管-小肠肠腔灌注研究发现,亚胺培南能减少丙戊酸从肠腔向血管中的转移,因此推断亚胺培南可能减少丙戊酸的肠道吸收而降低口服丙戊酸的血浆浓度。

(2)对分布的影响:一项研究从丙戊酸在大鼠和人类的红细胞分布的角度探讨了碳青霉烯类药物与丙戊酸相互作用的机制。实验大鼠静脉注射亚胺培南或帕尼培南后,再静脉或肠内给予丙戊酸。结果显示,虽然亚胺培南和帕尼培南均显著降低血浆中的丙戊酸浓度,但并未影响丙戊酸在全血中的浓度,因为丙戊酸在红细胞内的分布显著增加。同时,临床2例难治性感染且正在应用丙戊酸的患者在接受静脉注射亚胺培南后,出现了丙戊酸的红细胞分布的显著增加,同时血浆丙戊酸水平降低至亚胺培南给药前的40%~60%。据此推测碳青霉烯类导致丙戊酸血浆水平显著降低,至少部分归因于丙戊酸的红细胞分布增加。进一步的研究发现丙戊酸在红细胞分布变化可能与多药耐药相关蛋白(MRPs)有关。MRP介导丙戊酸的红细胞跨膜转运,但其转运活性会受到帕尼培南的抑制,因此导致丙戊酸红细胞分布增加。

(3)对代谢的影响:一项研究发现,帕尼培南能使大鼠肝脏尿苷二磷酸葡萄糖醛酸(UDPGA)水平升高约1.7倍,而UDPGA升高将导致VPA-G水平随之升高。帕尼培南虽然并不影响肝脏对丙戊酸的摄取,但可以促进丙戊酸代谢为VPA-G,从而降低了血浆游离丙戊酸水平。进一步在家兔和猴中的研究发现碳青霉烯类药物可以抑制肝脏中VPA-G的水解,增加以VPA-G形式的排泄,从而加快丙戊酸的肾脏清除过程。

(4)对排泄的影响:一项实验比较了丙戊酸单用与美罗培南联用后丙戊酸的肾脏清除率。结果发现,美罗培南使丙戊酸的清除率增高至丙戊酸单用时的1.5倍[6.09 *vs* 4.28ml/(min·kg)]。丙戊酸单用组和美罗培南丙戊酸联用组的丙戊酸累积尿排泄率分别为剂量的0.54%和0.62%,而VPA-G的累积尿排泄率分别为45.6%和62.5%,即美罗培南使VPA-G的尿排泄率显著升高。

（二）碳青霉烯类药物与丙磺舒的相互作用

丙磺舒是一种阴离子转运蛋白抑制剂，由于其能够抑制药物在肾小管的分泌，在健康受试者中的研究发现丙磺舒会增加亚胺培南的药时曲线下面积（AUC）和半衰期，并明显降低西司他丁的肾清除率。在丙磺舒存在下，美罗培南的血浆半衰期延长了33%，但尿药回收率未受影响。一项研究观察了丙磺舒在不同种动物中对多尼培南的影响。大鼠中多尼培南的药代动力学参数并未因合并使用丙磺舒改变，但在猴子中，在联合应用丙磺舒后，多尼培南的血浆 AUC 升高为原来的 2.2 倍，尿排泄略有延缓。多尼培南的说明书中也提示，当与丙磺舒合用时多尼培南的 AUC 和 $t_{1/2}$ 分别增加了 75% 和 53%。

（三）碳青霉烯类药物与阿米卡星相互作用

阿米卡星和亚胺培南联用，会使亚胺培南的 C_{max} 从单用时的（7.70 ± 4.60）mg/L 升高至（26.00 ± 7.56）mg/L，对于半衰期、AUC 以及清除率的影响并不显著。可能机制主要是两者均通过肾小球滤过来消除，阿米卡星竞争性抑制了亚胺培南的清除。由于阿米卡星可能导致亚胺培南血清水平的瞬时升高，有可能增加神经系统不良反应而诱发癫痫发作。

（四）其他

更昔洛韦和亚胺培南应避免同时使用，因为在同时接受这些药物的患者中已经报告有癫痫发作，但与其他碳青霉烯类联用是否会导致癫痫发作尚未有报道。此外，碳青霉烯类抗菌药物与高剂量的茶碱、非甾体抗炎药联用也有易诱发癫痫发作的风险，应尽量避免同时使用。

（蔡　芸）

参考文献

［1］HAROUTIUNIAN S, RATZ Y, RABINOVICH B et al. Valproic acid plasma concentration decreases in a dose-independent manner following administration of meropenem: a retrospective study. J Clin Pharmacol, 2009, 49(11): 1363-1369.

［2］李爽,李新林,周敬凯,等. 不同碳青霉烯类抗生素对丙戊酸血浆药物浓度的影响. 中国感染与化疗杂志, 2015, 15(4): 387-390.

［3］刘晓东,刘美,孙浩,等. 碳青霉烯类抗菌药与丙戊酸相互作用的临床病例调查. 中国新药杂志, 2015, 24(5): 595-600.

［4］OMODA K, MURAKAMI T, YUMOTO R, et al. Increased erythrocyte distribution of valproic acid in pharmacokinetic interaction with carbapenem antibiotics in rat and human. J Pharm Sci, 2005, 94(8): 1685-1693.

［5］OGAWA K, YUMOTO R, HAMADA N, et al. Interaction of valproic acid and carbapenem antibiotics with multidrug resistance-associated proteins in rat erythrocyte membranes. Epilepsy Res, 2006, 71(1): 76-87.

［6］NAKAJIMA Y, MIZOBUCHI M, NAKAMURA M, et al. Mechanism of the drug interaction between valproic acid and carbapenem antibiotics in monkeys and rats.Drug Metab Dispos, 2004, 32(12): 1383-1391.

［7］HORI T, NAKANO M, KIMURA Y, et al. Pharmacokinetics and tissue penetration of a new carbapenem, doripenem, intravenously administered to laboratory animals. In Vivo, 2006, 20 (1): 91-96.

［8］ALVAREZ-LERMA F, GRAU S, FERRÁNDEZ O. Characteristics of doripenem: a new broad-spectrum antibiotic. Drug Des Devel Ther, 2009, 3: 173-190.

［9］ADAMIS G, PAPAIOANNOU MG, Giamarellos-Bourboulis EJ, et al. Pharmacokinetic interactions of ceftazidime, imipenem and aztreonam with amikacin in healthy volunteers. Int J Antimicrob Agents, 2004, 23(2): 144-149.

［10］RODLOFF AC, GOLDSTEIN EJ, Torres A. Two decades of imipenem therapy. J Antimicrob Chemother, 2006, 58(5): 916-929.

碳青霉烯类药物治疗药物监测研究进展

治疗药物监测（therapeutic drug monitoring, TDM）是指在临床进行药物治疗的过程中，观察药物疗效的同时，定时采集患者的生物样本（如血液、尿液、唾液等），测定其中的药物浓度，探讨药物的体内过程，以便根据患者的具体情况，以 PK/PD 基础理论为指导，借助先进的药物分析技术与电子计算机手段，并利用药代动力学原理和公式，使给药方案个体化，从而达到满意的疗效，减少不良反应，将临床用药从传统的经验模式提高到比较科学的水平。TDM 的理念自 20 世纪 70 年代被提出以来，已逐渐成为指导临床个体化给药的重要依据。

碳青霉烯类药物是一类新型的 β- 内酰胺类抗菌药物，具有广谱、耐酶等特点，现已在重症感染的治疗中发挥了难以替代的作用。在目前的临床实践中，万古霉素和氨基糖苷类药物、抗惊厥药、抗凝剂以及抗精神病药已经常规开展 TDM。而近年来在越来越多的危重患者中开展了碳青霉烯类药物 TDM，并且已经证实依据 TDM 结果制定碳青霉烯类药物剂量优化策略在 ICU 临床应用中的价值，但是关于在临床实践中如何具体实施的信息仍然有限。

一、开展碳青霉烯类药物治疗药物监测的必要性

传统意义上，TDM 的应用指征有如下之多：药物治疗窗小，安全范围较窄，中毒症状与疾病症状不易区别；具有非线性药代动力学特性的药物；肝肾功能不全或衰竭的患者使用主要经过肝代谢消除或肾排泄的药物，以及胃肠道功能不良的患者口服某些药物；长期用药的患者，依从性差，不按医嘱用药；合并用药产生相互作用而影响疗效；药代动力学的个体差异很大，特别是由

于遗传造成药物代谢速率明显差异的情况；患者的血浆蛋白含量低，需要测定血中游离药物的浓度等。然而，碳青霉烯类药物是一类血浆蛋白结合率很低的亲水性化合物，主要经肾脏排泄，临床使用较为安全，一直以来并不属于需要常规开展 TDM 的药物。但是由于近年来碳青霉烯类药物的不合理使用较为普遍，使得碳青霉烯耐药菌的发生率呈逐年上升趋势。此外，在重症感染患者中，碳青霉烯类药物的体内药代动力学参数具有较大的变异性。为了减少耐药的发生，促进碳青霉烯类药物的临床合理应用，对碳青霉烯类药物进行 TDM 是十分必要的。

（一）治疗药物监测在碳青霉烯类药物合理应用中的作用

碳青霉烯类药物曾被认为是治疗革兰氏阴性菌严重感染的最后一道防线，也是重症监护室（ICU）里严重感染常用的抗菌药物。对此类患者进行碳青霉烯类药物 TDM 时，可以在治疗早期优化抗感染治疗策略，提高疗效，减少耐药菌产生，降低浓度相关的不良反应发生率及危重患者死亡率。

1. 治疗药物监测有利于提高疗效并降低耐药性　研究发现，若想使 ICU 中使用碳青霉烯类药物的患者达到目标治疗水平，常常需要通过多次 TDM 进行剂量调整，对于某些重症患者有时要在标准给药方案基础上额外增加 33%~100% 的剂量。以往的经验用药易导致剂量不足，难以达到预期疗效。另一方面，由于治疗剂量不足，细菌长期处于低浓度抗菌药物选择状态，使得细菌的耐药性日趋严重。目前多药耐药革兰氏阴性菌所导致的感染，已成为全球健康的最大威胁之一。其中耐碳青霉烯类革兰氏阴性菌，如碳青霉烯类耐药肠杆菌科细菌、碳青霉烯类耐药非发酵革兰氏阴性菌（铜绿假单胞菌、不动杆菌属等），是医院 ICU 感染的主要致病菌，临床上可选择的药物极其有限。因此在重症感染患者中进行碳青霉烯类药物的 TDM 对于保证疗效和降低耐药性是十分必要的。

2. 治疗药物监测有助于减少神经系统不良反应　碳青霉烯类药物不良反应较轻，治疗指数较宽，但有研究显示碳青霉烯类药物的体内浓度水平与神经系统不良反应的发生显著相关。如在 Imani 等人的一项回顾性研究中，15.9%（13/82）接受美罗培南治疗的患者被确诊出现神经毒性反应，这些患者血清中的平均 C_{min} 显著高于未出现毒性反应者（$P=0.04$）。此外，有研究表明碳青霉烯类药物的 C_{min} 水平与脓毒症患者的神经恶化状态（neurological worsening status，NWS）相关，高 C_{min} 被确定为该患者群体中 NWS 发生的独立预测因子。碳青霉烯类药物可抑制 γ- 氨基丁酸 A 型受体活性，这可以导致神经元活化和癫痫的发生。机械通气和/或镇静剂特别是苯二氮䓬类药物治疗的患者，在 ICU 住院期间脑功能障碍尤其是谵妄发病率很高。患者不可预测的 PK 变化、肾功能的改变和血脑屏障的完整性改变都可能导致血清和脑内碳青霉烯类药物的蓄积。故此类患者实际所表现出的碳青霉烯类药物的治疗指数较窄。因此，在脓毒性患者中，对碳青霉烯类药物神经系统的不良反应需提高警惕，开展 TDM 可预测神经系统不良反应，及时进行个体化的剂量调整，从而进行安全且充分的抗微生物治疗是必要的。

（二）TDM 用于指导特殊患者群体的个体化给药

1. 危重症患者的药代动力学变化　在危重症患者中，危及生命的感染会导致更高的发病率、死亡率和治疗成本，早期和充分的抗感染治疗是患者有效治疗的基石。碳青霉烯类药物广谱快速的杀菌性能和较少的不良反应使其成为重症革兰氏阴性细菌感染一线用药，但其抗感染治疗效果评价通常仅基于标准给药方案，很少或没有注意基线特征（例如体重）或生理病理学特征的改变。在危重患者中，常伴毛细血管通透性增强，白蛋白水平降低以及接受液体复苏和血管收缩药治疗，均可导致药物的表观分布容积增加；心排血量增加使肾血流量增加，继而药物消除加快，当碳青霉烯类药物用于难治性耐药革兰氏阴性菌感染时，药物浓度明显不足。但是对于重症感染的患者，又可能出现肝功能不全和/或肾功能不全，其体内的碳青霉烯类药物代谢和消除过程受此影响，药物半衰期延长，又可能发生蓄积。Trögera 等人报道了两例接受美罗培南标准剂量治疗的脓毒症患者，因未达到有效治疗所需的体内暴露量进而通过 TDM 优化给药方案，在增大美罗培南剂量后获得临床症状的改善。在这两个病例中，大剂量美罗培南均显示出良好的耐受性且均未发生毒性反应。作者指出，在危重症患者中常出现肾清除率增加（augmented renal clearance，ARC），这会导致诸如脓毒症或全身炎症反应综合征（system inflammatory response syndrome，SIRS）患者体内美罗培南有效浓度的下降，从而干扰抗感染治疗，而 TDM 是肾功能波动患者优化抗菌药物剂量的首选方法。在 Sjövall 等人的研究中亦得到相似的结论，即对于脓毒症休克并可能出现 ARC 的患者，应增加美罗培南剂量，和/或延长输注时间或采用持续输注以提高达到有效浓度的概率。作者同时还指出，对于此类存在动态生理变化的患者，测定实际血药浓度并应用 TDM 是一种更为积极的方法，因为这能进一步提高抗菌药物血药浓度达到目标靶值的准确性。此外，由于此类患者需大剂量给药，TDM 还可降低出现超治疗范围的血浆药物水平的风险。综上所述,由于碳青霉烯类药物的药代动力学在重症感染患者群体中的变异性较大,标准剂量方案通常不能达到合适的血药浓度,故需开展TDM进行个体化给药方案调整。

2. 烧伤患者的药代动力学变化 Doh等人建立了烧伤患者中美罗培南的群体药动学模型,研究发现烧伤患者的美罗培南总清除率和表观分布容积显著大于非烧伤患者。Daily等人在烧伤患者中开展的一项群体药动学分析显示,烧伤患者亚胺培南清除率[(16.37±0.204)L/h]和中心室分布容积[(0.376±0.039)L/kg]的估计值高于健康受试者。这一结果与此类患者较高的肾小球滤过率有关。研究结果证实了亚胺培南TDM在烧伤患者尤其是肌酐清除率出现极值的患者中的应用价值。该作者的另一项研究则评估了烧伤患者中总厄他培南和游离部分的药代动力学参数。分析结果显示,总厄他培南的药动学参数估算值与健康志愿者中的结果一致[$Cl(\text{ml/min})=22.2\pm5.6\ vs\ 29.5\pm3.4;V(L)=9.7\pm1.4\ vs\ 8.2\pm1.5$],但低于重症患者中的参数值[$Cl(\text{ml/min})=22.2\pm5.6\ vs\ 43.2\pm23.7;V(L)=9.7\pm1.4\ vs\ 14.8\pm3.78$]。作者认为,该研究所得的初步数据支持应密切监测烧伤患者血浆中总厄他培南和游离部分的浓度,特别是对烧伤体表面积和/或肌酐清除率较高的患者,以避免不理想的体内药物暴露。

烧伤患者在住院期间发生感染的风险极高,而严重烧伤患者的感染通常会升级为多器官功能障碍综合征(multiple organ dysfunction syndrome,MODS),据统计36%的烧伤患者死亡的直接原因是发生感染。鉴于烧伤感染患者的常见致病原(如铜绿假单胞菌)和病情较重的特点,常使用碳青霉烯类药物进行抗感染治疗。烧伤可导致一系列的病理生理反应,使患者的药代动力学发生改变。由于体液大量渗出,需大量补液,这类患者通常白蛋白水平下降,导致高蛋白结合率的药物游离浓度增加,但是碳青霉烯类药物蛋白结合率较低,在此方面影响较小;烧伤患者高动力性血流量导致肾血流量和肾小球滤过增加,从而导致肾清除率增加,药物的清除率增加。这种药代动力学改变可能造成碳青霉烯类药物治疗剂量不足,因此为最大限度地减少烧伤患者死亡率,应通过TDM评估烧伤患者的药代动力学改变,从而确保早期有效的抗感染治疗。

3. 行连续肾脏替代治疗患者的药代动力学变化 连续肾脏替代治疗(continuous renal replacement therapy,CRRT),又名床旁血液滤过,是采用每天24小时或接近24小时的长时间、连续的体外血液净化治疗以替代受损的肾功能。CRRT 是近年来危重医学治疗中的重要进展之一，包括连续静脉 – 静脉血液透析（continuous veno-venous hemodialysis，CVVHD）、连续静脉 – 静脉血液滤过（continuous veno-venous hemofiltration，CVVH）和连续静脉 – 静脉血液透析滤过（continuous veno-venous hemodiafiltration，CVVHDF）等多种工作模式。CRRT 的主要适应证是：代谢性酸中毒（pH<7.2）；电解质紊乱（特别是钾水平超过 6mmol/L）；药物中毒；流体过载（即肺水肿）和血液尿素水平过高（>200mg/dl）。CRRT 的使用模式、置换液的流速以及滤膜的性质都会影响药物的体外清除，这有别于生理上正常的肾功能清除。CRRT 选用大孔径、高通透率的滤膜，一般分子质量 <30kDa 的药物或毒素，只要不与白蛋白结合，都能被滤过清除。除了滤过作用，高分子合成膜尚能吸附部分药物而降低其血液浓度。碳青霉烯类药物与蛋白结合率低，属亲水性药物，受 CRRT 各种形式的清除影响较大。

Roberts 等人在接受 CRRT 的 ICU 患者中开展了一项前瞻性、观察性、多中心药动学研究，以评估抗菌药物 C_{min} 变异的程度及 CRRT 流出液流量对该变异的影响。入组患者的给药剂量由治疗医师决定，并在研究过程中保持不变。研究发现，美罗培南 C_{min} 存在显著的个体间变异（6.7 倍），有 24%（4/17）使用美罗培南的患者未达到临床有效的目标靶值。Thalhammer 等人指出美罗培南主要以原型经尿液排泄，因此对肾功能不全和行间歇性血液透析（intermittent haemodialysis，IHD）或各种形式的 CRRT 的患者进行剂量调整是必要的。在 IHD 或 CRRT 期间给药方案的制订必须考虑多种因素，这些因素取决于肾脏替代治疗的特定方式。目前已有多项研究评价了在多种 CRRT 模式下，不同透析液流速、滤膜材料和滤器表面积对美罗培南体内消除的影响。通过对文献汇总分析后发现，美罗培南峰浓度（C_{max}）在各研究间存在显著差异，对 CRRT 患者而言何时给药是 C_{max} 的主要影响因素——在 CRRT 开始前给药将导致较高的 C_{max} 值，于 CRRT 过程中给药则会降低 C_{max}。绝大多数研究得出的结论是：接受 CRRT 的患者需要调整剂量。Marjorie Beumie 于 2009 年进行的一项研究，旨在评估对于接受 CRRT 治疗的患者给药方案（即与肾功能正常患者所用的剂量相同）的合理性以及 CRRT 强度对药物清除的影响。需要注意的是，CRRT 患者常规剂量连续多次用药后，可较快发生药物蓄积，美罗培南日剂量应相应减少，鉴于这类患者中药物药代动力学参数的较大变异，对长期用药患者有必要开展 TDM 以调整用药方案。在临床上，亚胺培南 / 西司他丁通常作为固定剂量组合的复方制剂使用。Trotman 等人在回顾分析前人的研究后得出结论，CRRT 患者多次给药后，西司他丁因其非肾清除占总清除率的比例较小，相比亚胺培南更易出现蓄积，在剂量调整时应予关注。

二、碳青霉烯类药物的治疗药物监测研究现状

国内尚未广泛常规开展系统的碳青霉烯类药物的 TDM，现有研究更多是对碳青霉烯类药物血药浓度测定方法的改良和优化，为将来在临床应用中方便、有效、经济地开展 TDM 奠定方法学基础。

国外已发表的碳青霉烯类药物的 TDM 研究主要针对脓毒症、严重烧伤、感染性休克、行 CRRT 的重症患者，而其中研究较多的药物有亚胺培南、美罗培南、厄他培南。Gloria Wong 等人进行了一项多中心调查研究，描述目前在全球多家医院 ICU 中 β- 内酰胺酶类抗菌药物（其中包括美罗培南、亚胺培南、厄他培南、多尼培南等碳青霉烯类药物）TDM 的开展现状。该研究向全球 11 家 ICU 发放调查问卷，其中 9 家给予回应。统计显示哌拉西林和美罗培南（100% 进行 TDM）被认为是最需要在 ICU 进行 TDM 的抗菌药物，其次是头孢他啶（78%）、头孢曲松（43%）和头孢唑林（43%）。该调查表明，国外近年来碳青霉烯类药物在进行 TDM 实践的过程中药物测定方法、药代动力学 / 药效学（PK/PD）靶值设定、剂量调整策略上均有较大进展。

Anne Fournier 等人进行了一项回顾性研究，通过评估 2001—2011 年期间在 ICU 中使用亚胺培南 / 西司他丁或美罗培南的五级烧伤患者的给药剂量，据此分析实施 TDM 对剂量的调整趋向。结果显示，TDM 的引入增加了亚胺培南 / 西司他丁的使用剂量，但未明显增加美罗培南的使用剂量。分析出现这种结果可能的原因是因担心亚胺培南 / 西司他丁过量导致毒性，因此 ICU 医生使用的经验初始剂量通常过低。

三、碳青霉烯类药物治疗药物监测的实施

在 Gloria Wong 等人的调查研究中涉及碳青霉烯类药物 TDM 实施的一般步骤可以总结如图 8-1 所示。

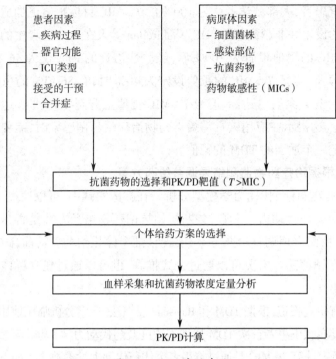

图 8-1　TDM 实施步骤

（一）治疗药物监测目标靶值的确定

有效的抗菌药物浓度是治疗获得成功的关键因素,碳青霉烯类药物属于时间依赖性抗菌药物,治疗窗较宽,治疗感染的关键在于药物与细菌接触时间,愈长愈能达到较强的杀菌效果。评价碳青霉烯类药物治疗有效性的PK/PD 指数是 T >MIC,但不同研究中的具体目标靶值差异较大。

1. 常见致病菌的最低抑菌浓度存在差异　鲍曼不动杆菌、铜绿假单胞菌和肠杆菌科细菌是 ICU 中最常见的耐药革兰氏阴性病原体,欧洲抗菌药物敏感试验委员会（European Committee on Antimicrobial Susceptibility Testing, EUCAST）定义美罗培南对铜绿假单胞菌 MIC 折点为 2mg/L,对肠杆菌科细菌的 MIC 折点为 8mg/L。

国内研究表明美罗培南对铜绿假单胞菌抗菌作用略优于亚胺培南,但鲍曼不动杆菌对两者的耐药都很严重。

2. 临床有效的目标靶值仍不确定　一般碳青霉烯类药物达到最大杀菌效果所需的 T >MIC 靶目标值为 40%。近期的临床研究表明,对于某些致病菌 T >MIC 应达到 75% 以上,其临床治愈率和细菌清除率才能达到满意的效果。

而对于危重患者,大部分学者认为 100% 的 T >MIC 目标靶值更加适用。但是目标靶值的设定并非越高越好,DE Wiskirchen 等人在 ICU 患者中的一项研究表明,T >MIC 的靶值设置为 100% 后,经验性治疗的 PTA 仅为 46.2%。国内也有研究显示,当把 T >MIC 的靶值设定为 40% 时,有 86.13% 的患者接受经验性治疗给药方案后可达标,但当 T >MIC 靶值上升至 100% 时,达标率下降至 51.30%。这提示在应用碳青霉烯类药物治疗耐药菌感染时,需要综合多方面因素设定一个适当的 TDM 的靶值。

(二)根据治疗药物监测结果调整给药方案

1. 经典 / 群体药代动力学模型分析　在临床实践中,可以通过 TDM 结果并结合患者的药代动力学参数,判断初始抗菌药物给药方案是否达到理想的治疗目标,从而合理调整给药方案,实现精准个体化给药。目前,碳青霉烯类药物的目标靶值达标情况可以通过公式推算,也可以通过建立群体药代动力学模型得出。

国内有研究报道,根据 TDM 和 Bayesian 反馈法,探索分析临床使用美罗培南注射剂的重症感染患者首次 TDM 后的谷浓度及药代动力学 / 药效学参数的达标情况。该研究计算 T>MIC 是通过将患者个体药代动力学参数代入如下公式:

$$T >MIC = t_{inf} - \ln \left[\frac{\frac{R_0}{Cl}}{\frac{R_0}{Cl} - MIC} \times \frac{t_{1/2}}{0.693} + \left(\ln \frac{R_0}{Cl} - \ln MIC \right) \times \frac{t_{1/2}}{0.693} \right] \times \frac{100}{\tau}$$

$$R_0 = \left[dose \times (1 - PB) \right] / t_{inf}$$

式中,t_{inf} 为静脉滴注时间,ln 为自然对数,PB 为蛋白结合率(美罗培南蛋白结合率为 2%),Cl 为清除率,$t_{1/2}$ 为半衰期,τ 为给药间隔。如果计算出的 $\%fT$ >MIC 超过 100%,均取值为 100%。

Jan J. De Waele 等人的研究中假设药物消除符合一室模型一级动力学过程。分别测定两个血药浓度值:第一个浓度(C_1)是给药间隔的中点时刻的浓度;第二个浓度(C_2)为谷浓度。将测定得到的两个浓度结果代入公式 $C_2 = C_1 \times e^{-kt}$,(e 为自然常数,k 为消除速率常数,t 为时间)可以计算得到消除速率常数。当确定目标浓度值时,即可得出在给药间隔内药物浓度高于目标浓度值(即 MIC)的时间。

另有研究通过建立危重患者中的碳青霉烯类药物群体药代动力学模型调整给药方案。在建立模型时应充分考虑患者间较大的个体间变异、患者的临床表现及其目标群体的药代动力学特征,以便更好地预测此类药物在危重患者中的最佳剂量。

Gloria Wong 等人比较了危重患者中 8 种美罗培南群体药代动力学模型的预测性能,这些模型具有较高的准确度,但是大多数模型倾向于低估美罗培南的药物浓度,其中由 Muro 等人开发的群体药代动力学模型,具有最佳的预测性能,提出的给药方案最为合适。

2. 通过群体药代动力学模型和蒙特卡罗模拟进行剂量调整　在大多数研究中,根据设定的 PK/PD 目标值对碳青霉烯类药物的使用进行剂量调整,其调整策略的制定是经验性的,因此可能需要进行反复多次调整。

Jan J. De Waele 等人对使用美罗培南治疗的肾功能正常的危重患者进行了一项前瞻性、部分双盲随机对照试验。干预组每日接受 TDM,必要时按照图 8-2 所示的策略调整给药剂量。最终表明,每日通过 TDM 调整剂量与使用常规剂量相比,PK/PD 靶值的达标率更高。研究中采用的药物剂量调整流程和调整方案如图 8-2 和表 8-1 所示。

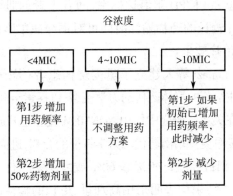

图 8-2　美罗培南剂量调整流程

表 8-1　美罗培南剂量调整方案

剂量调整策略
剂量增加　增加 25%~50% 给药频率
相同给药频率下,增加 25%~50% 剂量
延长输液时间(如果浓度在 20% 目标靶值内)
采用持续输注(如果根据药品信息已使用最大日剂量)
剂量减少　相同剂量下减少给药频率
相同给药频率下,减少 25%~50% 剂量
停药 1 天

经验性的调整策略,需要通过多次 TDM 调整剂量才能得出最佳给药方案。但是对于危重患者而言,感染治疗十分迫切,近年来也有不少研究通过测定危重患者采用初始给药方案后的碳青霉烯类药物的血药浓度,建立群体药代动力学模型,描述碳青霉烯类药物在患者体内的药代动力学特征,找出给药方案与抗菌药物疗效之间的潜在关系。可以通过将 PK 数据和暴露 – 反应数据结合,根据 PK/PD 靶值与蒙特卡罗模拟来预测合适的给药方案。

Kazuro Ikawaa 等人进行的一项研究旨在通过分析成人患者中比阿培南 PK/PD 靶值的达标情况建立比阿培南的给药策略。研究中采用生物学方法和色谱法测定获得患者的血药浓度数据,并将数据用于建立群体药代动力学模型和蒙特卡罗模拟,根据模拟结果评估不同给药策略的 PK/PD 靶值达标情况,比较得出最佳给药策略,为制订比阿培南临床给药方案提供指导。研究中建立的群体药代动力学模型是基于药物消除的二室模型理论,其中肌酐清除率是影响药物清除率最重要的协变量。蒙特卡罗模拟的结果表明,给药剂量高低、输注时间长短和 PK/PD 靶值达标率,随着患者的肌酐清除率和试验细菌的敏感性而变化;较长的药物输注时间可对铜绿假单胞菌等革兰氏阴性杆菌感染达到更好的治疗效果。

Amelia Ramon-Lopezl 等人建立了重度烧伤患者(烧伤体表面积≥15%)中美罗培南静脉输注给药的群体药代动力学模型,以探索给药方案与抗感染治疗的有效性之间的潜在关系。研究中使用 NONMEM 建立了开放的二室 PK 模型并定量分析了各协变量对美罗培南药代动力学特征的影响,进而通过蒙特卡罗模拟探索在实现 $T>MIC$ 靶目标值≥40%、≥60% 或≥80% 条件下的给药方案。

多项研究的最终结果均表明采用高剂量、更长的输注时间将更适用于混合感染和有较高 MIC 值的细菌感染的治疗。

四、药物分析技术

TDM 的关键在于血药浓度的测定,根据抗菌药物的理化性质和分析实验室的测定条件,可以选择最合适的快速、方便、准确、有效的测定方法。

1. 样本处理　样本处理对于血药浓度测定十分重要,目前常用的样本处理方法包括蛋白沉淀、液 – 液萃取、固相萃取和超滤等。虽然通常情况下,固相萃取法获得的绝对回收率更高,且易实现自动化和高通量,但是该方法对设备要求高,所需成本高,因此限制了其在现阶段的推广和普及。超滤也是一种高效的提取方法,去除蛋白较为彻底,具有良好的回收率,且能提供准确的游离药物浓度,但是超滤设备价格也较为昂贵,目前多用于科研领域。蛋白沉淀法对于样本中蛋白的去除虽不如上述两种方法彻底,但其成本低、操作简便快速的特点使这一方法在临床 TDM 中应用最为普遍。

2. 检测方法　目前研究中使用的检测方法种类主要有高效液相色谱法和液质联用法,其中液质联用检测方法具有快速、灵敏、特异、杂质干扰小、进样体积小等特点,特别适用于临床样本的分析测定。该方法在定量下限、线性范围、准确度、精密度等参数中均显示出优秀的性能,研究报道中的碳青霉烯类药物的定量分析多采用此种方法。采用不同方法对碳青霉烯类药物进行 TDM 的对比,如表 8-2 所示。

表 8-2　检测方法对比

分析方法	抗菌药物	样品处理	标曲范围	精密度（RSD）	准确度（bias）
RP-HPLC	比阿培南	超滤	0.1~50mg/L	<12.51%（日内） <7.61%（日间）	1.24%~2.01%
LC-MS	厄他培南	蛋白沉淀	0.1~50mg/L	<10%	±10%
LC-MS	厄他培南	蛋白沉淀	0.1~125mg/L	<11.8%（批内） <8.4%（批间）	2.4%~10.3%
HPLC/UV	美罗培南	乙腈或甲醇沉淀	2~200mg/L	<11%	-9.35%~20.86%
HPLC/UV	厄他培南 美罗培南	乙腈沉淀,三氯甲烷洗涤除去脂溶性组分	厄他培南 1~500mg/L 美罗培南 1~250mg/L	<10%	±6%
HPLC/UV	厄他培南 美罗培南	超滤	0.1~50mg/L	<9.4%	±15%
UPLC-MS/MS	美罗培南	乙腈沉淀,二氯甲烷反萃取	0.5~100mg/L	10%~20%	3%~15%

续表

分析方法	抗菌药物	样品处理	标曲范围	精密度（RSD）	准确度（bias）
LC–MS/MS	美罗培南 多尼培南	固相萃取	美罗培南 0.1~50mg/L 多尼培南 0.5~50mg/L	<14.6%	−6.8%~ 7.6% −8.5%~ 11.3%
HPLC–MS/MS	美罗培南	乙腈沉淀	1~50mg/L	<5%	<4%

五、碳青霉烯类药物治疗药物监测发展方向

精准医学（precision medicine）是指应用现代遗传技术、分子影像技术、生物信息技术,结合患者生活环境和临床数据,实现精准的疾病分类及诊断,制订具有个性化的疾病预防和治疗方案。使用 TDM 优化给药方案、实现个体化给药是必然趋势。

基因多态性,亦称遗传多态性,主要包括药物代谢酶、药物转运体和药物作用靶点的多态性。药物基因组学是从基因组水平出发,研究基因序列多态性与药物效应多样性之间相互关系的学科。通过研究影响药物吸收、分布、代谢、排泄等个体差异的基因特性,以及基因多态性导致的药物效应多样性,从而减少不良反应的发生,提高疗效,达到个体化给药的目的。随着基因组学的发展,为碳青霉烯类药物 TDM 研究提供了新的思路。探索并阐明代谢酶、转运体多态性对碳青霉烯类药物体内药代动力学过程的影响,特别是对靶器官、靶组织中药物浓度的影响,将使给药方案的制订更加科学合理。

群体药代动力学模型由于可定量考察生理、病理等因素对药代动力学参数的影响,同时可获得群体中有显著意义的个体间变异和残差变异,从而可比较方便地获得患者个体的药代动力学参数,故在个体化给药中有广阔前景。在以往进行的个体化给药研究中,比较强调血药浓度与剂量的关系,然而我们还应该认识到药效才是临床真正关心的问题。碳青霉烯类药物的 PK/PD 研究,即根据不同药物和致病菌寻找最适当的 PK/PD 指数,针对特定的 PK/PD 靶值,通过群体药代动力学模型找出给药方案与药物疗效之间的潜在关系,将

进一步提高 TDM 及个体化给药水平。

目前国内有关研究多为碳青霉烯类药物检测方法的改进,真正意义上优化给药方案的研究尚显不足。随着药物基因组学、定量药理学等交叉学科的引入,将极大推动碳青霉烯类药物 TDM 研究的发展。未来,随着分析方法的不断改进,TDM 将更加快速、灵敏、准确,产生的数据也将更加全面可靠,同时得益于基因多态性研究及建模与仿真技术的不断发展,基于 TDM 指导碳青霉烯类抗菌药物的合理使用将受到越来越多的关注。

（张　诏）

参考文献

［1］IMANI S, BUSCHER H, MARRIOTT D, et al. Too much of a good thing: a retrospective study of β-lactam concentration-toxicity relationships. J Antimicrob Chemother, 2017, 72 (10): 2891-2897.

［2］BEUMIER M, CASU GS, HITES M, et al. Elevated Beta-lactam concentrations are associated with neurological deterioration in ICU septic patients. Minerva Anestesiologica, 2014, 81(5): 497-506.

［3］TRÖGER U, DRUST A, MARTENS-LOBENHOFFER J, et al. Decreased meropenem levels in Intensive Care Unit patients with augmented renal clearance: benefit of therapeutic drug monitoring. Int J Antimicrob Agents, 2012, 40(4): 370-372.

［4］SJÖVALL F, ALOBAID AS, WALLIS SC, et al. Maximally effective dosing regimens of meropenem in patients with septic shock. J Antimicrob Chemother, 2018, 73(1): 191-198.

［5］WONG G, BRINKMAN A, BENEFIELD RJ, et al. An international, multicentre survey of β-lactam antibiotic therapeutic drug monitoring practice in intensive care units. J Antimicrob Chemother, 2014, 69(5): 1416-1423.

［6］DE WAELE JJ, CARRETTE S, CARLIER M, et al. Therapeutic drug monitoring-based dose optimisation of piperacillin and meropenem: a randomised controlled trial. Intensive Care Med, 2014, 40(3): 380-387.

［7］FOURNIER A, EGGIMANN P, PAGANI JL, et al. Impact of the introduction of real-time therapeutic drug monitoring on empirical doses of carbapenems in critically ill burn patients. Burns, 2015, 41(5): 956-968.

［8］WISKIRCHEN DE, HOUSMAN ST, QUINTILIANI R, et al. Comparative pharmacokinetics, pharmacodynamics, and tolerability of ertapenem 1 gram/day administered as a rapid 5-minute infusion versus the standard 30-minute infusion in healthy adult volunteers. Pharmacotherapy, 2013, 33(33): 266-274.

[9] WONG G, FARKAS A, SUSSMAN R, et al. Comparison of the accuracy and precision of pharmacokinetic equations to predict free meropenem concentrations in critically ill patients. Antimicrob Agents Chemother, 2015, 59 (3): 1411-1417.

[10] IKAWA K, MORIKAWA N, OHGE H, et al. Pharmacokinetic-pharmacodynamic target attainment analysis of meropenem in Japanese adult patients. J Infect Chemother, 2010, 16 (1): 25-32.

碳青霉烯类抗菌药物的适应证

碳青霉烯类抗菌药物具有高效、广谱、耐酶的特点。其抗菌谱几乎包括所有临床常见的病原菌,对革兰氏阳性菌、革兰氏阴性菌、需氧菌、厌氧菌均有强大的抗菌作用。尤其对于产酶[包括超广谱β-内酰胺酶(ESBLs)和/或头孢菌素酶(AmpC)等]细菌仍保持很强的抗菌活性,被广泛用于治疗严重社区获得性感染、医院获得性感染、多重耐药菌感染以及重症感染等。现对目前临床常用碳青霉烯类抗菌药物国内外说明书中的适应证总结如下。

一、亚胺培南 / 西司他丁

(一)国内最新说明书中的适应证(2018 年 4 月)

1. 治疗 本品为广谱的抗菌药物,适用于多种病原体所致和需氧菌 / 厌氧菌引起的混合感染,以及在病原菌未确定前的早期治疗。

本品适用于由敏感细菌所引起的下列感染:①腹腔内感染;②下呼吸道感染;③妇科感染;④脓毒症;⑤泌尿生殖道感染;⑥骨关节感染;⑦皮肤软组织感染;⑧心内膜炎。

本品适用于治疗由敏感的需氧菌 / 厌氧菌株所引起的混合感染。这些混合感染主要与粪便、阴道、皮肤及口腔的菌株污染有关。脆弱拟杆菌是这些混合感染中最常见的厌氧菌,它们通常对氨基糖苷类、头孢菌素类和青霉素类抗菌药物耐药,而对本品敏感。

已经证明本品对许多耐头孢菌素类的细菌,包括需氧和厌氧的革兰氏阳性菌及革兰氏阴性菌所引起的感染仍具有强效的抗菌活性。

本品不适用于脑膜炎的治疗。

2. 预防 对于那些已经污染或具有潜在污染性的外科手术的患者或术

后感染一旦发生将会特别严重的操作,本品适用于预防这样的术后感染。

(二)国外最新说明书中的适应证

1. 美国最新说明书中的适应证(2016年12月) 本品为亚胺培南(一种抗菌药物)和西司他丁(肾脱氢肽酶抑制剂),静脉注射用于治疗敏感菌引起的以下严重感染:①下呼吸道感染;②尿路感染;③腹腔内感染;④妇科感染;⑤细菌性脓毒症;⑥骨和关节感染;⑦皮肤和皮肤软组织感染;⑧心内膜炎。

限制使用:①因疗效和安全性不明确,本品不适用于脑膜炎的治疗;②因癫痫发作风险,本品不推荐用于儿童中枢神经系统感染的治疗;③本品不推荐用于体重低于30kg伴肾功能损害的儿童。

2. 欧洲最新说明书中的适应证(2015年12月) 用于治疗成人和1岁及以上儿童的以下感染:①复杂的腹腔内感染;②重症肺炎,包括医院和呼吸机相关性肺炎;③产后感染;④复杂的尿路感染;⑤复杂的皮肤和软组织感染。

也可用于治疗怀疑是由细菌感染引起的发热伴中性粒细胞减少症患者。

治疗与上述任何感染有关或怀疑与之相关的菌血症患者。

3. 日本最新说明书中的适应证(2016年10月) 适用于治疗敏感菌引起的以下感染:脓毒症,感染性心内膜炎,创伤、烧伤和手术伤口等继发感染,骨髓炎,关节炎,急性支气管炎,肺炎,肺脓肿,脓胸,慢性呼吸系统疾病继发感染,膀胱炎,肾盂肾炎,前列腺炎(急性、慢性),腹膜炎,胆囊炎,胆管炎,肝脓肿,前庭大腺炎,子宫附件炎,子宫内感染,子宫旁结缔组织炎,角膜炎(包括角膜溃疡),眼内炎(含全眼球炎)。

二、帕尼培南 / 倍他米隆

国内最新说明书中的适应证(2007年10月)

本品适用于治疗下列敏感菌:葡萄球菌属、链球菌属、肺炎链球菌、肠球菌属、黏膜炎莫拉菌、大肠埃希菌、枸橼酸杆菌属、克雷伯菌属、肠杆菌属、沙雷菌属、变形杆菌属、摩根菌属、普罗维登斯菌属、流感嗜血杆菌、假单胞菌属、铜绿假单胞菌、洋葱伯克霍尔德菌、消化链球菌、拟杆菌属、普雷沃菌属引起的下列感染症:①脓毒症;②感染性心内膜炎;③深部皮肤感染症、淋巴管(结)炎;④肛门脓肿、外伤和烧伤以及手术创伤的继发感染、骨髓炎、关节炎;⑤咽喉炎、扁桃体炎(扁桃体周围炎、扁桃体周围脓肿)、急性支气管炎、肺炎、肺脓肿、脓胸、慢性呼吸道疾病的继发感染;⑥肾盂肾炎、膀胱炎;⑦前列腺炎(急、慢性）、附睾炎；⑧腹膜炎、腹腔内脓肿；⑨胆囊炎、胆管炎、肝脓肿；⑩子宫附件炎、子宫内感染、子宫旁结合织炎、前庭大腺炎；⑪化脓性脑膜炎；⑫眼眶感染、眼内炎（含全眼球炎）；⑬中耳炎、鼻窦炎、化脓性唾液腺炎；⑭颌炎、颚骨周围蜂窝织炎。

三、美罗培南

（一）国内最新说明书中的适应证（2017年2月）

美罗培南适用于成人和儿童由单一或多种对美罗培南敏感的细菌引起的感染：肺炎（包括院内获得性肺炎）、尿路感染、妇科感染（如子宫内膜炎和盆腔炎）、皮肤软组织感染、脑膜炎、脓毒症。

经验性治疗：对成人粒细胞减少症伴发热患者，可单独应用本品或联合抗病毒药或抗真菌药使用。

美罗培南单用或与其他抗微生物制剂联合使用可用于治疗多重感染。

对于中性粒细胞减少或原发性、继发性免疫缺陷的婴儿患者，目前尚无本品的使用经验。

（二）国外最新说明书中的适应证

1. 美国最新说明书中的适应证（2016年12月）

（1）复杂的皮肤和皮肤软组织感染（成人患者和3个月及以上儿科患者）：美罗培南可用于治疗由下列敏感菌所致的复杂的皮肤和皮肤软组织感染：金黄色葡萄球菌（仅甲氧西林敏感菌株）、化脓性链球菌、无乳链球菌、草绿色链球菌、粪肠球菌（仅万古霉素敏感株）、铜绿假单胞菌、大肠埃希菌、奇异变形杆菌、脆弱拟杆菌和消化链球菌属。

（2）复杂的腹腔内感染（成人和儿科患者）：美罗培南可用于治疗由下列敏感菌所致的复杂性阑尾炎和腹膜炎：草绿色链球菌、大肠埃希菌、肺炎克雷伯菌、铜绿假单胞菌、脆弱拟杆菌、多形拟杆菌和消化链球菌属。

（3）细菌性脑膜炎（3个月及以上小儿患者）：美罗培南可用于治疗由下列敏感菌所致的细菌性脑膜炎：流感嗜血杆菌、奈瑟菌属、青霉素敏感的肺炎链球菌。

此外，美罗培南对脑膜炎继发的菌血症亦有效。

2. 欧洲最新说明书中的适应证（2015年11月）　美罗培南适用于成人和3个月以上儿童所患以下感染：①严重肺炎，包括医院获得性和呼吸机相关性肺炎；②囊性纤维化患者支气管和肺部感染；③复杂的尿路感染；④复杂的腹腔内感染；⑤产后感染；⑥复杂的皮肤和软组织感染；⑦急性细菌性脑膜炎。

治疗与上述任何感染有关或怀疑与之相关的菌血症患者。

美罗培南可用于治疗怀疑是由细菌感染引起的发热伴中性粒细胞减少症患者。

3. 日本最新说明书中的适应证（2010 年 1 月）

（1）美罗培南可治疗下列敏感菌：葡萄球菌属、链球菌属、肺炎链球菌、肠球菌属、脑膜炎奈瑟菌、卡他莫拉菌、大肠埃希菌、枸橼酸杆菌属、克雷伯菌属、肠杆菌属、沙雷菌属、变形杆菌属、普罗维登斯菌属、流感嗜血杆菌、假单胞菌属、铜绿假单胞菌、洋葱伯克霍尔德菌、拟杆菌属和普雷沃菌属所致的下列感染：脓毒症、深层皮肤感染、淋巴管炎/淋巴结炎、创伤性伤口继发感染、烧伤或手术伤口、肛周脓肿、骨髓炎、关节炎、扁桃体炎、肺炎、肺脓肿、脓胸、急慢性呼吸系统疾病继发感染、复杂膀胱炎、肾盂肾炎、腹膜炎、胆囊炎、胆管炎、肝脓肿、子宫内感染、子宫腺炎、子宫炎、化脓性脑膜炎、眼内炎（包括眼球炎）、中耳炎、鼻窦炎、颌骨周围蜂窝织炎和颌炎。

（2）美罗培南可用于中性粒细胞缺乏伴发热患者，但需满足以下两个条件：①单次体温测量超过 38℃，或体温超过 37.5℃持续 1 小时及以上；②中性粒细胞计数低于 0.5×10^9/L，或者患者中性粒细胞计数低于 1×10^9/L 并可能持续降低至 0.5×10^9/L 以下。此外还需注意以下事项：①需由经验丰富的医师遵循国内或国际指南来使用美罗培南治疗中性粒细胞缺乏伴发热；②在用药前需进行血培养，根据培养结果调整用药方案；③在紧急时刻，当患者中性粒细胞计数尚不明确而可能需使用美罗培南时，中性粒细胞计数可估计为白细胞总数的一半。

四、厄他培南

（一）国内最新说明书中的适应证（2015 年 4 月）

1. 治疗 本品适用于治疗患者由下述细菌的敏感菌株引起的下列中度至重度感染。

（1）继发性腹腔感染：由大肠埃希菌、厌氧芽孢梭菌、迟缓真杆菌、消化链球菌属、脆弱拟杆菌、吉氏拟杆菌、卵形拟杆菌、多形拟杆菌或单形拟杆菌引起者；

（2）复杂性皮肤及附属器感染：由金黄色葡萄球菌（仅指对甲氧西林敏感菌株）、化脓性链球菌、大肠埃希菌、消化链球菌属引起者；

（3）社区获得性肺炎：由肺炎链球菌（仅指对青霉素敏感的菌株，包括合并菌血症的病例）、流感嗜血杆菌（仅指β-内酰胺酶阴性菌株）或卡他莫拉菌引起者；

（4）复杂性尿道感染，包括肾盂肾炎：由大肠埃希菌或肺炎克雷伯菌引起者；

（5）急性盆腔感染，包括产后子宫内膜炎、流产感染和妇产科术后感染：由无乳链球菌、大肠埃希菌、脆弱拟杆菌、不解糖卟啉单胞菌、消化链球菌属或普雷沃菌属引起者；

（6）菌血症：为分离和鉴定致病菌并测定其对厄他培南的敏感性，应正确采取供细菌学检查的标本。在取得这些检查的结果之前，即可开始使用本品进行经验性治疗；一旦得到检查结果，应对抗菌药物治疗方案进行相应调整。为减少细菌耐药，并保证本品和其他抗菌药物的疗效，本品只可用于治疗或预防已经明确或高度怀疑由敏感细菌引起的感染。当获得细菌培养和药物敏感性检测结果后，应据此选择和调整抗菌药物治疗方案。在未得到上述检测结果之前，可根据当地的细菌流行病学资料和药物敏感性特点，选择经验性治疗方案。

2. 预防　本品适用于成人患者择期结直肠术后手术部位感染的预防。

（二）国外最新说明书中的适应证

1. 美国最新说明书中的适应证（2008年2月）

（1）治疗：本品适用于治疗由下述细菌的敏感菌株引起的下列中度至重度感染。

1）复杂腹腔内感染：由大肠埃希菌、厌氧芽孢梭菌、迟缓真杆菌、消化链球菌属、脆弱拟杆菌、吉氏拟杆菌、卵形拟杆菌、多形拟杆菌或单形拟杆菌引起者；

2）复杂性皮肤及附属器感染，包括无骨髓炎的糖尿病足感染：由金黄色葡萄球菌（仅指对甲氧西林敏感菌株）、无乳链球菌、化脓性链球菌、大肠埃希菌、肺炎克雷伯菌、奇异变形杆菌、脆弱拟杆菌、消化链球菌属、溶血卟啉单胞菌引起者；

3）社区获得性肺炎：由肺炎链球菌（仅指对青霉素敏感的菌株，包括合并菌血症的病例）、流感嗜血杆菌（仅指β-内酰胺酶阴性菌株）或卡他莫拉菌引起者；

4）复杂性尿道感染，包括肾盂肾炎：由大肠埃希菌或肺炎克雷伯菌引起，包括合并菌血症患者；

5）急性盆腔感染，包括产后子宫内膜炎、流产感染和妇产科术后感染：由无乳链球菌、大肠埃希菌、脆弱拟杆菌、不解糖卟啉单胞菌、消化链球菌属或普雷沃菌属属引起者。

（2）预防：本品适用于成人患者择期结直肠术后手术部位感染的预防。

2. 欧洲最新说明书中的适应证（2016 年 1 月）

（1）治疗：本品适用于治疗成人和 3 个月及以上患儿所患下列感染：①复杂腹腔内感染；②肺部感染；③妇科感染；④糖尿病患者足部皮肤感染。

（2）预防：本品适用于成人患者择期结直肠术后手术部位感染的预防。

五、比阿培南

（一）国内最新说明书中的适应证（2010 年 11 月）

对本品敏感的菌株有：葡萄球菌属、链球菌属、肺炎链球菌、肠球菌属（屎肠球菌除外）、莫拉菌属、大肠埃希菌、枸橼酸杆菌属、克雷伯菌属、肠杆菌属、沙雷菌属、变形杆菌属、流感嗜血杆菌、铜绿假单胞菌、放线菌属、消化链球菌属、拟杆菌属、普雷沃菌属、梭菌属等。

本品适用于治疗敏感菌所引起的脓毒症、肺炎、肺部脓肿、慢性呼吸道疾病引起的二次感染、难治性膀胱炎、肾盂肾炎、腹膜炎、妇科附件炎等。

（二）国外最新说明书中的适应证

日本最新说明书中的适应证（2011 年 12 月）：同国内说明书。

六、多尼培南

国外最新说明书中的适应证

1. 美国最新说明书中的适应证（2015 年 8 月）

（1）复杂腹腔内感染：多尼培南可作为单一药物治疗大肠埃希菌、肺炎克雷伯菌、铜绿假单胞菌、粪便拟杆菌、脆弱拟杆菌、多形拟杆菌、单形拟杆菌、普通拟杆菌、中间型链球菌、星座链球菌、微小消化链球菌等敏感菌引起的感染。

（2）复杂尿路感染，包括肾盂肾炎：多尼培南可作为单一药物治疗大肠埃希菌（包括并发菌血症患者）、肺炎克雷伯菌、奇异变形杆菌、铜绿假单胞菌、鲍曼不动杆菌等敏感菌引起的感染。

2. 日本最新说明书中的适应证（2017 年 6 月）

本品适用于治疗敏感菌株引起的下列感染：①脓毒症、感染性心内膜炎；②深层皮肤感染、淋巴管炎、淋巴结炎；③创伤、烧伤及外科伤口继发的二次感染；④骨髓炎、关节炎；⑤咽炎、喉炎、扁桃体炎（包括扁桃体周围脓肿）；⑥肺炎、肺脓肿、脓胸、慢性呼吸道疾病引起的二次感染；⑦复杂性膀胱炎、肾盂肾炎、前列腺炎（急性、慢性）、睾丸炎（附睾炎）；⑧腹膜炎、腹腔内脓肿；⑨胆囊炎、胆管炎、肝脓肿；⑩子宫附件炎、子宫内感染、子宫旁结合织炎；⑪化脓性脑膜炎；⑫眼眶感染、角膜炎（包括角膜溃疡）、眼内炎（含全眼球炎）；⑬中耳炎；⑭颌炎、颚骨周围蜂窝织炎。

小结与说明

碳青霉烯类抗菌药物根据抗菌谱可分为具有抗非发酵菌和不具有抗非发酵菌两组，前者包括亚胺培南 / 西司他丁、美罗培南、帕尼培南 / 倍他米隆、比阿培南和多尼培南；后者为厄他培南，其对铜绿假单胞菌、不动杆菌属等非发酵菌抗菌作用差。

虽然碳青霉烯类对各种革兰氏阳性球菌、革兰氏阴性杆菌和多数厌氧菌具强大抗菌活性，但考虑到目前非发酵菌和肠杆菌科细菌等对碳青霉烯类耐药的严峻形势，临床使用时应严格把握好适应证，绝非"病原菌敏感"就可使用。

附《抗菌药物临床应用指导原则（2015 年版）》中的碳青霉烯类适应证：

1. 多重耐药但对本类药物敏感的需氧革兰氏阴性杆菌所致严重感染，包括肺炎克雷伯菌、大肠埃希菌、阴沟肠杆菌、枸橼酸菌属、黏质沙雷菌等肠杆菌科细菌，铜绿假单胞菌，不动杆菌属等细菌所致血流感染、下呼吸道感染、肾盂肾炎和复杂性尿路感染、腹腔感染、盆腔感染等；用于铜绿假单胞菌所致感染时，需注意在疗程中某些菌株可出现耐药。厄他培南尚被批准用于社区获得性肺炎的治疗（说明：与厄他培南说明书中列举的社区获得性肺炎三种致病菌相比，本书作者认为可能对于耐药大肠埃希菌或肺炎克雷伯菌，尤其是产 ESBLs 和 / 或耐喹诺酮类者导致的社区获得性肺炎，厄他培南应用价值更大）。

2. 脆弱拟杆菌等厌氧菌与需氧菌混合感染的重症患者。

3. 病原菌尚未查明的免疫缺陷患者中重症感染的经验治疗。

4. 美罗培南、帕尼培南 / 倍他米隆则除上述适应证外，尚可用于年龄在 3 个月以上的细菌性脑膜炎患者。

（倪文涛）

第十章

碳青霉烯类药物在我国应用概况与管理规范

一、碳青霉烯类药物在我国应用概况

（一）概述

碳青霉烯类（carbapenems）抗菌药物是一类抗菌谱最广、抗菌活性最强的非典型 β- 内酰胺类抗菌药物，是初始抗菌药物治疗失败的复杂感染或重症感染的常用抗菌药物之一。它与头孢菌素类、青霉素类等其他 β- 内酰胺类有类似的作用机制，通过与细菌的青霉素结合蛋白（PBPs）结合，干扰细菌细胞壁的合成而产生杀菌作用。第一个碳青霉烯类抗菌药物硫霉素，是由 Merck 公司于 1976 年从链霉菌 *Streptomyces cattleya* 发酵液中分离得到的。虽然硫霉素有广谱强效的抗菌作用，并可耐 β- 内酰胺酶，但因其水溶液稳定性差而未能进一步用于临床。在此之后，各大制药企业对噻烯霉素进行结构修饰而研制了一系列新的碳青霉烯类抗菌药物，如亚胺培南（imipenem）、美罗培南（meropenem）、帕尼培南（panipenem）、厄他培南（ertapenem）、比阿培南（biapenem）、多尼培南（doripenem）、替比培南（tebipenem pivoxil）等。现已在中国上市使用的有亚胺培南、美罗培南、帕尼培南、厄他培南、比阿培南，多尼培南目前已在中国进行药物上市前的临床研究，待批注册。本章将对已在中国上市的碳青霉烯类抗菌药物的应用情况作一概述。

（二）各种碳青霉烯类药物在我国医院的使用情况

碳青霉烯类抗菌药物在中国自上市以来即被广泛应用于各种感染性疾病。据"中国城市公立医院化学药终端监测分析系统（HDM 系统）"数据显示，2015 年国内重点城市公立医院碳青霉烯类抗菌药物用药金额 21.24 亿元，同比 2014 年增长了 18.44%。其中美罗培南和亚胺培南 / 西司他丁是抗感染药物 150 个品种中使用量居前 5 位的药物。2016 年我国抗菌药物消耗量构成比统计中,碳青霉烯类药物占全部抗菌药物消耗量的 6.34%,居第 5 位。

亚胺培南 / 西司他丁 1992 年在中国上市,是在国内上市的第一个碳青霉烯类抗菌药物,因此自上市以来使用量在短时间内即迅猛增长,2001 年、2002 年和 2003 年在中国销售额分别达到 4044 万元、10 192 万元和 7647 万元。另据国内重点城市公立医院用药统计结果显示,2005 年亚胺培南 / 西司他丁使用量占碳青霉烯类抗菌药物总使用量的 56.81%。但随着碳青霉烯类抗菌药物在我国上市品种的增多,这一比例在 2009 年降低至 36.72%,2015 年进一步下降至 28.29%。

帕尼培南 / 倍他米隆于 2002 年在中国注册上市。据国内重点城市公立医院用药统计结果显示,2005 年帕尼培南 / 倍他米隆使用量占我国碳青霉烯类抗菌药物总使用量的 3.91%,2009 年增加至 7.62%,到 2015 年又降低为 2.86%。

美罗培南于 1998 年进入中国,是在我国上市的第二个碳青霉烯类抗菌药物。相比亚胺培南 / 西司他丁,其在中枢神经系统的安全性更优,因此其使用量的占比不断升高。有相关数据统计,美罗培南 2001 年、2002 年和 2003 年在中国销售额分别为 670 万元、1784 万元和 2121 万元,呈逐年上升趋势。2005 年美罗培南使用量占我国碳青霉烯类抗菌药物总使用量的 39.27%,2009 年这一比例已超过亚胺培南 / 西司他丁,达到 53.12%。2015 年该比例下降至 44.93%,但仍位居碳青霉烯类抗菌药物使用量榜首。

厄他培南 2005 年在中国上市。因上市时间较晚,且抗菌谱相对于其他碳青霉烯类抗菌药物要窄,以及受品规数量限制的影响,因此在中国的使用相对较少。据统计结果显示,2006 年厄他培南使用量仅占我国碳青霉烯类抗菌药物总使用量的 0.18%,2009 年为 0.69%,2015 年则进一步增加至 1.79%。

比阿培南于 2008 年中国上市,是国内目前为止上市较晚的一个碳青霉烯类抗菌药物,上市初期其使用量相对较小,但近几年增长迅速。据统计结果显示,2009 年碳青霉烯类抗菌药物的使用量中比阿培南占比仅 0.93%,但在 2015 年已迅速增加至 13.27%。

二、碳青霉烯类药物在我国的管理规范

碳青霉烯类抗菌药物使用量在我国逐年攀升,在 2015 年国内重点城市公立医院全身抗感染药物的 150 个品种中,美罗培南和亚胺培南 / 西司他丁

这两个碳青霉烯类抗菌药物均位居前 5。在如此大量使用碳青霉烯类抗菌药物的背景下,不可避免地存在着许多不合理或过度使用的情况,这也是导致近年来耐碳青霉烯类抗菌药物的"超级细菌"在我国的检出率明显升高的主要原因之一,尤其是铜绿假单胞菌、鲍曼不动杆菌和肠杆菌科细菌。2017 年 CHINET 监测网报道的铜绿假单胞菌对亚胺培南 / 西司他丁和美罗培南的耐药率分别为 23.6% 和 20.9%;鲍曼不动杆菌对亚胺培南 / 西司他丁和美罗培南的耐药率则分别高达 66.7% 和 69.3%;肺炎克雷伯菌对亚胺培南 / 西司他丁和美罗培南的耐药率则分别高达 20.9% 和 24.0%。而 2016 年全国细菌耐药监测网(China Antimicrobial Resistance Surveillance System, CARSS)发布的全国细菌耐药监测报告中,铜绿假单胞菌和鲍曼不动杆菌对碳青霉烯类抗菌药物的耐药率全国分别为 22.3% 和 60.0%。如何遏制耐药菌株的产生和传播以延长碳青霉烯类抗菌药物的使用寿命,已成为我国公共卫生领域当务之急的工作。

自从亚胺培南 / 西司他丁和美罗培南于 20 世纪 90 年代国内上市并广泛应用于临床以来,我国的卫生行政部门已监测并预见到,耐碳青霉烯类抗菌药物的革兰氏阴性杆菌检出率会逐步升高。为规范碳青霉烯类抗菌药物的临床使用,降低其选择性压力,早在 2004 年 9 月我国就已颁布了《抗菌药物临床应用指导原则》,其中明确了使用碳青霉烯类抗菌药物的适应证:①多重耐药但对本类药物敏感的需氧革兰氏阴性杆菌所致严重感染,包括由肺炎克雷伯菌、大肠埃希菌、阴沟肠杆菌、枸橼酸杆菌属、黏质沙雷菌等肠杆菌科细菌,铜绿假单胞菌,不动杆菌属等细菌所致脓毒症、下呼吸道感染、肾盂肾炎和复杂性尿路感染、腹腔感染、盆腔感染等;②厌氧菌与需氧菌混合感染的重症患者;③病原菌尚未查明的免疫缺陷重症感染患者的经验性治疗。虽然此《抗菌药物临床应用指导原则》对临床使用碳青霉烯类抗菌药物的适应证作了明确规定,但缺乏具体的实施办法及监督措施,碳青霉烯类抗菌药物过度使用的情况仍普遍存在,耐药形势仍在恶化。

面对细菌耐药的严峻形势,2012 年 5 月 8 日,号称为史上最严"限抗令"的《抗菌药物临床应用管理办法》(以下简称《办法》)以卫生部 84 号令的形式正式发布,自 2012 年 8 月 1 日起实施。《办法》重点规定了抗菌药物临床应用实行分级管理。根据安全性、疗效、细菌耐药性、价格等因素,将抗菌药物分为三级:非限制使用级、限制使用级与特殊使用级。特殊使用级抗菌药物是指具有以下情形之一的抗菌药物:①具有明显或者严重不良反应,不宜随意使用的抗菌药物;②需要严格控制使用,避免细菌过快产生耐药的抗菌药物;

③疗效、安全性方面的临床资料较少的抗菌药物；④价格昂贵的抗菌药物。

碳青霉烯类抗菌药物即属于特殊使用级抗菌药物。《办法》中规定，只有具有高级专业技术职务任职资格的医师，在完成医院抗菌药物临床应用知识和规范化管理的培训并考核合格后，方可授予特殊使用级抗菌药物处方权。需严格控制特殊使用级抗菌药物的使用：①特殊使用级抗菌药物不得在门诊使用；②临床应用特殊使用级抗菌药物应当严格掌握用药指征，经抗菌药物管理工作组指定的专业技术人员会诊同意后，由具有相应处方权医师开具处方；③特殊使用级抗菌药物会诊人员由具有抗菌药物临床应用经验的感染性疾病科、呼吸科、重症医学科、微生物检验科、药学部门等具有高级专业技术职务任职资格的医师、药师或具有高级专业技术职务任职资格的抗菌药物专业临床药师担任；④《办法》还规定医疗机构要及时掌握本机构及临床各专业科室抗菌药物使用情况，评估抗菌药物使用适宜性，对抗菌药物不合理使用情况及时采取有效干预措施。

为进一步规范抗菌药物临床应用，国家卫生计划生育委员会于2015年组织对2004年《抗菌药物临床应用指导原则》进行修订，发布了《抗菌药物临床应用指导原则（2015年版）》。新版的《抗菌药物临床应用指导原则》对碳青霉烯类抗菌药物的使用适应证在2004年基础上作了少许补充，具体为：①多重耐药但对本类药物敏感的需氧革兰氏阴性杆菌所致严重感染，包括肺炎克雷伯菌、大肠埃希菌、阴沟肠杆菌、枸橼酸杆菌属、黏质沙雷菌等肠杆菌科细菌，铜绿假单胞菌，不动杆菌属等细菌所致血流感染、下呼吸道感染、肾盂肾炎和复杂性尿路感染、腹腔感染、盆腔感染等；用于铜绿假单胞菌所致感染时，需注意在疗程中某些菌株可出现耐药。厄他培南尚被批准用于社区获得性肺炎的治疗。②脆弱拟杆菌等厌氧菌与需氧菌混合感染的重症患者。③病原菌尚未查明的免疫缺陷患者中重症感染的经验治疗。④美罗培南、帕尼培南/倍他米隆则除上述适应证外，尚可用于年龄在3个月以上的细菌性脑膜炎患者。

2016年11月，国家卫生计划生育委员会等14部委联合发布了《遏制细菌耐药国家行动计划（2016—2020年）》，这是自2012年4月24日国家卫生部下达《抗菌药物临床应用管理办法》《抗菌药物临床应用指导原则（2015年版）》之后，进一步从国家层面实施综合治理抗菌药物的重大举措。在此基础上，2017年3月国家卫生计划生育委员会发布了《关于进一步加强抗菌药物临床应用管理遏制细菌耐药的通知》（以下简称《通知》),《通知》要求各级卫生计生行政部门和各级各类医疗机构在制定抗菌药物供应目录时,要严格落实品种、品规要求,其中碳青霉烯类抗菌药物注射剂型严格控制在 3 个品规内。要强化碳青霉烯类抗菌药物以及替加环素等特殊使用级抗菌药物管理。特殊使用级抗菌药物必须经具有相应处方权限的医师开具处方,并经具有抗感染临床经验的感染或相关专业专家会诊同意后,方可使用。紧急情况下未经会诊同意或确需超越处方权限使用的,处方量不得超过 1 日用量,并做好相关病历记录。门诊不得使用特殊使用级抗菌药物。接受特殊使用级抗菌药物治疗的住院患者,抗菌药物使用前微生物送检率不低于 80%。《通知》还要求对碳青霉烯类抗菌药物及替加环素等特殊使用级抗菌药物先行实施专档管理。各临床科室使用碳青霉烯类抗菌药物及替加环素时,要按照要求及时填报有关信息。医疗机构要指定专人定期收集、汇总本单位碳青霉烯类抗菌药物及替加环素使用情况信息表,并进行分析,采取针对性措施,有效控制碳青霉烯类抗菌药物和替加环素耐药。

2018 年 5 月,国家卫生健康委员会(即原国家卫生计划生育委员会)按照《"健康中国 2030"规划纲要》和《遏制细菌耐药国家行动计划(2016—2020 年)》要求,为进一步加强抗菌药物临床应用管理,针对当前存在的问题,发布了《关于持续做好抗菌药物临床应用管理有关工作的通知》,提出几点工作要求。①加快建设多学科抗菌药物管理和诊疗团队:逐步转变抗菌药物临床应用管理模式,持续完善多学科诊疗体系,充分发挥临床微生物检验在多学科抗菌药物管理中的作用。②继续加强抗菌药物临床应用重点环节管理:继续实施抗菌药物专档管理,进一步落实抗菌药物供应目录调整和备案管理要求,严格落实抗菌药物分级和医师处方权限管理,加强抗菌药物规范使用管理。③加强儿童等重点人群抗菌药物临床应用管理:在抗菌药物临床应用监测网和细菌耐药监测网的基础上,研究建立针对儿童的监测体系,建立健全适合我国国情的儿童抗菌药物评价体系,建立儿童医院门急诊和住院抗菌药物使用监控制度,提高儿童感染性疾病诊疗能力和水平。在加强儿童抗菌药物临床应用管理的同时,针对老年患者、孕产妇等重点人群特点,采取有效措施,加强抗菌药物临床应用管理,进一步体现科学化、规范化、专业化、精细化、信息化管理。④加强抗菌药物监测评价和公众宣传:加强抗菌药物临床应用和细菌耐药监测两网建设,建立监测结果定期通报制度,加大抗菌药物合理使用宣传力度。⑤开展抗菌药物临床应用阶段性评估工作:通过评估,及时总结抗菌药物临床应用管理有益经验,肯定取得的成绩,分析存在的问题,明确下一步提升管理水平的思路和方向。

2018 年 9 月,国家卫生健康委员会在其官方网站发布了由其组织专家研究制定的《碳青霉烯类抗菌药物临床应用专家共识》和《碳青霉烯类抗菌药物临床应用评价细则》(详情见附件 1 和附件 2),为进一步规范碳青霉烯类抗菌药物临床应用,持续提高碳青霉烯类抗菌药物的临床应用水平,科学开展抗菌药物临床应用评价工作作出了详细而具体的指引。

随着我国卫生行政部门对抗菌药物临床应用管理经验的积累、提炼和固化,我国碳青霉烯类抗菌药物的临床应用管理逐渐迈入法制化、制度化轨道,将为临床合理使用碳青霉烯类抗菌药物,遏制细菌耐药提供有力保障。

(罗益锋 谢灿茂)

参考文献

[1] PAPP-WALLACE KM, ENDIMIANI A, TARACILA MA, et al. Carbapenems: Past, Present, and Future. Antimicrob Agents Chemother, 2011, 55(11): 4943-4960.

[2] 汪复,张婴元.实用抗感染治疗学.第 2 版.北京:人民卫生出版社,2012.

[3] 王睿.碳青霉烯类药物临床应用新进展.中国实用内科杂志,2008,28(7):602-605.

[4] 佘丹阳.严峻耐药形势下碳青霉烯类抗生素的临床应用.中国感染与化疗杂志,2013,13(4):317-320.

[5] 胡付品,郭燕,朱德妹,等.2017 年 CHINET 中国细菌耐药性监测.中国感染与化疗杂志,2018,18(3):241-251.

[6] 全国细菌耐药监测网.2016 年全国细菌耐药监测报告.http://www.carss.cn/Report/Details/403.

[7] 国家卫生部.抗菌药物临床应用管理办法(卫生部令第 84 号).http://www.nhfpc.gov.cn/yzygj/s3593/201205/e5efd852b86c4afa8b09a0e58e09e10e.shtml.

[8] 国家卫生和计划生育委员会.中国抗菌药物临床应用管理和细菌耐药现状.北京:中国协和医科大学出版社,2016.

[9] 《抗菌药物临床应用指导原则》修订工作组.抗菌药物临床应用指导原则(2015 年版).北京:人民卫生出版社,2015.

[10] 国家卫生计生委,国家发展改革委,教育部,等.关于印发遏制细菌耐药国家行动计划(2016—2020 年)的通知.http://www.nhfpc.gov.cn/yzygj/s3593/201608/f1ed26a0c8774e1c8fc89dd481ec84d7.shtml.

[11] 国家卫生计生委办公厅.关于进一步加强抗菌药物临床应用管理遏制细菌耐药的通知.http://www.nhfpc.gov.cn/yzygj/s7659/201703/d2f580480cef4ab1b976542b550f36cf.shtml.

［12］国家卫生健康委员会办公厅.关于持续做好抗菌药物临床应用管理有关工作的通知.http://www.nhfpc.gov.cn/yzygj/s7659/201805/c79c998bdf8f4744858051cdfd1e6818.shtml.

［13］国家卫生健康委员会办公厅.关于印发碳青霉烯类抗菌药物临床应用专家共识等3个技术文件的通知.http://www.nhfpc.gov.cn/yzygj/s7659/201809/95f65ca473b44746b24590e94468b8ff.shtml.

附件1

碳青霉烯类抗菌药物临床应用专家共识

近年来,我国碳青霉烯类抗菌药物在临床应用中出现了一些不合理现象,部分细菌对其耐药性呈明显上升趋势。经相关领域专家多次研究论证,对碳青霉烯类抗菌药物的临床应用达成以下共识。

一、碳青霉烯类抗菌药物在治疗感染性疾病中发挥着重要作用

碳青霉烯类抗菌药物的抗菌谱广,抗菌活性强,对需氧、厌氧菌均具有抗菌作用,特别是对多重耐药革兰氏阴性杆菌,如产超广谱β-内酰胺酶（ESBLs）肠杆菌科细菌具很强抗菌活性。该类药物的临床适应证广,在多重耐药菌感染、需氧菌与厌氧菌混合感染、重症感染及免疫缺陷患者感染等的抗菌治疗中发挥着重要作用。

目前我国上市的碳青霉烯类抗菌药物有5个品种:亚胺培南、美罗培南、帕尼培南、比阿培南和厄他培南。厄他培南抗菌谱相对较窄,对铜绿假单胞菌、不动杆菌等非发酵糖细菌抗菌作用差;其他4个品种的药效学特性相仿。亚胺培南、帕尼培南分别与西司他丁及倍他米隆组成合剂,后两者分别为肾脱氢肽酶抑制剂及近端肾小管有机阴离子输送系统抑制剂,并不起到抗菌作用。

二、碳青霉烯类抗菌药物临床应用存在的问题

（一）碳青霉烯类抗菌药物临床使用量逐年上升

全国抗菌药物临床应用监测网数据显示,自2011年我国开展抗菌药物临床应用专项整治以来,我国住院患者抗菌药物使用率由2011年的59.4%降至2017年的36.8%,抗菌药物使用强度同期由85.1DDDs/（100人·天）降至49.7DDDs/（100人·天）。多数类别抗菌药物包括第三代头孢菌素、喹诺酮类的使用强度均呈下降趋势,而同期该监测网中心成员单位的碳青霉烯类抗菌药物使用强度由1.83DDDs/（100人·天）升至3.28DDDs/（100人·天）。在部分地区存在个别品种应用过多或上升过快的现象。

碳青霉烯类抗菌药物使用量增加的主要原因:①多重耐药菌感染患者增

多。近年来,全球范围内临床分离细菌对抗菌药物的耐药性总体呈上升趋势,因而选择该类药物的概率增加。②免疫缺陷/免疫抑制治疗患者增多。③部分医务人员临床应用不合理。

（二）革兰氏阴性杆菌对碳青霉烯类抗菌药物耐药呈上升趋势

全国细菌耐药监测网显示,2017 年全国碳青霉烯类耐药肺炎克雷伯菌的检出率平均为 9.0%,较 2014 年上升了 2.6 个百分点,个别省份检出率最高达到 26.9%。老年、儿童和成人患者碳青霉烯类耐药肺炎克雷伯菌的检出率依次为 10.2%、9.1% 和 7.8%。碳青霉烯类耐药鲍曼不动杆菌（CRAB）的检出率持续较高,2017 年全国平均检出率为 56.1%,个别省份检出率最高达到 80.4%。

三、碳青霉烯类抗菌药物临床应用的专家建议

（一）严格掌握药物临床应用适应证

《抗菌药物临床应用指导原则（2015 年版）》明确碳青霉烯类抗菌药物临床应用适应证:多重耐药但对本类药物敏感的需氧革兰氏阴性杆菌所致严重感染;脆弱拟杆菌等厌氧菌与需氧菌混合感染的重症患者;病原菌尚未查明的严重免疫缺陷患者感染的经验治疗。对照这 3 个适应证,临床合理应用的重点有:

1. "重症感染"是指因感染导致患者出现低血压、低氧血症、脏器功能损害等临床表现的患者。而对于"重症患者",则需要认真鉴别是否存在感染后,再决定是否需要使用抗菌药物,特别是碳青霉烯类药物。

2. 多重耐药菌感染的重症患者才有使用碳青霉烯类抗菌药物的指征。应当提倡耐药菌感染抗菌治疗的多样化,对于一些轻中度的多重耐药菌感染,宜选择其他别的抗菌药物,如产 ESBLs 细菌所致的轻中度感染也可根据药敏结果选用其他类别抗菌药物。

3. 有用药适应证的患者应当强调病原学诊断,及时降阶梯治疗。在应用碳青霉烯类抗菌药物前,必须送检标本作病原学检查,明确病原及药敏结果时,应当及时进行病情评估,合理采用降阶梯治疗。

4. 按病原菌类别及抗菌药物药代动力学/药效学特性选择合适的碳青霉烯类品种。①亚胺培南、美罗培南、帕尼培南及比阿培南的体外抗菌活性相仿（最低抑菌浓度接近）,对于某些重症感染及广泛耐药菌感染（如 CRE 感染）则应保证足够的用量,选择说明书或有循证医学证据的权威指南推荐给药剂量较大的品种;②厄他培南可用于中、重度细菌性感染,其半衰期长,可以一天

1 次给药。

5. 除厄他培南可用于直结肠择期手术的预防用药外,碳青霉烯类抗菌药物无其他预防用药指征,不可作为预防用药。

6. 多重耐药定植菌或携带状态,不宜使用碳青霉烯类抗菌药物治疗。

（二）规范碳青霉烯类抗菌药物在儿童患者中的应用

近年来,儿童群体碳青霉烯类抗菌药物的使用量及耐药性明显上升,主要原因:①感染患儿可以选用的抗菌药物较成人少,包括碳青霉烯类在内的β-内酰胺类抗菌药物为主要选择;②越来越多的医疗机构建立了儿科重症监护室,收治了更多重症感染患儿。

大于 1 月龄儿童的碳青霉烯类抗菌药物临床应用适应证与成人相仿,在新生儿及肾功能不全的儿童用药安全性尚未确定。为减轻细菌耐药选择性压力,应当严格控制碳青霉烯类抗菌药物在感染患儿中的应用。①严格掌握用药指征:临床科室应当严格掌握碳青霉烯类抗菌药物临床应用指征,按照规定会诊,由具有相应处方权的医师开具处方,并经药师审核后使用。②制订合理的给药方案:患儿发生感染时,及时正确留取微生物标本,依据标本培养及药敏试验结果,合理选择相应的给药方案。强调通过病原学诊断尽早实施目标性治疗。

（三）规范碳青霉烯类抗菌药物在特殊人群中的应用

该类药物主要通过肾脏排泄,肾功能不全患者或存在肾功能下降的老年人需要减量使用;肝功能不全患者使用时一般不需剂量调整。美罗培南与厄他培南为妊娠 B 类药物,有明确指征时可用于孕妇,其他品种为 C 类。

四、加大耐药菌医院感染防控力度,落实专档管理要求

（一）加大医院感染防控力度

手卫生等医院感染基础防控措施适用于所有耐药菌的防控。应当重视CRE 感染高危人群的主动筛查,逐步建立医院 CRE 等耐药菌的筛查制度,对感染及携带者需进行隔离。对于 CRAB 感染,则通过加强环境消毒、阻断接触传播来加强医院感染防控措施。通过强化医院感染防控,遏制碳青霉烯类抗菌药物耐药菌株的播散。

（二）落实专档管理要求

作为特殊使用级抗菌药物,应当按照《关于进一步加强抗菌药物临床应用管理遏制细菌耐药的通知》（国卫办医发〔2017〕10 号）要求,加强碳青霉烯类抗菌药物的专档管理。

附件 2

碳青霉烯类抗菌药物临床应用评价细则

一、评价细则说明

1. 本评价细则是为评价碳青霉烯类抗菌药物临床应用合理性提供参考，供专档管理和督导检查时使用。

2. 所指碳青霉烯类抗菌药物包括以下品种：亚胺培南、美罗培南、帕尼培南、比阿培南、厄他培南。

3. 评价表中权重分数高的部分仅代表管理侧重点，并不代表在临床应用中权重分数低的部分不重要。

4. 评价表分为 5 部分：适应证、品种选择、给药方案、病原学及疗效评估、会诊权限。

5. 每张表针对 1 个病例进行评价，如病例中使用 1 个以上碳青霉烯类抗菌药物时，进行总体评价。根据不合理情况，予以扣分。

6. 评价表共 100 分，实行扣分制，扣完为止，最低 0 分。

二、碳青霉烯类抗菌药物临床应用评价细则

第一部分：适应证	评分说明	分数
①多重耐药但对该类药物敏感的需氧革兰氏阴性杆菌所致严重感染，包括血流感染、肺炎、上尿路感染、中枢神经系统感染、腹腔感染等； ②脆弱拟杆菌等厌氧菌与需氧菌混合感染的重症患者； ③粒细胞缺乏伴发热等病原菌尚未查明的免疫缺陷患者中重症感染的经验治疗； ④碳青霉烯类耐药肠杆菌科细菌（CRE）感染[1]	不符合①～④，扣100分	
第二部分：品种选择评价		
①中枢神经系统感染应选用美罗培南和帕尼培南，如考虑耐药革兰氏阴性杆菌所致应选用美罗培南，不宜选用亚胺培南、比阿培南和厄他培南； ②CRE 感染及重症感染应选用推荐剂量较大的亚胺培南和美罗培南； ③铜绿假单胞菌、不动杆菌属等非发酵菌的感染不应选用厄他培南； ④妊娠患者不推荐选用亚胺培南、帕尼培南和比阿培南； ⑤儿童不推荐选用比阿培南	违反①～⑤中任意一条，每条扣10分	

续表

第三部分：用法、用量及配伍	
①用法错误； ②用量错误[2]； ③肾功能不全患者，给药方案根据肾功能进行调整[2]； ④宜单瓶输注，不与任何药物配伍； ⑤厄他培南不得使用含葡萄糖的液体作为溶媒； ⑥本类药物均应避免与丙戊酸联合使用； ⑦亚胺培南应避免与更昔洛韦联合使用	违反①~⑦中任意一条，每条扣10分
第四部分：病原学及疗效评估	
①使用抗菌药物前有相应病原学送检，指细菌培养（含院外有效病原学证据）； ②治疗中应有对疗效进行评估的动态实验室检查，如血常规、降钙素原及细菌培养等	不符合①扣20分； 不符合②扣10分
第五部分：特殊使用级抗菌药物处方与会诊[3]	
①处方由具有高级职称的医生开具，须有信息化支持； ②及时请院内或院外特殊使用级抗菌药物会诊专家进行会诊，并有会诊记录； ③越级使用仅限24小时内，并有相应病程记录； ④按照"国卫办医发〔2017〕10号"文件规定进行专档登记管理； ⑤对授予特殊使用级抗菌药物处方权的医师有定期培训及考核并有记录	不符合①~⑤，每条扣10分
	总得分：

注释：

[1] 适用于 MIC ≤ 8mg/L 的 CRE 感染（如与多黏菌素联用时则 CRE 的 MIC 可为 16~32mg/L），使用时应加大剂量，延长输注时间并联合其他抗菌药物。

[2] 推荐剂量（见附录）。

[3] 部分地区厄他培南在抗菌药物分级管理目录中属于限制使用级，遇此情况无须进行第五部分评价。

附录

碳青霉烯类抗菌药物推荐给药剂量

1. 亚胺培南（剂量以亚胺培南计算） 一般为静脉滴注给药，亦可肌内注射给药，严禁静脉注射给药。

（1）静脉给药

1）成人：肾功能正常患者根据感染严重程度、细菌敏感性以及患者体重而定，每日 2~3g，q6~8h；每日最大剂量不得超过 50mg/kg 或 4g，且无资料显示剂量超过 4g 可提高疗效。

2）肾功能减退成人：肾功能减退患者需调整剂量，内生肌酐清除率 50~90ml/min 者每次 0.25~0.5g，q6~8h；内生肌酐清除率 10~50ml/min 者每次 0.25g，q6~12h；内生肌酐清除率 6~9ml/min 者每次 0.125~0.25g，q12h。血液透析患者应在透析后给药，连续性非卧床腹膜透析（CAPD）患者剂量与内生肌酐清除率 <10ml/min 者同，连续肾脏替代疗法（CRRT）每次 0.5~1g，bid。内生肌酐清除率 <20ml/min 者超过推荐剂量时癫痫发生率上升。

3）新生儿：<7 天新生儿，一次 20mg/kg，q12h；7~21 天新生儿，一次 20mg/kg，q8h；21~28 天新生儿，一次 20mg/kg，q6h。

4）儿童：1~3 个月婴儿，一次 20mg/kg，q6h；3 个月 ~18 岁或者体重 <40kg 儿童，一次 15mg/kg（最大剂量 0.5g），q6h；体重 ≥40kg 儿童，一次 0.25~0.5g，q6h。

5）对肾功能损害的儿童（血清肌酐 >2mg/dl），尚无足够的临床资料作为推荐依据。

（2）肌内注射：剂量为每次 0.5~0.75g，q12h。本品 0.5g 和 0.75g 应分别溶解于 1% 利多卡因溶液 2ml 和 3ml 中供肌内注射。

2. 美罗培南

（1）成人：肾功能正常患者根据感染严重程度、细菌敏感性以及患者体重等而定，常用量为每次 0.5~1g，q8~12h；细菌性脑膜炎患者可增至每次 2g，q8h；每日最大剂量不得超过 6g。

（2）肾功能减退成人：肾功能减退患者需调整剂量，内生肌酐清除率 >50~90ml/min 者每次 1g，q8h；内生肌酐清除率 26~50ml/min 者每次 1g，q12h；内生肌酐清除率 10~25ml/min 者每次 0.5g，q12h；内生肌酐清除率 <10ml/min 者每次 0.5g，q24h。血液透析患者剂量为每次 0.5g，q24h，每次透析结束后应补充 0.5g。CAPD 患者剂量与内生肌酐清除率 <10ml/min 者同。

（3）老年人内生肌酐清除率 >50ml/min 者不需调整剂量，<50ml/min 者按肾功能来调整剂量。

（4）新生儿：<7 天新生儿，一次 20mg/kg，q12h；7~28 天新生儿，一次 20mg/kg，q8h。治疗脑膜炎时：<7 天新生儿，一次 40mg/kg，q12h；7~28 天新生

儿,一次 40mg/kg,q8h。

（5）儿童:1 个月 ~12 岁或者体重 <50kg 儿童,一次 10mg/kg,q8h;12~18 岁或者体重≥50kg 儿童,一次 0.5g,q8h。治疗院内感染肺炎、腹膜炎、血流感染以及中性粒细胞缺乏的感染时,剂量可加倍。治疗脑膜炎时:1 个月 ~12 岁或者体重 <50kg 儿童,一次 40mg/kg,q8h;12~18 岁或者体重≥50kg 儿童,一次 2g,q8h。

（6）对肾功能损害患者,如果肌酐清除率每分钟 25~50ml/1.73m^2,正常剂量 q12h;如果肌酐清除率每分钟 10~25ml/1.73m^2,正常半量 q12h;如果肌酐清除率每分钟 <10ml/1.73m^2,正常半量 q24h。

3. 帕尼培南

（1）成人每日 1~2g,q8~12h;

（2）儿童每日 30~60mg/kg,q8h;

（3）重症或难治感染可增加至每日 100mg/kg,q6~8h,最大剂量不超过每日 2g。

4. 比阿培南　成人每次 0.3g,q12h,静脉滴注。重症患者可适当增加剂量,每日最大剂量 1.2g。

5. 厄他培南

（1）肾功能正常成人和 13 岁以上儿童 1g,qd;3 个月 ~12 岁儿童为每次 15mg/kg,bid,每日剂量不超过 1g。

（2）内生肌酐清除率 >30ml/min 者不需调整剂量,内生肌酐清除率 ≤30ml/min 者剂量调整每次 0.5g,qd。

（3）血透患者如在血液透析前 6 小时内给药,透析后需补充给药 0.15g;如在血透时间前超过 6 小时给药,则透析后不需要补充给药。

第十一章 碳青霉烯类药物应用与二重感染

一、二重感染

二重感染亦称菌群交替症,是指长期或大量应用广谱抗菌药物,敏感菌被抑制,而未被抑制的细菌及真菌乘机大量繁殖,引起菌群失调而致继发感染。主要表现为口腔、消化道、肺部或尿路感染和脓毒症,多见于老年人、幼儿和体质衰弱、抵抗力低的患者。引起二重感染的病原菌中,念珠菌属居第一位,占42.3%,其次为肠球菌属、肠杆菌属、嗜麦芽窄食单胞菌、葡萄球菌属、铜绿假单胞菌和艰难梭菌等。

随着碳青霉烯类抗菌药物在临床上应用增多,发现其在治疗过程中较易发生二重感染。临床报道应用亚胺培南治疗63例危重感染患者,所有患者的原发性感染均有所控制或治愈,但在用药过程中18例患者出现念珠菌肠炎。研究显示,碳青霉烯类药物治疗重症呼吸道感染,二重感染率为30%左右,白念珠菌、嗜麦芽窄食单胞菌、耐药不动杆菌属和铜绿假单胞菌为主要的二重感染病原菌。研究还发现,碳青霉烯类抗菌药物可能诱导艰难梭菌在人体内生长和繁殖,导致抗菌药物相关性腹泻。合理使用碳青霉烯类抗菌药物,可能有助于减少二重感染的发生。

二、产生二重感染的危险因素

应用碳青霉烯类药物后发生的二重感染属于机会性感染,具有隐匿性强、演变迅速、治愈率低、死亡率高的特点。由于个体差异,并不是每个患者使用碳青霉烯类抗菌药物都会引起菌群失调和二重感染,二重感染是宿主、真菌/细菌、环境与医源性因素相互作用的结果,加强对可能发生二重感染危险因素的认识和警惕,并积极控制,对预防二重感染至关重要。应用碳青霉烯类药物后发生的二重感染多发生于存在免疫抑制基础疾病或接受免疫抑制治疗的患者,也可发生在重症肺炎、严重脓毒症等没有免疫抑制基础疾病者,这与危重病本身或治疗因素导致免疫麻痹/免疫功能紊乱有关,同时在婴幼儿也与自身免疫力尚未健全,防御功能较差有关。当不合理使用抗菌药物时,机体内的正常菌群失调,引起维生素B族和维生素K缺乏,易产生二重感染。应用碳青霉烯类药物产生二重感染的危险因素如下。

(一)年龄因素

老年患者为二重感染的高危人群。高龄患者肠道免疫功能减退,肠道微生态易发生紊乱,超过65岁的老年人,年龄每增加1岁,艰难梭菌感染的风险增加2%。年龄≥65岁也是真菌感染的危险因素。老年患者随着年龄的增加,T淋巴细胞数量逐渐减少,导致免疫功能衰退,同时,呼吸道内IgA的局部分泌减少使其黏膜对周围环境的应激抵御能力降低。老年患者常常多种慢性病共存,合并≥2种基础疾病者可达93%。长期大量使用广谱抗菌药物后,大量敏感菌群被杀灭,使得肠黏膜上靶位暴露,增加了真菌定植和二重真菌感染的机会。

(二)基础疾病因素

1. 肺部基础疾病　二重感染多发生于有慢性阻塞性肺疾病(COPD)、肺炎、肺癌等基础肺部疾病的患者。有研究对我国COPD院内真菌感染特征及高危药物因素进行Meta分析,发现使用第三代头孢菌素及碳青霉烯类抗菌药物增加真菌感染风险。而嗜麦芽窄食单胞菌定植和感染中,100%曾应用碳青霉烯类药物超过2周,提示碳青霉烯类药物的应用与嗜麦芽窄食单胞菌检出存在一定的因果关系。肺癌患者免疫功能低下,特别是接受放疗和化疗时,由于抗肿瘤药物和免疫抑制剂影响人体内细胞和体液免疫过程,使抵抗力进一步下降,肺部感染反复发生,致使广谱抗菌药物广泛应用,易造成细菌和真菌二重感染。

2. 其他基础疾病　包括恶性肿瘤、糖尿病、贫血、重度营养不良、重症肝炎、低蛋白血症等导致免疫功能降低的疾病,其中血液系统的恶性肿瘤患者,尤其是接受骨髓干细胞移植的患者,是发生真菌感染的高危人群。在亚胺培南治疗重症细菌感染时并发真菌二重感染的研究中发现,17例糖尿病患者中,10例发生了真菌感染(发生率58.8%),明显高于非糖尿病患者(7.7%),2例晚期恶性肿瘤患者,均发生了真菌感染(100%)。提示应用亚胺培南治疗重症细菌感染时,应注意恶性肿瘤和糖尿病患者发生真菌二重感染的可能。

(三)病原菌因素

1. 真菌 念珠菌属是人类口腔的正常定植菌,在 20%~55% 正常人的痰中可分离出念珠菌属。正常人发生念珠菌属肺炎的发病率为 0.23%~4.50%。念珠菌菌丝及芽管相对不易被吞噬,致病性强,且能分离出磷脂酶和溶血磷脂酶,前者能将机体上皮细胞切断,使真菌很容易侵入机体的上皮细胞内进行繁殖,后者能保护其自身的生长繁殖,而且该菌细胞壁上的甘露多糖及其他分解代谢产物可抑制细胞免疫功能,这都能使念珠菌属易于定植感染。

2. 嗜麦芽窄食单胞菌 是一种广泛存在于自然界和医院环境的条件致病菌,致病力弱,占临床分离非发酵菌第 3 位,对碳青霉烯类抗菌药物天然耐药,碳青霉烯类抗菌药物暴露是筛选出嗜麦芽窄食单胞菌并导致感染的重要危险因素。研究表明:患有严重基础疾病、接受各种侵袭性操作、老年、免疫力低下、患肿瘤的患者,使用亚胺培南等碳青霉烯类药物和头孢菌素类广谱抗菌药物后,多在入院 2 周后发生嗜麦芽窄食单胞菌定植或感染,并以肺部居多。

3. 艰难梭菌 是一种厌氧的革兰氏阳性芽孢杆菌,一般寄生在人体肠道内。患者通常是在医院接触致病细菌芽孢后感染病原菌,芽孢有抵御消化的能力,到达结肠后开始繁殖。病原菌可在病区许多物体表面上复苏,并通过医务人员的手或诊疗器具传播。发生艰难梭菌感染最重要的危险因素是暴露于抗菌药物。有研究显示,应用质子泵抑制剂、抗菌药物使用 ≥ 14 天、应用碳青霉烯类抗菌药物、实施胃肠手术是难辨梭菌感染/定植独立的危险因素。艰难梭菌易引起伪膜性肠炎,病死率很高。

(四)环境因素

二重感染主要集中发生在重症监护病房(ICU)、呼吸科、神经外科、老年科等收治危重症多的科室。这些科室环境中容易存在大量真菌,更有嗜麦芽窄食单胞菌、耐药鲍曼不动杆菌、铜绿假单胞菌等在各种医疗物品和管路的定植。入住患者基础疾病严重,往往存在反复耐药菌感染,导致碳青霉烯类抗菌药物长期应用,加之侵入性操作、机械通气及糖皮质激素的应用,极易导致机会性感染增加。有报道在 ICU 和老年科,抗菌药物应用品种多(平均每位患者 6.3 种),用药时间长(18 天),碳青霉烯类应用比例高,致二重真菌感染发生率、病死率均明显高于其他科室。

（五）医源性因素

1. 各种侵入性操作 留置中心静脉导管、导尿管、气管插管 >48 小时、气管切开、血液透析治疗等，易造成皮肤和黏膜等解剖生理屏障损害，使得正常定植于体表皮肤和体腔黏膜表面的条件致病菌以及环境中的真菌侵入原本无菌的深部组织和血液，增加了二重感染的机会。

2. 药物治疗 使用大于或等于 3 种抗菌药，特别是药物疗程长、糖皮质激素、免疫抑制剂的应用、成分输血、肠外营养、静脉高营养等，是主要与药物相关危险因素。

（1）长期联合使用其他广谱抗菌药物：抗菌药物的长期使用，使其在体内大量堆积，减少了中性粒细胞释放过氧化物酶，抑制或杀灭了人体正常菌群，打破了机体正常菌群的平衡，减弱了机体免疫防疫系统，增加了真菌感染的概率。应用碳青霉烯类药物之前，已经应用了第三代头孢菌素类或喹诺酮类广谱抗菌药物抗感染治疗，真菌感染的发生率更高。

（2）长期使用糖皮质激素：糖皮质激素虽然在一定程度上可以缓解炎症反应，但其可诱导淋巴细胞的核 DNA 降解以及淋巴细胞的凋亡，使淋巴细胞降解，同时可抑制淋巴细胞的生物合成以及转录因子的活性，导致淋巴细胞代谢障碍，造成机体抗原抗体反应减弱，从而诱发真菌感染。激素还可以阻碍中性粒细胞的趋化以及炎症介质的产生，降低中性粒细胞对真菌的吞噬与杀灭作用，使机体的抵抗力降低，导致真菌感染。研究发现：联用碳青霉烯类抗菌药物和注射用甲泼尼龙琥珀酸钠 >14 天是 COPD 并发真菌性肺炎的独立危险因素。因此，应严格控制广谱抗菌药物特别是特殊使用级抗菌药物碳青霉烯类的使用，尽量避免与糖皮质激素联合使用，以降低二重真菌性肺炎的发生。

（3）免疫抑制剂：用于器官移植后的排异反应以及一些免疫反应性疾病，免疫抑制剂的使用阻碍了淋巴细胞的增殖，减少了抗体的生成，降低了机体的抵抗力，增加了机会感染机会。

应用碳青霉烯类药物后发生的二重感染的危险因素并非独立存在，往往是多种危险因素相互促进、相互诱发。如研究碳青霉烯类治疗重症下呼吸道感染继发二重感染危险因素时发现，机械通气、低蛋白血症、碳青霉烯类治疗时间、急性生理与慢性健康评分（Acute Physiology and Chronic Health Evaluation Ⅱ，APACHE Ⅱ）高均显著增加二重感染的危险性。提示当多个危险因素重合时，更可能发生二重感染。

三、如何预防二重感染

（一）一般预防

1. 积极治疗原发病和基础疾病，控制诱发因素　严格按照应用指征合理使用糖皮质激素和免疫抑制剂，积极控制血糖。

2. 减少或避免导致二重感染的医源性因素

（1）保护解剖生理屏障：减少不必要的侵入性操作。对存在解剖生理屏障损伤或进行了必要的有创操作后，应注意积极保护，并尽早恢复屏障的完整性。如尽早拔除留置的导管，缩短静脉营养的应用时间，早日转为肠内营养等。

（2）强化手卫生：嗜麦芽窄食单胞菌、艰难梭菌、不动杆菌属等最常见的传播机制是接触传播，而医务人员的手是最常见的传播媒介。因此，必须强化手卫生管理，包括用流动水洗手，使用快速手消毒和提高手卫生依从性。

（3）接触隔离：将二重感染者单间隔离，使用一次性医疗物品，医务人员穿隔离衣，戴手套。

（4）环境、物体表面的清洁消毒：加强环境及医疗器械如呼吸机管道、氧气湿化瓶、雾化吸入器的清洗、消毒的频率，可以有效减低嗜麦芽窄食单胞菌、艰难梭菌等条件致病菌的传播风险。

3. 口腔护理　可进行以下处理：①0.05% 氯己定溶液含漱 4~5 次 /d；②2%~4% 碳酸氢钠溶液含漱 4~5 次 /d；③对已有口腔黏膜白斑者可用每毫升含 5 万 U 制霉菌素混悬液，涂布口腔黏膜，每 2~3 小时 1 次，预防真菌二重感染。

4. 加强支持治疗　适当应用免疫增强剂，纠正低蛋白血症，改善营养状态，纠正贫血和中性粒细胞减少，以提高机体的免疫力，减少二重感染的发生。

（二）合理应用碳青霉烯类药物

1. 临床医生应根据当地细菌耐药的流行病学情况以及当地患者的危险因素，来使用碳青霉烯类药物进行经验性治疗。

2. 避免多药联合或长时间使用，根据实验室检查得到的致病菌和药敏试验结果以及患者对治疗的反应，及时将经验性治疗调整为降阶梯治疗。

3. 选用疗效最好，同时对目标病原体的耐药选择压力和附加损害最小的碳青霉烯类药物。在可除外非发酵菌感染的患者,推荐使用相对窄谱的厄他培南,可减少非发酵菌二重感染的机会。

（三）病原菌监测

对碳青霉烯类药物治疗初始有效,但 4~7 天后再次出现发热、腹泻者,应密切观察临床表现,开展系统性连续病原菌监测。

1. 病原菌培养　定期作口腔咽拭子,痰、血、尿、粪便真菌和细菌培养,并作药物敏感试验,根据药物敏感试验结果选择药物。

2. 血清学检查

（1）血（1,3）–β–D 葡聚糖测定,可协助诊断是否有真菌感染,但不能区别是曲霉或酵母样真菌;

（2）半乳甘露聚糖测定,可辅助诊断是否曲霉感染。

3. 粪便艰难梭菌毒素 A 和 B 检测　酶联免疫吸附试验（ELISA）法最常用,但敏感性较低。多聚酶链反应（PCR）方法具有敏感性、准确性更高且快速的特点,但目前国内应用尚不广泛。

（四）维护正常的肠道菌群

1. 可用培菲康（乳酸杆菌、双歧杆菌、肠球菌的三联活菌）、整肠生（地衣芽孢杆菌）等益生菌调整肠道菌群。

2. 对有高危因素且应用碳青霉烯类药物的老年患者,饮用酸奶可能对于预防口腔乃至整个消化道继发二重感染有一定效果。

（五）预防性抗真菌治疗

对无免疫抑制等高危因素患者,一般不进行抗真菌药物的预防治疗。而对存在免疫功能抑制等高危因素患者,预防用药可减少真菌感染的发生。但由于目前缺乏客观、统一的标准,对每一位特定的患者究竟应不应该、何时开始预防性抗真菌治疗仍然是个难题。

预防性抗真菌治疗很有可能使非真菌感染患者,受到不必要的抗真菌药不良反应的影响,甚至会引起感染菌变化,患者因感染了耐药菌株导致病死率的提高。因此在预防性用药的同时应加以病原菌监测,及时发现耐药菌株,对分离的菌株进行药敏试验,必要时进行血清学检查,争取早期诊断,以指导合理选用抗真菌药。

预防性抗真菌治疗应严格掌握指征,选用的抗真菌药物目前多采用广谱、低毒的抗真菌药物,具体选择应根据所在医院内真菌药敏及耐药的情况而定。以下列举了常用抗真菌药物及用法,仅供参考。

1. 氟康唑　用于预防大部分非光滑、非克柔的念珠菌感染，通常口服氟康唑 0.4g，qd。也有部分研究建议首剂量加倍（0.8g）。

2. 伊曲康唑　用于预防曲霉、非白念珠菌的感染。预防治疗通常用伊曲康唑口服液 5mg/kg，分 2 次服用；或静脉注射液 0.2g，qd。为减少口服液的胃肠不良反应，可在初始几天联合使用伊曲康唑胶囊和口服液，或短期用静脉注射液后改口服制剂。

3. 伏立康唑　预防性应用可减少肺移植患者和异基因骨髓干细胞移植等患者曲霉感染的发生。

4. 棘白菌素类　如卡泊芬净与米卡芬净，用于二重真菌感染的预防有效而安全，通常卡泊芬净与米卡芬净的剂量为 0.05g，qd。

5. 两性霉素 B 和 5- 氟胞嘧啶因不良反应严重，一般不作为预防药物使用。

总之，长期使用碳青霉烯类药物时，需要通过综合评估患者的多种危险因素，加强院内感染预防措施，合理使用抗菌药物及加强患者的营养支持，将有助于预防二重感染的发生以及改善患者的预后。

（李朝霞）

参考文献

[1] ALVARE C, RAMOS JM, SAN JUAN R, et al. Risk of super infection related to antibiotic use.Are all antibiotics the same？ Rev Esp Quimioter, 2005, 18（1）: 39–44.

[2] 吴小军, 于继红, 胡苏萍, 等 . 重度慢性阻塞性肺疾病亚胺培南治疗后继发二重感染危险因素分析 . 武汉大学学报（医学版）, 2007, 28（6）: 766–769.

[3] 刘聚源, 蔡虻, 胡云建, 等 . 难辨梭菌感染与定植的危险因素分析 . 中华医院感染学杂志, 2013, 23（20）: 5070–5072.

[4] KELLER JM, SURAWICE CM. Clostridium difficile infection in the elderly. Clin Geriatr Med, 2014, 30（1）: 79–93.

[5] 黄榜江, 肖政, 汪成琼, 等 . 我国慢性阻塞性肺病院内真菌感染特征及高危药物因素的 Meta 分析 . 实用医学杂志, 2015, 31（1）: 110–115.

[6] HOF H. Developments in the epidemiolgy of invasive fungal infections implications for the empiric and targeted antifungal therapy. Mycoses, 2008, 51（1）: 1–6.

[7] 王爱霞 . 侵袭性真菌感染诊治指南的临床应用价值 . 中国实用内科杂志, 2006, 26（5）: 716–717.

[8] 刘加军,刘春晓,郭秀英. 嗜麦芽窄食单胞菌感染 152 例临床分析. 中国感染与化疗杂志, 2016, 16(4): 389-393.

[9] TIMSIT JF, AZOULAY E, SCHWEBEL C, et al. Empirical Micafungin Treatment and Survival Without Invasive Fungal Infection in Adults With ICU-Acquired Sepsis, Candida Colonization, and Multiple Organ Failure: The EMPIRICUS Randomized Clinical Trial. JAMA, 2016, 316(15): 1555-1564.

第十二章

碳青霉烯类耐药肠杆菌科细菌流行病学特点

随着超广谱 β- 内酰胺酶（ESBLs）在肠杆菌科细菌内的广泛传播，头孢噻肟、头孢曲松和头孢他啶为代表的第三代头孢菌素在治疗产 ESBLs 肠杆菌科细菌感染时的临床疗效逐渐下降，这使得碳青霉烯类药物成为 β- 内酰胺类中为数不多对产 ESBLs 肠杆菌科细菌感染有效的抗菌药物，曾被称为控制肠杆菌科细菌感染的最后一道防线。但是，近年来，肠杆菌科细菌对碳青霉烯类抗菌药物耐药率逐步上升，在某些地区已经严重危及患者健康和医疗安全。美国疾病预防控制中心（CDC）最初曾将碳青霉烯类耐药肠杆菌科细菌（carbapenem-resistant Enterobacteriaceae，CRE）定义为对一种以上（含一种）碳青霉烯类抗菌药物不敏感且对第三代头孢菌素耐药的肠杆菌科细菌。2015年 11 月，又将定义修改为对碳青霉烯类抗菌药物耐药或者产碳青霉烯酶的肠杆菌科细菌，对于亚胺培南天然不敏感的菌种（如奇异变形杆菌），还需要表现出对另一种除亚胺培南之外的碳青霉烯类抗菌药物也耐药方可定义为CRE。CRE 的常见菌种包括：大肠埃希菌、肺炎克雷伯菌、产酸克雷伯菌、阴沟肠杆菌、产气肠杆菌、弗劳地枸橼酸杆菌、黏质沙雷菌、变形杆菌属等。CRE 能够引起包括血流、呼吸道、泌尿道、腹腔以及全身多部位的各类感染，严重时可导致患者死亡。

CRE 对碳青霉烯类抗菌药物耐药的主要机制是产碳青霉烯酶，以 KPC（肺炎克雷伯菌碳青霉烯酶）、NDM（新德里金属酶）和 OXA-48-like（苯唑西林酶 -48）为主，而 KPC 则是最常见的种类。KPC 属于 A 类的丝氨酸活性位点 β- 内酰胺酶。此类 β- 内酰胺酶还包括 TEM、SHV、CTX-M 等种类，但它们都不具备水解碳青霉烯类药物的能力。KPC 能够水解几乎所有 β- 内酰胺抗菌药物，包括青霉素、头孢菌素、氨曲南等，也能够轻度水解头霉素和头孢他啶。目前，已发现 22 型（KPC-1 至 KPC-22，http://www.lahey.org/Studies/）。

1990 年以前,美国 CRE 的比例仅为 2.3%,至 2010 年前后,美国产 KPC 大肠埃希菌和肺炎克雷伯菌的比例分别达到 4% 和 10% 左右。另据美国 CDC 的统计结果显示,2006—2007 年间,碳青霉烯类耐药的大肠埃希菌和肺炎克雷伯菌的比例分别是 0.9% 和 10.8%,而到了 2009—2010 年,上升为 1.9% 和 12.8%。其中,产 KPC 肠杆菌科菌株的比例在 2007—2009 年间稳定在 4.9% 至 5.9% 之间,但所有产碳青霉烯酶的肠杆菌科细菌(CPE)菌株中,产 KPC 菌株占 89.3%。欧洲新近的一项调查表明,已经有 37% 和 19% 的肺炎克雷伯菌和大肠埃希菌为 CRE[产 KPC、NDM、OXA-48-like 或 VIM(维罗纳亚胺培南酶)]。

在亚洲地区,东南亚国家的 CRE 比例平均在 5%~10%,而印度和巴基斯坦则在 10%~20%,部分地区甚至达到 45%。在我国,CRE 占所有临床分离肠杆菌科细菌的比例低于欧美和大多数亚洲地区其他国家,一般不超过 10%,但近年来呈逐渐上升趋势,且存在着明显的地区差异和菌种间差异,东部沿海地区的 CRE 分离率要明显高于西部地区,肺炎克雷伯菌中的 CRE 菌株比例普遍高于其他肠杆菌科细菌。一项新近的调查表明,肺炎克雷伯菌和大肠埃希菌中 CRE 所占比例分别为 8.0% 和 2.0%。引起血流感染的肺炎克雷伯菌和大肠埃希菌仅有 5.5% 和 1.0% 菌株为 CRE。2005—2017 年间 CHINET 监测结果表明,我国临床分离的碳青霉烯类耐药肺炎克雷伯菌比例由 2.9% 逐渐上升到 20.9%,碳青霉烯类耐药大肠埃希菌的比例则在 0.7%~1.9% 之间。其他肠杆菌(如阴沟肠杆菌、产气肠杆菌、弗劳地枸橼酸杆菌等)中 CRE 的比例也在 0.6%~10.1% 之间。我国临床分离的 CRE 大多(63%)为产 KPC 菌株。

一、耐 药 机 制

有关肠杆菌科细菌对碳青霉烯主要耐药机制请参见本书第三章。

二、流 行 特 点

近年来,CRE 在全球范围内的流行都呈现明显上升趋势。我国 CRE 的分离率呈现逐年递增趋势。研究表明,近年来临床分离菌株中 CRE 的比例越来越高,总检出率为 2014 年 3.9%、2015 年 4.3%、2016 年 6.4%。2007 年,我国首次报道产 KPC 肠杆菌科细菌；2011 年，NDM-1 首次在我国出现。至此以来，以 KPC 和 NDM 为耐药机制的 CRE 在我国都有广泛报道，其中肺炎克雷伯菌、大肠埃希菌和阴沟肠杆菌还发生过暴发流行，包括产 KPC 肺炎克雷伯菌、产 NDM-1 肺炎克雷伯菌以及产 NDM-1 大肠埃希菌的暴发流行等。2017 年我国的一项多中心研究表明，我国不同地区 CRE 分离率呈现较大的差异性。全部 CRE 菌种中，肺炎克雷伯菌占 63.6%，大肠埃希菌占 14.8%，阴沟肠杆菌占 11.9%。所有 CRE 菌株中，56.7% 为产 KPC 菌株、31% 为产 NDM-1 菌株、3.2% 为产 IMP 菌株。

（一）大肠埃希菌

产碳青霉烯酶在大肠埃希菌中并不常见。这些 CRE 菌株中，产 KPC、NDM 和 OXA-48-like 菌株的比例分别仅有 7.2%、10.3% 和 22.2%，而其他耐药机制占到 60.3%。来自不同国家和地区的菌株在耐药机制上也表现出了巨大的差异。例如，来自希腊、以色列的 CRE 菌株 100% 为 KPC 阳性菌株；而来自保加利亚和丹麦的菌株 100% 为 NDM 阳性菌株；来自土耳其的 CRE 菌株则有 86.4% 为 OXA-48-like 阳性菌株。2017 年我国的一项多中心研究表明，大肠埃希菌中 CRE 菌株的比例以重庆和云南最低，没有菌株分离，而以陕西最高，达 5.7%。另一研究表明，大肠埃希菌中 CRE 的检出率 2014、2015 和 2016 年均为 0.7%。另外，2005—2017 年间的 CHINET 监测结果表明，碳青霉烯类耐药大肠埃希菌的比例则维持在 0.7%~1.9% 之间。

至今，已有多个携带 NDM 的序列型别（sequence type, ST）菌株型别发生过暴发流行，其中，ST101、ST405、ST410、ST648、ST156、ST744 和 ST131 是全球范围内最为常见的克隆型别。我国发现的产 NDM 大肠埃希菌主要为 ST101、ST131、ST167、ST359、ST405、ST410、ST533、ST542、ST744、ST2608、ST5131 等。其中，ST131 还是传播 CTX-M 耐药基因的主要高危克隆，其整合外源性耐药基因和广泛传播能力使其在传播 NDM 基因过程中可能会发挥重要作用，值得警惕。

（二）肺炎克雷伯菌

产碳青霉烯酶的肺炎克雷伯菌（carbapenemase-producing *K. pneumoniae*, CPK）在全球范围广泛分布和传播。美国最新一项血流感染病原的多中心调查表明，有 9.7% 的肺炎克雷伯菌对碳青霉烯类药物耐药。而国内引起儿童血流感染的肺炎克雷伯菌却有 31.7% 为碳青霉烯类耐药菌株。这些菌株中，产 KPC、NDM、OXA-48-like 和 VIM 菌株的比例分别是 31.5%、7.7%、25.8% 和

5.7%,其他耐药机制占 29.3%。来自不同国家的菌株,耐药机制差异巨大。例如,来自意大利的 CRE,95.9% 为 KPC 阳性菌株,而来自捷克、斯洛伐克、匈牙利、挪威等国的 CRE 菌株中没有一株菌是 KPC 阳性菌株;来自马耳他的 CRE 菌株中 100% 为产 OXA-48-like 菌株,而来自保加利亚、芬兰、波兰等国的菌株则无 OXA-48-like 阳性菌株。

在美国,约有 90% 的碳青霉烯类耐药肺炎克雷伯菌菌株为 CPK。但其他地区的数据距此差异巨大。例如,一项德国多中心调查表明,50% 的碳青霉烯类耐药肺炎克雷伯菌为产 OXA-48 菌株,而仅有 33.3% 的菌株产 KPC。在我国,有 63.0% 的 CRE 菌株为产 KPC 菌株。肺炎克雷伯菌 CC258 是目前全球范围内产各型 KPC 最为常见的菌株型别,是 KPC 得以长期、多地域、大范围流行与传播的最为主要高危克隆(high-risk clone)。2000 年以前,产 KPC 肺炎克雷伯菌呈现克隆散发的状态。2005 年以后,在欧洲和美国,产 KPC 肺炎克雷伯菌呈现克隆暴发的趋势,此后,CC258 逐渐成为流行的主力菌株型别。有研究表明,与散发的产 KPC 菌株相比,ST258 流行株携带有更多的与细胞运动、分泌以及 DNA 修复与修饰相关的编码基因,其所编码的蛋白分子在 ST258 成为传播高危克隆过程中很可能发挥重要作用。此外,ST258 基因组编码的荚膜多糖合成、Ⅳ型分泌系统、Ⅳ型菌毛基因簇、Ⅲ型限制修饰系统,以及携带 bla_{KPC} 基因的 IncF 耐药质粒等在 ST258 的传播过程中也有可能发挥作用。

亚洲一些地区,产 NDM 肺炎克雷伯菌菌株的分离率较高,例如,分离自印度的菌株有 14.0% 产 NDM-1;在新加坡和阿拉伯联合酋长国,产 NDM-1 菌株分别达到 44.4% 和 100%。肺炎克雷伯菌是最早发现携带 NDM-1 耐药基因的菌种。至今,已有多个携带 NDM 的 ST 菌株型别发生过暴发流行,其中,ST14、ST15 和 ST147 是全球范围内最为常见的克隆型别。

OXA-48 是另一种肺炎克雷伯菌所携带的常见碳青霉烯酶。其中,土耳其是产 OXA-48 的 CPK 的主要流行地区。在欧洲国家,产 OXA-48 的 CPK 分离率也很高。例如,在西班牙和法国,74.0% 和 78.0% 的 CPK 为产 OXA-48 的菌株;在非洲,这个比例为 32.5%~56.0%;在西亚地区为 78.0%~88.0%;在北美地区,则仅有 11.0% 的 CPK 菌株为产 OXA-48 菌株。在欧美广泛流行的产 OXA-48 肺炎克雷伯菌在我国此前却从未有过报道,直到最近才有零星的出现和小规模的暴发流行。产 IMP 肺炎克雷伯菌也多为零散报道,仅有个别出现过小规模暴发流行。

总体上看,我国肺炎克雷伯菌中 CRE 的检出率为 2014 年 10.5%,2015 年 11.8%,2016 年 19.7%。另外,2005—2017 年间的 CHINET 监测结果表明,10 年间我国临床分离的碳青霉烯类耐药肺炎克雷伯菌比例由 2.9% 逐渐上升到 20.9%。由此可见,目前国内 CRE 检出率的迅猛增加主要是由碳青霉烯类耐药肺炎克雷伯菌的广泛流行导致的。其中,又以产 KPC 肺炎克雷伯菌的增加为主,部分地区或医疗单位以产 NDM-1 的肺炎克雷伯菌为主。2017 年,我国的一项多中心研究表明,肺炎克雷伯菌 CRE 菌株的检出率以甘肃最低,仅为 1.1%,以北京最高,达到 18.7%。CRE 菌株的分子分型方面,肺炎克雷伯菌以 ST11 为主,占 59.8%,其次是 ST23(4.1%)、ST15(2.6%)、ST37(2.0%)。

(三)其他肠杆菌科细菌

除大肠埃希菌、肺炎克雷伯菌外,临床常见的肠杆菌科细菌还包括:阴沟肠杆菌、产酸克雷伯菌、弗劳地枸橼酸杆菌等。通常,上述几种肠杆菌在 CRE 菌株中不占优势,仅有零散发现的报道。但是,某些地区也有这些菌株暴发流行的报道。例如,2009—2014 年间,澳大利亚流行的碳青霉烯酶为 IMP-4,且 60.4% IMP-4 阳性的菌株为阴沟肠杆菌。此外,尽管 VIM 很少在肠杆菌科细菌中检出,但阴沟肠杆菌携带 VIM 的比例远高于其他菌种。在我国某些地区,产 NDM-1 的肠杆菌中阴沟肠杆菌菌株数量所占的比例超过了肺炎克雷伯菌和大肠埃希菌。此外,碳青霉烯类耐药产酸克雷伯菌和弗劳地枸橼酸杆菌等菌种在世界各地也有零星报道,但少有暴发流行。

（杨继勇）

参考文献

[1] VAN DUIN D, DOI Y. The global epidemiology of carbapenemase-producing Enterobacteriaceae. Virulence, 2017, 8(4): 460-469.

[2] 吕吉云,曲芬. 多重耐药微生物及防治对策. 北京:人民军医出版社, 2011.

[3] MARTIROSOV DM, LODISE TP. Emerging trends in epidemiology and management of infections caused by carbapenem-resistant Enterobacteriaceae. Diagn Microbiol Infect Dis, 2016, 85(2): 266-275.

[4] SATLIN MJ, CHEN L, PATEL G, et al. Multicenter Clinical and Molecular Epidemiological Analysis of Bacteremia Due to Carbapenem-Resistant Enterobacteriaceae(CRE) in the CRE Epicenter of the United States. Antimicrob Agents Chemother, 2017, 61(4).pii: e02349-16.

[5] GRUNDMANN H, GLASNER C, ALBIGER B, et al. Occurrence of carbapenemase-pro-

ducing Klebsiella pneumoniae and Escherichia coli in the European survey of carbapene-mase-producing Enterobacteriaceae (EuSCAPE): a prospective, multinational study. Lancet Infect Dis, 2017, 17 (2): 153-163.

[6] DONG F, ZHANG Y, YAO K, et al. Epidemiology of Carbapenem-Resistant Klebsiella pneumoniae Bloodstream Infections in a Chinese Children's Hospital: Predominance of New Delhi Metallo-beta-Lactamase-1. Microb Drug Resist, 2018, 24 (2): 154-160.

[7] LEE CR, LEE JH, PARK KS, et al. Global Dissemination of Carbapenemase-Producing Klebsiella pneumoniae: Epidemiology, Genetic Context, Treatment Options, and Detection Methods. Front Microbiol, 2016, 7: 895.

[8] CHMELNITSKY I, SHKLYAR M, HERMESH O, et al. Unique genes identified in the epi-demic extremely drug-resistant KPC-producing Klebsiella pneumoniae sequence type 258. J Antimicrob Chemother, 2013, 68 (1): 74-83.

[9] GUO L, AN J, MA Y, et al. Nosocomial Outbreak of OXA-48-Producing Klebsiella pneu-moniae in a Chinese Hospital: Clonal Transmission of ST147 and ST383. PLoS One, 2016, 11 (8): e0160754.

[10] 叶丽艳, 马艳宁, 沈跃云, 等. 2008—2016 年某医院耐碳青霉烯肠杆菌分布和药物敏感性分析. 中国抗菌药物杂志, 2017, 42 (5): 408-412.

碳青霉烯类耐药非发酵菌流行病学特点

非发酵菌是指一群不能利用葡萄糖或仅能以氧化形式利用葡萄糖的革兰氏阴性杆菌。主要包括不动杆菌属、假单胞菌属、窄食单胞菌属中的一些菌种。此类细菌多为条件致病菌,临床上可引起呼吸道、泌尿道、血流等部位的感染。从 20 世纪 90 年代起,以鲍曼不动杆菌、铜绿假单胞菌、嗜麦芽窄食单胞菌三种非发酵菌为代表的革兰氏阴性杆菌,在医源性感染的发生过程中扮演了越来越重要的角色。起初这些病原曾被称为"新病原"。这些病原菌所表现出的多耐药特点以及在医疗机构快速而广泛的传播,使其逐渐成为医源性感染的主要病原菌。目前,呼吸系统感染的主要病原是非发酵菌,包括:鲍曼不动杆菌、铜绿假单胞菌、嗜麦芽窄食单胞菌等。其中,鲍曼不动杆菌由于对医疗环境特殊的适应性,可通过医疗器械、医院环境和医护人员等多种途径在医疗机构传播,还可定植于人体的呼吸道或皮肤等部位,在宿主免疫屏障受损时导致肺炎、血流感染、泌尿道感染以及其他组织和脏器的感染。此外,由于非发酵菌往往携带各类固有和获得性耐药机制,往往表现出对临床常用抗感染药物的多重耐药。因而,由其所引起的感染往往抗菌药物的选择余地很小,对患者健康和医疗安全构成很大威胁。

一、耐药机制

非发酵菌对碳青霉烯类抗菌药物的耐药机制主要包括:降低菌体内抗菌药物浓度(膜蛋白缺失和外排泵)和灭活抗菌药物(β- 内酰胺酶)等。不同病原种类,其耐药机制也有很大差异。例如,虽然鲍曼不动杆菌和铜绿假单胞菌都有膜蛋白缺失和外排泵等耐药机制,但所产生的 β- 内酰胺酶却完全不同。鲍曼不动杆菌以 D 类 OXA 酶为主,也产生一些金属酶(如 GIM 或 SIM);而铜绿假单胞菌则以 B 类金属酶为主(IMP 和 VIM 为主)。以 KPC 为代表的 Ambler A 类碳青霉烯酶在非发酵菌中相对较为少见。

(一)产 Ambler B 类 β- 内酰胺酶

Ambler B 类碳青霉烯酶酶活性的发挥需要金属离子的参与,通常是 Zn^{2+},因此也称为金属 β- 内酰胺酶或金属酶(metallo-β-Lactamase)。B 类金属酶根据其序列结构又可细分为 B1、B2 和 B3 三个亚型。临床常见的革兰氏阴性杆菌所携带的 B 类碳青霉烯酶大多属于 B1 型,包括:IMP、VIM、NDM、SPM、GIM、SIM、DIM、KHM 等。许多种类的革兰氏阴性杆菌都可以产 IMP,但最主要的种类是铜绿假单胞菌和鲍曼不动杆菌。VIM 也分布于许多种类的革兰氏阴性杆菌,最主要也是铜绿假单胞菌和鲍曼不动杆菌。常见 IMP 和 VIM 型金属酶的特征见表 13-1。

除 IMP 和 VIM 型酶以外,还陆续发现了一些新型的金属酶(表 13-2)。2002 年,一株来自巴西圣保罗的铜绿假单胞菌分离出一种金属酶,由 276 个氨基酸组成,与 IMP 和 VIM 的相似度仅为 43.1% 和 28.8%,命名为 SPM;2004 年,德国自铜绿假单胞菌分离出一种金属酶,由 250 个氨基酸组成,与 IMP 的相似度仅为 35.5%,命名为 GIM;2005 年,自韩国首尔分离的鲍曼不动杆菌中,检测出一种金属酶,由 246 个氨基酸组成,与 IMP 的相似度仅为 64%~69%,命名为 SIM;2008 年,日本杏林大学医院(Kyorin University Hospital)从一株弗劳地枸橼酸杆菌中分离到一种金属酶,由 241 个氨基酸组成,与 IMP 和 VIM 的相似度仅为 59% 和 38%,命名为 KHM;2010 年,在一株来自荷兰的施氏假单胞菌中,检测出一种金属酶,由 251 个氨基酸组成,与 IMP 和 VIM 的相似度仅为 45% 和 30%,命名为 DIM;2011 年,一株分离自日本的黏质沙雷菌中分离出一种金属酶,由 280 个氨基酸组成,命名为 SMB;2012 年,自一株来自澳大利亚的铜绿假单胞菌分离出一种金属酶,由 303 个氨基酸组成,命名为 AIM;2012 年,从一株来自利比亚首都的黎波里的木糖氧化无色杆菌中分离到一种金属酶,由 245 个氨基酸组成,与 IMP 和 VIM 的相似度仅为 48% 和 31%,命名为 TMB;2013 年,自一株来自意大利佛罗伦萨的铜绿假单胞菌分离出一种金属酶,由 262 个氨基酸组成,与 NDM 的相似度仅为 39%~40%,命名为 FIM。

表 13-1 主要的首次发现的 IMP 和 VIM 酶型基本信息

酶型	发现菌种	时间	发现地点	酶型	发现菌种	时间	发现地点
IMP-1	铜绿假单胞菌	1991	日本	VIM-1	铜绿假单胞菌	1999	意大利
	黏质沙雷菌	1994	日本		肺炎克雷伯菌	2004	法国
	鲍氏不动杆菌	1998	日本		鲍曼不动杆菌	2006	希腊
IMP-2	鲍曼不动杆菌	2003	意大利	VIM-2	铜绿假单胞菌	2000	法国
	铜绿假单胞菌	2003	日本		鲍曼不动杆菌	2002	韩国
IMP-3	黏质沙雷菌	2000	中国		弗劳地枸橼酸杆菌	2002	中国台湾
IMP-4	鲍曼不动杆菌	2001	中国	VIM-3	铜绿假单胞菌	2001	中国台湾
	杨氏枸橼酸杆菌	2001	中国		鲍曼不动杆菌	2008	中国台湾
IMP-5	鲍曼不动杆菌	2002	葡萄牙		黏质沙雷菌	2008	中国台湾
IMP-6	黏质沙雷菌	2001	日本	VIM-4	铜绿假单胞菌	2002	希腊
	铜绿假单胞菌	未报道	日本		阴沟肠杆菌	2004	意大利
IMP-7	铜绿假单胞菌	2002	加拿大	VIM-5	鲍曼不动杆菌	2008	希腊
IMP-8	肺炎克雷伯菌	2001	中国台湾		肺炎克雷伯菌	2003	土耳其
	鲍曼不动杆菌	2007	中国		鲍曼不动杆菌	2004	土耳其
IMP-9	铜绿假单胞菌	2010	葡萄牙	VIM-6	荧光假单胞菌	2004	新加坡
	铜绿假单胞菌	2006	中国	VIM-7	铜绿假单胞菌	2004	美国
IMP-10	铜绿假单胞菌	2002	日本	VIM-8	铜绿假单胞菌	2004	哥伦比亚
	鲍曼不动杆菌	未报道	日本	VIM-9	铜绿假单胞菌	2008	英国

续表

酶型	发现菌种	时间	发现地点	酶型	发现菌种	时间	发现地点
IMP-11	黏质沙雷菌	2004	日本	VIM-10	铜绿假单胞菌	2008	英国
IMP-12	铜绿假单胞菌	未报道	日本	VIM-11	铜绿假单胞菌	2005	阿根廷
IMP-13	恶臭假单胞菌	2003	意大利		鲍曼不动杆菌	2010	中国台湾
IMP-14	铜绿假单胞菌	2005	意大利	VIM-12	肺炎克雷伯菌	2010	中国台湾
IMP-15	铜绿假单胞菌	未报道	泰国	VIM-13	肺炎克雷伯菌	2005	希腊
IMP-16	铜绿假单胞菌	2008	墨西哥	VIM-14	铜绿假单胞菌	2008	西班牙
IMP-18	铜绿假单胞菌	2004	巴西	VIM-15	铜绿假单胞菌	2010	意大利
IMP-19	豚鼠气单胞菌	2006	美国	VIM-16	铜绿假单胞菌	2008	保加利亚
IMP-20	铜绿假单胞菌	2007	法国	VIM-17	铜绿假单胞菌	2008	德国
IMP-21	铜绿假单胞菌	未报道	日本	VIM-18	铜绿假单胞菌	2009	希腊
IMP-22	铜绿假单胞菌	2009	澳大利亚	VIM-19	铜绿假单胞菌	2009	印度
IMP-24	肺炎克雷伯菌	2008	中国台湾		雷极普罗维登斯菌	2010	阿尔及利亚
IMP-25	铜绿假单胞菌	未报道	中国		肺炎克雷伯菌	2010	阿尔及利亚
IMP-26	铜绿假单胞菌	2010	新加坡		大肠埃希菌	2010	阿尔及利亚
				VIM-20	铜绿假单胞菌	未报道	西班牙
				VIM-23	肠杆菌	未报道	墨西哥
				VIM-24	肠杆菌	未报道	哥伦比亚
				VIM-25	肠杆菌	未报道	印度

表 13-2　不同种获得性金属酶的基本信息

酶型	亚类	时间	发现地点	发现菌种	命名规则
IMP-1	B1	1991	日本	铜绿假单胞菌	**Imip**enemase
VIM-1	B1	1999	意大利,维罗纳	铜绿假单胞菌	**V**erona **Im**ipenemase
SPM-1	B1	2002	巴西,圣保罗	铜绿假单胞菌	**S**ao **P**aulo **M**etallo-β-lactamase
GIM-1	B1	2004	德国,杜塞尔多夫	铜绿假单胞菌	**G**erman **Im**ipenemase
SIM-1	B1	2005	韩国,首尔	鲍曼不动杆菌	**S**eoul **Im**ipenemase
KHM-1	B1	2008	日本	弗劳地枸橼酸杆菌	**K**yorin **H**ealth Science **M**etallo-β-lactamase
NDM-1	B1	2010	印度,新德里	肺炎克雷伯菌	**N**ew **D**elhi **M**etallo-β-lactamase
DIM-1	B1	2010	荷兰,阿姆斯特丹	施氏假单胞菌	**D**utch **Im**ipenemase
SMB-1	B3	2011	日本	黏质沙雷菌	**S**erratia **m**etallo-**β**-lactamase
AIM-1	B3	2012	澳大利亚	铜绿假单胞菌	**A**ustralia **Im**ipenemase
TMB-1	B1	2012	利比亚,的黎波里	木糖氧化无色杆菌	**T**ripoli **m**etallo-**β**-lactamase)
FIM-1	B1	2013	意大利,佛罗伦萨	铜绿假单胞菌	**F**lorence **Im**ipenemase

注:表中黑体字母为该酶名称的缩写

(二)产 Ambler D 类 β- 内酰胺酶

OXA 型酶是所有 β- 内酰胺酶中分子结构和功能最为多样化的酶,其水解功能涵盖了窄谱酶、广谱酶、超广谱酶和碳青霉烯酶等各级功能,这些酶一般不被酶抑制剂所抑制,但能够被氯化钠所抑制。具备超广谱酶活性的 OXA 型酶广泛存在于肠杆菌科和非发酵菌当中,但具备碳青霉烯酶活性的 OXA 型酶则主要由鲍曼不动杆菌产生,只有 OXA-48-like 型酶主要存在于肺炎克雷伯菌当中。OXA 型碳青霉烯酶的主要型别见表 13-3。

OXA-23 于 1985 年首次分离自英国,之后陆续发现了许多亚型(见表 13-3)。此类酶大多由鲍曼不动杆菌产生,但个别型别也存在于肺炎克雷伯菌当中。OXA-23 能够介导宿主菌对碳青霉烯类药物的耐药。在临床分离株中,OXA-23 与 AdeABC 外排泵往往共同发挥作用,导致高水平耐药表型。OXA-40 最初被命名为 OXA-24,在 1997 年首次分离于来自西班牙的鲍曼不动杆菌。

表 13-3　主要的 OXA 型碳青霉烯酶的基本信息

酶群组	酶　　型	基因位置
OXA-23-like	OXA-23、OXA-27、OXA-49、OXA-73、OXA-102、OXA-103、OXA-105、OXA-133、OXA-134、OXA-146、OXA-165~OXA-171、OXA-225、OXA-239	染色体或质粒
OXA-40-like	OXA-40、OXA-25、OXA-26、OXA-72、OXA-139、OXA-160、OXA-207	染色体或质粒
OXA-51-like	OXA-51、OXA-64~OXA-71、OXA-75~OXA-80、OXA-82~OXA-84、OXA-86~OXA-95、OXA-98~OXA-100、OXA-104、OXA-106~OXA-113、OXA-115~OXA-117、OXA-120~OXA-128、OXA-130~OXA-132、OXA-138、OXA-144、OXA-148~OXA-150、OXA-172~OXA-180、OXA-194~OXA-197、OXA-200~OXA-203、OXA-206、OXA-208、OXA-216、OXA-217、OXA-219、OXA-223、OXA-241、OXA-242、OXA-248~OXA-250、OXA-254	染色体或质粒
OXA-58-like	OXA-58、OXA-96、OXA-97、OXA-164	染色体或质粒
OXA-134a-like	OXA-134a、OXA-186~OXA-191	染色体
OXA-143-like	OXA-143、OXA-182、OXA-231、OXA-253、OXA-255	质粒
OXA-213	OXA-213	染色体
OXA-214-like	OXA-214、OXA-215	染色体
OXA-211-like	OXA-211、OXA-212、OXA-309	染色体
OXA-229-like	OXA-228~OXA-230、OXA-257	染色体
OXA-235-like	OXA-235~OXA-237、OXA-278	染色体
OXA-48-like	OXA-48、OXA-48b、OXA-162、OXA-163、OXA-181、OXA-199、OXA-204、OXA-232、OXA-244、OXA-245、OXA-247	染色体或质粒

此类酶大多由鲍曼不动杆菌产生,也可存在于肺炎克雷伯菌当中。病原菌单独产生此型酶即可导致对碳青霉烯类药物的高水平耐药。OXA-51 组酶是 D 类 β- 内酰胺酶中亚型种类最多的酶。OXA-51 在 1996 年首次分离于来自阿根廷的鲍曼不动杆菌。此型酶是鲍曼不动杆菌染色体上的固有基因,曾有将 OXA-51 作为鉴定鲍曼不动杆菌筛选标记,但后被证实此法不可靠。较其他

型别的 D 类酶,OXA-51 对碳青霉烯类药物的水解能力比较弱,但有时也可介导宿主菌表现出耐药表型。

OXA-58 于 2003 年首次分离自法国,同样产自鲍曼不动杆菌。此型酶对于碳青霉烯类药物的水解能力较弱,甚至不能水解新型头孢菌素,如头孢他啶、头孢噻肟、头孢吡肟等。OXA-143 在 2004 年首次分离于来自巴西的泛耐药鲍曼不动杆菌。此型酶对于碳青霉烯类药物的水解能力也比较弱,但是,如果携带其他耐药机制的菌株获得 OXA-58 后则可能会导致出现对碳青霉烯类药物的高水平耐药。近来虽然有产 OXA-58 鲍曼不动杆菌的报道,但仅限于个别病例,没有广泛流行的数据。

与其他水解酶不同,OXA 型酶的水解功能与其编码基因周边的基因结构有着密切的关系。其中,插入序列 ISAba1 与 $bla_{OXA-23-like}$、$bla_{OXA-51-like}$、$bla_{OXA-58-like}$ 的表达水平密切相关。这些耐药基因上游不同区域整合了 ISAba1 之后能够极大提高其表达水平,引起宿主菌的高水平耐药。所有整合了 ISAba1 的 OXA 阳性菌株均能表现出对碳青霉烯类药物的耐药表型。ISAba1 还参与 OXA 编码基因的移动,从而参与耐药基因的扩散与传播。ISAba3 与 $bla_{OXA-58-like}$ 的表达水平密切相关。此外,ISAba2、ISAba4、ISAba9、ISAba10、ISAba15、ISAba19、ISAba125、ISAba825、IS1008、IS18 等基因结构也能够参与 OXA 编码基因的表达和转移,在介导宿主菌的耐药表型过程中发挥重要作用。

(三)细菌内药物浓度降低

两方面因素可导致细菌内抗菌药物浓度的降低,一是细菌外膜通透性降低;二是细菌外排泵过度表达。细菌外膜孔蛋白缺失是导致其外膜通透性降低的重要机制。抗菌药物必须首先通过细菌外膜或膜孔蛋白进入细菌体内,才能发挥其抗菌作用。β- 内酰胺类药物属于亲水的小分子抗菌药物,是通过外膜上的膜孔蛋白进入细胞的。研究表明,特异孔蛋白 OprD 与铜绿假单胞菌的一些基础氨基酸转运有关,同时也在该菌摄取碳青霉烯类抗菌药物的过程中发挥重要作用。OprD 的低表达或缺失往往能够导致铜绿假单胞菌对于碳青霉烯类抗菌药物耐药。

外排泵是细菌所携带的与其各种生物学功能密切相关的一类细胞装置。与抗菌药物耐药相关的外排泵系统有五大类,包括: MFS 家族(major facilitator superfamily)、ABC 家族(ATP binding cassette family)、RND 家族(resistance nodulation cell division family)、SMR 家族(small multidrug resistance family)以及 MATE 家族(multidrug and toxic compound efflux family)。其中,与鲍曼不动

杆菌碳青霉烯类耐药表型密切相关的是 RND 家族中的 AdeABC 外排泵以及铜绿假单胞菌的 MexAB-OprM、MexCD-OprJ 和 MexEF-OprN 等。AdeABC 外排系统广泛分布于临床分离的鲍曼不动杆菌菌株，并与这些菌株的多耐药表型密切相关。相比之下，铜绿假单胞菌的外排系统在介导其碳青霉烯耐药表型过程所发挥的作用更为显著。MexAB-OprM 能够作用于美罗培南和帕尼培南，但不涉及亚胺培南和比阿培南；MexCD-OprJ 和 MexEF-OprN 与 MexAB-OprM 具有高度的遗传同源性，但通常对碳青霉烯类药物作用较小，但如过度表达仍能够导致宿主菌对碳青霉烯类药物发生耐药。

二、流 行 特 点

（一）鲍曼不动杆菌

20 世纪 90 年代是多耐药鲍曼不动杆菌菌株出现和耐药率上升较快的时期。1999—2005 年，美国分离的药鲍曼不动杆菌仅有 10.0% 的菌株对亚胺培南耐药，而在 2008 年则上升至 48.0%；同期，对美罗培南的耐药率则由 19.0% 上升至 57.4%。一项欧洲多中心研究表明，2008—2009 年分离自欧洲 16 个国家的菌株分别有 47.1% 和 45.2% 对亚胺培南和美罗培南耐药。分子流行病学研究数据表明，全球范围内多耐药鲍曼不动杆菌呈现暴发流行趋势。即由少数菌株克隆在医疗机构传播至众多患者。例如，超过 60% 的临床菌株属于 26 个最常见的菌株克隆，其中最为常见菌株属于牛津数据库（Oxford scheme）克隆复合体 92（Clonal Complex 92, CC92），也就是巴斯德数据库（Pasteur scheme）的 CC2；其次，是牛津数据库的 CC109，也就是巴斯德数据库的 CC1。CC92/CC2 通常携带 $bla_{OXA-23-like}$、$bla_{OXA-40-like}$ 和 $bla_{OXA-58-like}$ 耐药基因，而 CC109/CC1 常携带 $bla_{OXA-23-like}$ 和 $bla_{OXA-58-like}$ 耐药基因。CC92/CC2 是唯一同时携带 3 种 D 类碳青霉烯酶基因的菌株克隆，使其成为全球范围流行最为广泛的菌株。

在我国，临床分离鲍曼不动杆菌菌株有着同样的耐药性发展趋势。2014 年我国 CHINET 细菌耐药性监测显示，鲍曼不动杆菌对亚胺培南和美罗培南的耐药率从 2007 年的 37.7% 和 42.7% 分别上升至 2014 年的 65.2% 和 69.2%。2017 年我国 CHINET 细菌耐药性监测数据显示，全国鲍曼不动杆菌对亚胺培南和美罗培南的耐药率为 66.7% 和 69.3%。来自不同地区的细菌耐药监测数据表明，不同地区分离的菌株耐药性差异较大。例如，2014 年，全国鲍曼不动杆菌对碳青霉烯类的平均耐药率为 57.0%,各地区鲍曼不动杆菌对碳青霉烯类耐药率范围是 22.1%~80.6%,其中河南省耐药率最高,为 80.6%,天津市最低,为 22.1%。2015 年,鲍曼不动杆菌对碳青霉烯类耐药率全国平均为 59.0%,各地区鲍曼不动杆菌对碳青霉烯类耐药率范围为 25.6%~82.1%,其中河南省最高,为 82.1%,天津市最低,为 25.6%。

亚洲地区被认为是某些细菌耐药性发展较快、耐药菌株流行较广的地区。但鲍曼不动杆菌在此地区的监测数据却差别很大。例如,分离自印度、巴基斯坦等国的菌株,不同报道中所显示的耐药率分布在 40%~100% 之间,有很大的差异。这种差异可能与菌株来源、监测方法以及耐药性的地区性差异有关。

(二)铜绿假单胞菌

与鲍曼不动杆菌相比,铜绿假单胞菌对碳青霉烯类抗菌药物的耐药性发展相对比较平缓。美国 2012—2015 年全国监测表明仅有 12.1% 的铜绿假单胞菌对美罗培南耐药。根据 CHINET 中国细菌耐药性监测报告,铜绿假单胞菌分离株约 90.0% 都来自于住院患者。在各部位标本的分离率中,以下呼吸道标本为最多,占 70.6%;其次为尿液标本,占 7.2%,创面分泌物及脓液 5.0%;来自无菌部位的标本主要是血液,占 3.5%,其他无菌体液占 2.4%,脑脊液占 0.4%;粪便标本占 0.3%,生殖道标本占 0.2%。此外,医院中的湿化器、呼吸机、医疗用液体(如透析液、洗手液等)等也可有该菌污染。分子流行病学研究证实该菌在医院内存在克隆传播,但主要通过医院环境接触还是人与人之间直接传播目前尚无定论。

根据拉丁美洲 SENTRY 细菌耐药监测网调查,1997—2008 年的医院获得性肺炎(HAP)和呼吸机相关性肺炎(VAP)的分离菌中,铜绿假单胞菌的检出率为 21.80%,位居第二位,仅次于金黄色葡萄球菌。我国全国院内感染致病菌监测网(Nosocomial Pathogen Resistance Surveillance,NPRS)1994—2001 年的报告也显示,7 年采集分析的 9911 株革兰氏阴性杆菌中,铜绿假单胞菌的检出率为 21.30%,位居首位。根据 2017 年 CHINET 细菌耐药性监测结果,非发酵糖革兰氏阴性菌占所有分离菌株的 24.10%,其中最多见者依次为不动杆菌属、铜绿假单胞菌和嗜麦芽窄食单胞菌,其中铜绿假单胞菌的检出率为 8.69%。而在所有分离到的革兰氏阴性菌中,铜绿假单胞菌的检出率也仅次于大肠埃希菌、克雷伯菌属和不动杆菌属。追溯 2005—2014 十年间的 CHINET 监测数据,虽然近年克雷伯菌属和不动杆菌属的检出率逐年上升,铜绿假单胞菌的检出率仍介于 11.60%~16.90%,稳居所有革兰氏阴性菌检出率的前四位。

在铜绿假单胞菌的耐药性方面,2005—2016 年间铜绿假单胞菌对除碳青霉烯外,大多数受试抗菌药物的耐药率均明显下降。对庆大霉素和哌拉西林的耐药率分别由 46.0%、44.0% 下降至 13.3%、18.3%。对哌拉西林 / 他唑巴坦、环丙沙星和阿米卡星的耐药率分别由 34.0%、32.0% 和 23.0% 下降至 13.8%、16.7% 和 8.1%。值得注意的是,铜绿假单胞菌对亚胺培南和美罗培南的耐药率却变化不大,分别由 31.0% 降至 28.7% 和由 32.0% 降至 25.3%。总体来说,阿米卡星等氨基糖苷类药物保持了较高的敏感率,β- 内酰胺抗菌药物中头孢他啶、头孢吡肟的敏感率最高,喹诺酮类药物中环丙沙星的敏感率优于其他品种。此外,MDR- 铜绿假单胞菌的检出率保持在较高水准,比例约为 40.0%~50.0%,并有一定比例的 XDR- 铜绿假单胞菌及 PDR- 铜绿假单胞菌菌株。不同科室来源的铜绿假单胞菌的抗菌药物敏感率有一定区别,分离自 ICU 住院患者的菌株对抗菌药物的敏感率普遍低于分离自非 ICU 住院患者和门诊患者的菌株。就年龄层次而言,分离自儿童(0~17 岁)患者的菌株敏感率明显高于其他年龄患者。

根据 CHINET 中国细菌耐药性监测报告,截至 2014 年,10 年来我国铜绿假单胞菌对碳青霉烯抗菌药物耐药率的变化趋势如图 13-1 所示。

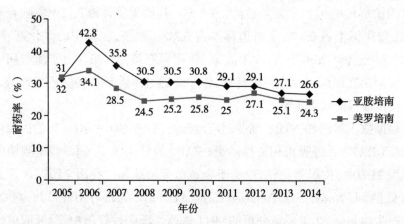

图 13-1　我国铜绿假单胞菌对碳青霉烯抗菌药物耐药率的 10 年变化趋势(%)

(三)嗜麦芽窄食单胞菌

嗜麦芽窄食单胞菌(*Stenotrophomonas maltophilia*)是已知的唯一可引起人类感染的窄食单胞菌。嗜麦芽窄食单胞菌是医院获得性呼吸道感染常见的病原菌之一,常引起血流、胆道、泌尿道和软组织等部位的感染。其所拥有的特殊生物学特性使其在抗菌药物大规模使用年代表现出了特殊的流行病学特征,应当予以关注和重视。嗜麦芽窄食单胞菌所拥有的一些耐药机制使其对许多临床常用抗菌药物天然耐药,包括:①产L1酶:属于B类β-内酰胺酶,是金属酶,能够水解除单环类以外所有β-内酰胺类抗菌药物(包括碳青霉烯类药物)。②产L2酶:属于A类酶,为超广谱β-内酰胺酶,其活性能够被克拉维酸所抑制。③外排泵:主要有RND家族的SmeABC、SmeDEF和SmeVWX。其中,SmeABC介导对β-内酰胺类、氨基糖苷类和喹诺酮类的耐药,SmeDEF和SmeVWX与四环素类和喹诺酮类的天然耐药相关。④产氨基糖苷水解酶:包括氨基糖苷乙酰转移酶(aminoglycoside acetyltransferase,AAC)和氨基糖苷磷酸转移酶(aminoglycoside phosphotransferase,APH)。嗜麦芽窄食单胞菌至今尚未发现有喹诺酮作用靶位的突变,其对于喹诺酮类药物的耐药主要是由外排泵机制和喹诺酮位点保护蛋白(SmQnr)所介导的。此外,嗜麦芽窄食单胞菌还能在不同的生长环境中产生生物被膜,并与其存活、生长、致病、耐药等生物学特征密切相关。

　　由于嗜麦芽窄食单胞菌所表现出的对许多临床常用的抗菌药物天然耐药,使得抗菌药物选择性压力对其的筛选作用十分明显,使其在临床标本中的分离率逐渐上升。例如,1997—2003年间,全球范围内分离的嗜麦芽窄食单胞菌对磺胺类的复方磺胺甲噁唑的平均耐药率仅为4.7%,之后欧洲分离的临床的耐药率逐渐上升至29.0%~47.0%,个别地区甚至达到50.0%。同期,嗜麦芽窄食单胞菌对环丙沙星的耐药率平均为40.0%,但东亚地区(例如我国台湾省)分离的菌株的耐药率则可达96.0%以上。此外,还有大量监测数据表明,随着强效抗菌药物(特别是碳青霉烯类)的广泛使用,对这些药物天然耐药的嗜麦芽窄食单胞菌在临床标本中的分离率显著升高。这是抗菌药物使用对于拥有相应耐药性病原所发生的筛选最为显著的现象。然而,我国2013—2014年间仅有6.2%的临床分离菌株对磺胺类药物耐药,2017年CHINET细菌耐药性监测数据显示仅有5.5%的临床分离菌株对磺胺类药物耐药,远远低于欧美许多抗菌药物控制使用的发达国家。这表明抗菌药物的使用所带来的选择性压力仅仅是耐药菌株检出率上升的原因之一。此外,一定还有许多其他更为复杂的机制在上述过程中发挥重要作用。单纯限制抗菌药物使用是否能够真正降低病原菌的耐药性,细菌耐药性的下降与抗菌药物限制使用是因果关系还是伴随关系等等,这些问题都不是通过现象间的简单对应而能够得到客观和科学的结论的。

(杨继勇)

参考文献

[1] SADER HS, HUBAND MD, CASTANHEIRA M, et al. Pseudomonas aeruginosa Antimicro-
bial Susceptibility Results from Four Years（2012 to 2015）of the International Network for
Optimal Resistance Monitoring Program in the United States. Antimicrob Agents Chemother,
2017, 61（3）.pii: e02252-16.

[2] 国家卫生计生委合理用药专家委员会.2014 年全国细菌耐药监测报告.中国执业药
师, 2016, 13（2）: 3-8.

[3] 国家卫生计生委合理用药专家委员会.2015 年全国细菌耐药监测报告.中国执业药
师, 2016, 13（3）: 3-8.

[4] WANG H, CHEN M, NI Y, et al. Antimicrobial resistance among clinical isolates from the
Chinese Meropenem Surveillance Study（CMSS）, 2003-2008. Int J Antimicrob Agents,
2010, 35（3）: 227-234.

[5] YANG Q, WANG H, CHEN M, et al. Surveillance of antimicrobial susceptibility of aerobic
and facultative Gram-negative bacilli isolated from patients with intra-abdominal infections
in China: the 2002-2009 Study for Monitoring Antimicrobial Resistance Trends（SMART）.
Int J Antimicrob Agents, 2010, 36（6）: 507-512.

[6] BROWN S, YOUNG HK, AMYES SG. Characterisation of OXA-51, a novel class D car-
bapenemase found in genetically unrelated clinical strains of Acinetobacter baumannii from
Argentina. Clin Microbiol Infect, 2005, 11（1）: 15-23.

[7] CHATTERJEE M, ANJU CP, BISWAS L, et al. Antibiotic resistance in Pseudomonas aeru-
ginosa and alternative therapeutic options. Int J Med Microbiol, 2016, 306（1）: 48-58.

[8] LISTER PD, WOLTER DJ, HANSON ND. Antibacterial-resistant Pseudomonas aeruginosa:
clinical impact and complex regulation of chromosomally encoded resistance mechanisms.
Clin Microbiol Rev, 2009, 22（4）: 582-610.

[9] 胡付品,朱德妹,汪复,等.2011 年中国 CHINET 细菌耐药性监测.中国感染与化疗杂
志, 2012, 12（5）: 321-329.

[10] 胡付品,朱德妹,汪复,等.2013 年中国 CHINET 细菌耐药性监测.中国感染与化疗杂
志, 2014, 14（5）: 365-374.

[11] 胡付品,郭燕,朱德妹,等.2017 年 CHINET 中国细菌耐药性监测.中国感染与化疗杂
志, 2018, 18（3）: 241-245.

第十四章

产超广谱酶与产头孢菌素酶细菌感染与碳青霉烯类药物应用

一、ESBLs 和 AmpC 酶的基本概念

ESBLs 即超广谱 β- 内酰胺酶,是革兰氏阴性杆菌产生的可以水解多数 β- 内酰胺类抗菌药物(除碳青霉烯类、头霉素类、氧头孢烯类)的一类 β- 内酰胺酶,可以被克拉维酸等 β- 内酰胺酶抑制剂所失活,多数亚型(如 TEM 型、SHV 型、CTX–M 型等)属于分子结构分类 C 类、功能分类 2be 组,少数亚型(如 OXA 型)属于分子结构分类 D 类、功能分类 2d 组。ESBLs 的结构编码基因多位于质粒等可转移的基因元件上,因而可以在革兰氏阴性杆菌的不同菌株间传播,具有较大的临床危害性。

AmpC 酶是由革兰氏阴性杆菌产生的、具有碱性等电点、不被克拉维酸抑制而能被氯唑西林抑制的 "丝氨酸" 头孢菌素酶,按功能特征分类属 Bush–J–M 1 组,按分子结构分类属 Ambler C 类。AmpC 酶具有特殊的酶抑制特性和比 ESBLs 更广的底物谱,高产此类酶可以导致细菌对除第四代头孢菌素、碳青霉烯类抗菌药物及某些新型 β- 内酰胺类抗菌药物 / 酶抑制剂复合物(如含阿维巴坦的酶抑制剂复合物)之外的其他所有 β- 内酰胺类抗菌药物产生耐药。AmpC 酶的编码基因广泛存在于大多数致病的革兰氏阴性杆菌的染色体中(如各种肠杆菌科细菌、不动杆菌属和铜绿假单胞菌)。但是,在野生状态下,染色体携带 ampC 基因的细菌通常仅产生少量的 AmpC 酶,并不足以导致临床耐药。染色体介导 AmpC 酶的临床威胁主要在两个方面:一方面除大肠埃希菌和志贺菌等少数菌种外,绝大多数产染色体介导 AmpC 酶的细菌均可因 β- 内酰胺类抗菌药物的诱导而增加 AmpC 酶产量,表现出对某些 β- 内酰胺类抗菌药物的诱导性耐药;另一方面,AmpC 酶表达调控基因的突变可导致细菌持续稳定地大量产生 AmpC 酶,成为持续高产 AmpC 酶的耐药菌株。此

外,AmpC 酶也可存在于可移动的耐药质粒上,在不同菌株间传播,此类质粒介导的 AmpC 酶绝大多数缺乏染色体 AmpC 酶的基因表达调控机制,通常表现为持续稳定的高水平表达。AmpC 酶以染色体介导最为常见。CMY 型是质粒介导的 AmpC 酶最常见类型。

二、流 行 病 学

ESBLs 最初见于 ICU 住院患者,1983 年欧洲(德国)报道了第一株产 ESBLs 的菌株。ESBLs 类型早期以 TEM 和 SHV 型为主,近年来则以 CTX-M 型流行最为广泛。产 ESBLs 肠杆菌科细菌以大肠埃希菌和肺炎克雷伯菌最为常见,其他有变形杆菌、产酸克雷伯菌等,也常引起院内感染的暴发流行。20 世纪 90 年代中后期,ESBLs 开始向社区蔓延,社区获得性感染中肠杆菌科细菌产 ESBLs 比例增高是 ESBLs 流行病学的新特点。2000 年后流行病学调查发现 ESBLs 社区感染的分子类型由原来的 TEM 和 SHV 型开始转向 CTX-M 型,随后社区出现产 CTX-M 型革兰氏阴性菌引起的暴发流行。近 10 年中国 CTX-M 型占 ESBLs 所有基因型的 70% 以上。美国 2010—2011 年一项调查显示,CTX-M 型在产 ESBLs 大肠埃希菌基因型中占 85.4%,CTX-M-15 型 ESBLs 占 CTX-M 型的 75.4%,CTX-M-15 型 ESBLs 对头孢他啶等亚氧氨基 β- 内酰胺类抗菌药物的水解能力更强。

各大洲 ESBLs 的发生率各不相同,总体趋势是亚洲和非洲较高,欧洲次之,北美洲相对较低。一项 2004—2009 年全球调查发现,ICU 患者分离的 23 000 株菌株中肺炎克雷伯菌和大肠埃希菌产 ESBLs 发生率在北美分别为 12.8% 和 4.7%,在欧洲为 26.0% 和 13.9%,在中东 33.8% 和 32.4%,在亚太 35.6% 和 26.3%,拉丁美洲 45.5% 和 25.9%,非洲 54.9% 和 12.9%。

我国 ESBLs 在大肠埃希菌和克雷伯菌属中比较常见。据 CHINET 统计,我国 2005 至 2016 年大肠埃希菌产 ESBLs 发生率为 39.9%~45.2%,肺炎克雷伯菌为 25.7%~39.1%,肺炎克雷伯菌产 ESBLs 率近几年有所下降。

产 AmpC 酶菌株的流行病学资料相对较少,可能与缺乏 AmpC 酶的标准化诊断方法有关。高产 AmpC 酶的菌株也主要见于阴沟肠杆菌、黏质沙雷菌和产气肠杆菌等。英国实验室报道对头孢他啶耐药的大肠埃希菌产 AmpC 为 49.0%,肺炎克雷伯菌为 55.0%。美国对头孢他啶耐药的肺炎克雷伯菌产 AmpC 为 8.5%~11.0%,大肠埃希菌产 AmpC 酶的发生率在 0.1%~3.8%。

三、临床产 ESBLs 或 AmpC 酶肠杆菌科细菌感染的高危因素

产 ESBLs 细菌感染的主要危险因素包括反复使用抗菌药物、留置导管（包括中心静脉或动脉置管、经皮胃或空肠造瘘管、导尿管等）、存在结石或梗阻（如胆道、泌尿道）、既往曾有产 ESBLs 细菌感染、反复住院（包括护理中心）、曾入住重症监护病房（ICU）、老年人、基础疾病（糖尿病、免疫功能低下等）、呼吸机辅助通气等。

社区获得性产 ESBLs 肠杆菌科细菌感染常由大肠埃希菌和肺炎克雷伯菌所致，易引起泌尿系感染、血流感染、腹腔感染和呼吸道感染等。发生社区获得性产 ESBLs 大肠埃希菌感染的高危因素包括：3 个月内使用过头孢菌素类抗菌药物、泌尿系阻塞性疾病和先前手术史等。发生社区获得性产 ESBLs 肺炎克雷伯菌感染的高危因素包括：使用激素、留置导管（如尿管、大静脉管等）、先前使用抗菌药物和心功能不全等。

医院获得性产 ESBLs 肠杆菌科细菌感染的高危因素有留置尿管、长时间使用广谱抗菌药物（特别是使用喹诺酮类药物或三代头孢菌素 7 天以上）、长期住院、肿瘤伴白细胞低下患者、干细胞或实体器官移植患者、ICU 患者、基础疾病较多较重、ESBLs 定植等。

产 AmpC 酶肠杆菌科细菌感染的危险因素有：女性，基础疾病多的老年患者，体内置管，存在泌尿系或胆系异常，近 4 周有泌尿系、胆系、呼吸道和胃肠道的操作，近 3 个月使用抗菌药物（包括青霉素类伴或不伴酶抑制剂、头孢菌素类、喹诺酮类和磷霉素等）。其中，产 AmpC 肺炎克雷伯菌引起血流感染的危险因素包括：住院时间较长、入住 ICU、中心静脉置管、留置尿管、先前使用抗菌药物特别是广谱的头孢菌素类和 β- 内酰胺酶抑制剂复合制剂。

四、临床感染类型和诊断要点

（一）临床常见的感染疾病

产 ESBLs 或 AmpC 酶的肠杆菌科细菌引起的常见感染类型包括下呼吸道感染、血流感染、泌尿系感染、腹腔感染、皮肤软组织感染、中枢神经系统感染等。产 ESBLs 或 AmpC 酶的多耐药菌株感染与非产酶的敏感菌株感染相比临

床表现并无特征性,难以根据临床表现进行鉴别,确诊需要结合是否存在发生上述耐药菌感染的临床高危因素、抗菌药物治疗效果、微生物学培养鉴定结果以及体外药敏试验结果等进行综合判断。

（二）产 ESBLs 或 AmpC 酶的肠杆菌科细菌感染的诊断要点

产 ESBLs 或 AmpC 酶的肠杆菌科细菌感染的诊断应结合四个方面的因素进行综合分析判断:①有相应感染的临床表现。②有产 ESBLs 或 AmpC 酶的肠杆菌科细菌感染的危险因素。③特定抗菌药物治疗无效:产 ESBLs 的肠杆菌科细菌感染时,包括第三、四代头孢菌素在内的各种头孢菌素类和广谱青霉素类治疗通常无效;产 AmpC 酶的肠杆菌科细菌感染时,广谱青霉素,第二、三代头孢菌素,头霉素类药物及 β- 内酰胺类抗菌药物 /β- 内酰胺酶抑制剂复合物(含阿维巴坦的酶抑制剂复合物除外)治疗均无效。④感染部位标本培养分离到肠杆菌科细菌,体外药敏试验的结果符合产 ESBLs 或 AmpC 酶的菌株的耐药特点。应注意,大多数临床微生物检验单位在实际工作中往往并不检测和报告 ESBLs 和 AmpC 酶,但临床医生可以根据体外药敏试验细菌耐药表型进行合理推测。通常情况下,产 ESBLs 的肠杆菌科细菌对至少 1 种第三代头孢菌素耐药,但对 β- 内酰胺类抗菌药物 / 酶抑制剂复合物、头霉素类抗菌药物和碳青霉烯抗菌药物均敏感;产 AmpC 酶的肠杆菌科细菌往往对第三代头孢菌素和 β- 内酰胺类抗菌药物 / 酶抑制剂复合物(头孢他啶 / 阿维巴坦除外)、头霉素类和氧头孢烯类抗菌药物均耐药,但对第四代头孢菌素和碳青霉烯抗菌药物类敏感。

五、非无菌标本分离产 ESBLs 或 AmpC 酶菌的临床价值

对于非无菌标本中分离到的产 ESBLs 或 AmpC 酶的肠杆菌科杆菌,应注意将定植菌、污染菌与真正的致病菌区分与开来。但是,区分致病菌与定植菌、污染菌往往并不容易,也没有统一的、普遍公认的参考标准,需要从以下几个方面进行综合分析:①有无细菌分离部位感染的临床表现? ②感染的临床表现是否与分离菌的致病特性一致? ③有无相应耐药菌感染的危险因素? ④涂片检查结果与培养结果是否一致? ⑤涂片镜检时是否存在大量中性粒细胞吞噬分离菌的情况? ⑥培养结果是单一细菌的纯培养还是多种菌的混合生长? ⑦培养结果与抗菌药物治疗效果是否一致? ⑧对于呼吸道标本的培养结

果,还应考虑标本采集方法和采集部位(BALF、PSB 或 ETA[1] 或痰),标本是否合格,定性培养还是定量培养结果等。

六、碳青霉烯类在产 ESBLs 或 AmpC 酶
细菌感染治疗中的应用

碳青霉烯类抗菌药物对产 ESBLs 或 AmpC 酶肠杆菌科细菌具有高度抗菌活性,是目前治疗产 ESBLs 或产 AmpC 酶肠杆菌科细菌所致感染最为有效和可靠的 β- 内酰胺类抗菌药物。

轻中度产 ESBLs 细菌感染可选择 β- 内酰胺类 /β- 内酰胺酶抑制剂、头霉素类和氧头孢烯类,脓毒症等产 ESBLs 细菌重症感染推荐应用包括厄他培南在内的碳青霉烯类。

单独高产 AmpC 酶细菌感染除碳青霉烯类外,第四代头孢菌素也有效。

对于既产 ESBLs 又高产 AmpC 酶的细菌感染, β- 内酰胺类抗生素中只有碳青霉烯类有效。因这类细菌往往同时合并其他耐药机制,可对氨基糖苷类、喹诺酮类等非 β- 内酰胺类以外的抗生素也耐药。

（苑　鑫）

参考文献

[1] GHAFOURIAN S, SADEGHIFARD N, SOHEILI S, et al. Extended Spectrum Beta-lact-amases: Definition, Classification and Epidemiology. Curr Issues Mol Biol, 2015, 17: 11-21.

[2] DETSIS M, KARANIKA S, MYLONAKIS E. ICU Acquisition Rate, Risk Factors, and Clinical Significance of Digestive Tract Colonization With Extended-Spectrum Beta-Lact-amase-Producing Enterobacteriaceae: A Systematic Review and Meta-Analysis. Crit Care Med, 2017, 45(4): 705-714.

[3] ALEVIZAKOS M, KARANIKA S, DETSIS M, et al. Colonisation with extended-spectrum β-lactamase-producing Enterobacteriaceae and risk for infection among patients with solid or haematological malignancy: a systematic review. Int J Antimicrob Agents, 2016 , 48(6): 647-654.

注 [1]: bronchoalveolar lavage fluid, BALF,肺泡灌洗液;Protected specimen brush, PSB,防污染毛刷;endotracheal aspirate, ETA,气管内抽吸

[4] TRECARICHI EM, CAUDA R, TUMBARELLO M. Detecting risk and predicting patient mortality in patients with extended-spectrum β-lactamase-producing Enterobacteriaceae bloodstream infections. Future Microbiol, 2012, 7(10): 1173-1189.

[5] D' ANGELO RG, JOHNSON JK, BORK JT, et al. Treatment options for extended-spectrum beta-lactamase(ESBL) and AmpC-producing bacteria. Expert Opin Pharmacother, 2016, 17(7): 953-967.

[6] RODRÍGUEZ-BAÑO J, PICÓN E, GIJÓN P, et al. Spanish Network for Research in Infectious Diseases(REIPI).Community-onset bacteremia due to extended-spectrum beta-lactamase-producing Escherichia coli: risk factors and prognosis. Clin Infect Dis, 2010, 50(1): 40-48.

[7] JACOBY GA. AmpC beta-lactamases. Clin Microbiol Rev, 2009, 22(1): 161-182.

[8] DENISUIK AJ, LAGACÉ-WIENS PR, PITOUT JD, et al. Molecular epidemiology of extended-spectrum β-lactamases-, AmpC β-lactamases- and carbapenemase-producing Escherichia coli and Klebsiella pneumoniae isolated from Canadian hospitals over a 5 year period: CANWARD 2007-11. J Antimicrob Chemother, 2013, 68(Suppl 1): i57-i65.

[9] 周华,李光辉,陈佰义,等.中国产超光谱 β- 内酰胺酶肠杆菌细菌感染应对策略专家共识.中国医学杂志, 2014, 94(24): 1847-1856.

[10] 中华医学会呼吸病学分会.中国成人社区获得性肺炎诊断和治疗指南(2016 年版).中华结核和呼吸杂志, 2016, 39(4): 253-279.

[11] 佘丹阳,刘又宁.β- 内酰胺类抗生素对阴沟肠杆菌高产 AmpC 酶突变的选择作用.中华医学感染学杂志, 2003, 13(4): 311-314.

[12] 管希周,刘又宁,王睿.临床产 ESBLs 细菌耐药特性及其基因分型的研究.中国抗生素杂志, 2001, 26(6): 468-472.

第十五章

碳青霉烯类耐药肠杆菌科细菌感染特点与抗菌药物的合理应用

一、碳青霉烯类耐药肠杆菌科细菌感染特点

CRE 是指对厄他培南、亚胺培南和美罗培南等碳青霉烯类抗菌药物中任一品种耐药的肠杆菌科细菌,其中最常见的是肺炎克雷伯菌和大肠埃希菌,其次为产酸克雷伯菌、阴沟肠杆菌、弗劳地枸橼酸杆菌及摩氏摩根菌等。CRE 导致的感染主要为医院获得性感染,常见感染类型包括血流感染、泌尿系感染、腹腔感染及医院获得性肺炎等。由于 CRE 携带多种耐药基因及并存多种耐药机制,普遍具有多重耐药性,部分菌株甚至呈泛耐药或全耐药,给临床治疗带来严峻挑战。目前,可用于治疗 CRE 感染的抗菌药物非常有限,有关 CRE 感染治疗策略的高质量临床研究还比较缺乏,本文重点介绍 CRE 感染的特点和合理的抗菌药物治疗。

(一)CRE 临床感染的高危因素

熟悉 CRE 感染危险因素,在 CRE 感染时能作出正确判断并及时选用合适抗菌药物治疗对患者的愈后起到至关重要的作用。

CRE 能够引起各种类型的感染,最常见的是血流感染,其次是下呼吸道及泌尿系感染等。实体器官移植患者、造血干细胞移植患者、血液病恶性肿瘤患者是 CRE 感染的高发人群,这类人群的典型特征是频繁使用侵入性医疗设施(如静脉埋管和鼻饲管等),频繁接触医疗护理工作者,高频使用广谱抗菌药物等。使用免疫抑制剂、留置尿管、气管插管、胃管、手术引流、危重监护室入住、抗菌药物(头孢菌素类、广谱青霉素类、碳青霉烯类、氨基糖苷类、万古霉素类、真菌类药物和多种抗菌药物联合)的使用、Charlson 合并症指数 >4、高龄(>70 岁)是 CRE 感染的危险因素。其中,经多因素模型研究分析确认的导致 CRE 感染发生的独立危险因素包括:Charlson 合并症指数 >4、气管插管、中

心静脉导管、APACHE Ⅱ评分≥24、使用抗菌药物以及使用免疫抑制剂。CRE暴发流行有可能是局限的地方性流行,需要鉴别感染菌株是其他医院患者携带而来还是在本院抗菌药物选择压力下产生的。另外,某些地区在畜牧业中,大量使用头孢菌素或其他抗菌药物,可能会致动物体内定植大量多重耐药菌,特别是肠杆菌科细菌,容易通过质粒传播耐药基因,此类菌多可定植于人类肠道,一旦定植后,至少数月方可清除。

（二）CRE 临床感染类型和病原诊断要点

CRE 血流感染和肺炎患者较泌尿系感染者中危重患者比例高,往往会导致患者住院时间的延长。大肠埃希菌、肺炎克雷伯菌与阴沟肠杆菌等的感染特点区别并不明显。

1. **血流感染**　CRE 血流感染患者最常见的基础疾病为恶性实体肿瘤（48.9%）,其次为心脑血管疾病、糖尿病、恶性血液病或慢性肾衰竭等。CRE 可在肠道定植,当患者免疫状况低下或手术时,细菌可入血引起血流感染。此外,侵入性诊疗措施,包括血管内导管的留置、内镜（尤其是胃肠镜）检查等也会增加血流感染的风险。

血流感染表现为寒战、高热、血压下降、感染性休克等症状。肺炎克雷伯菌血流感染最常见感染来源为肺部感染（37.7%）和腹腔内感染（22.1%）,平均年龄较大（60 岁以上）,住院时间长［（25.85±37.87）d］,大部分患者均有 1 种以上基础疾病,甚至是致死性和快速致死性疾患;而大肠埃希菌感染以胰胆系感染来源最多（30.1%）。碳青霉烯类耐药肺炎克雷伯菌（CR-KP）血流感染危重患者占有比率较高,预后较差,医院全因死亡率在 40%~70%,临床医师应关注病原菌来源、早期诊断,可有针对性地选择经验性抗感染治疗以及时有效控制感染。

2. **肺炎**　CRE 肺炎几乎均为院内感染,且大部分患者病情危重。有反复或长期住院病史,前 90 天内曾静脉使用过抗菌药物,有 MDR 菌感染或定植史,住院 5 天以上,皮肤黏膜屏障破坏（气管插管、留置胃管、深静脉导管等）,接受持续肾脏替代治疗,接受糖皮质激素或免疫抑制剂治疗或存在免疫功能障碍是发生 CRE 肺炎的危险因素。

3. **泌尿系感染**　CR-KP 引起的泌尿系统疾患主要分为尿路感染和无症状菌尿两种,危重患者比例不高。有研究结果显示,约 74% 的 CR-KP 定植发生在泌尿系统,导尿管使用患者中泌尿道 CR-KP 定植者和感染者的所占比例分别为 53% 和 39%。泌尿系感染者均有尿白细胞升高,部分患者还有发热,寒战,腰痛,尿频、尿急、尿痛等尿路刺激症状,阴道炎患者表现为阴道脓性分泌物等。

4. 其他感染　皮肤创面 CRE 感染均有发热、局部疼痛、创面及周围红肿；腹腔 CRE 感染表现为发热、腹痛、明显腹部压痛及反跳痛、腹水混浊、腹水引流液白细胞及蛋白明显升高等，合并血流感染患者则常有表现为寒战、高热。肺炎克雷伯菌已成为化脓性肝脓肿的重要病原菌，多数患者为亚洲男性，年龄多在 50~60 岁之间。

（三）CRE 临床感染的预后

CRE 血流感染和 CRE 肺炎患者死亡率较高，CRE 血流感染的全因住院死亡率（all-cause hospital mortality）高。美国最新研究报告显示，CRE 肺炎患者的全因住院死亡率为 24%；意大利研究显示，CR-KP 肺炎患者 14 天死亡率为 40%。CRE 血流感染患者原发于肺部感染、入住重症监护病房、细菌对碳青霉烯类药物的 MIC 值较高、合并心血管疾病或恶性血液病、中性粒细胞持续减少等是预后较差的危险因素。

二、碳青霉烯类耐药肠杆菌科细菌感染中抗菌药物的合理应用

目前，文献报道可用于治疗 CRE 感染的药物非常有限，主要有多黏菌素、替加环素、磷霉素、氨基糖苷类以及新型的 β- 内酰胺类抗菌药物 / 酶抑制剂复合物（如头孢他啶 / 阿维巴坦）等。有文献报道，对于低水平耐药的 CRE 菌株导致的感染，碳青霉烯类抗菌药物也可用于联合治疗。

（一）碳青霉烯类药物在 CRE 感染治疗中的应用

碳青霉烯类药物能否用于治疗 CRE 感染仍存在争议。有研究表明，当碳青霉烯类药物对 CRE 的最低抑菌浓度（MIC）>8mg/L 时，接受单一碳青霉烯类抗菌药物治疗患者的生存率仅 29%，而当 MIC=8mg/L 和 MIC ≤4mg/L 时，接受碳青霉烯类抗菌药物治疗患者的生存率分别为 60% 和 69%，后者与非 CRE 感染患者以及接受恰当治疗患者的生存率相近。随后 3 个较大的回顾性研究显示，采用碳青霉烯类与其他药物联合治疗产 KPC 的肺炎克雷伯菌血流感染时，治疗碳青霉烯类 MIC ≤8mg/L 菌株感染者的病死率明显低于 MIC>8mg/L 菌株感染患者。对于碳青霉烯类抗菌药物低水平耐药（MIC 4~16mg/L）的 CRE 菌株感染，采用高剂量碳青霉烯类抗菌药物并延长输注时间可能有效，但原则上需要与其他敏感的抗菌药物联用。在用于治疗低水平耐药的 CRE 感染时，美罗培南的推荐剂量为（2g，q8h，每次给药输注 3 小时），多尼培南的推荐

剂量为（1~2g，q8h，每次给药输注 3 小时）。目前还缺乏大剂量亚胺培南治疗 CRE 感染的临床研究数据。有学者建议，对于多黏菌素、替加环素均耐药的 CRE 菌株感染，可以试用含厄他培南的双碳青霉烯类抗菌药物联合治疗方案。

（二）可用于治疗 CRE 感染的其他药物

1. 多黏菌素　在我国，多黏菌素对 CRE 的敏感性仍较高，为治疗 CRE 感染的主要药物之一。体外研究显示多黏菌素与其他抗菌药物联合对 CRE 有较好的体外协同抗菌作用。一项针对产 VIM-1 的肺炎克雷伯菌血流感染前瞻性观察性研究显示，多黏菌素联合治疗组（共 12 例，9 例联合美罗培南，3 例联合亚胺培南）患者病死率明显低于单药治疗组（8.3% *vs* 27%），单药治疗在微生物学清除、临床治愈率、不良反应发生率及死亡率方面的优势均劣于联合治疗。严重全身感染时多黏菌素 E 的常规成人给药剂量为：负荷量 2.5mg×2× 体重（kg），i.v.。12 小时后给予首个维持剂量。多黏菌素 B 成人常规剂量负荷量为 2.5mg/kg i.v.（输注 2 小时以上），维持量为 12 小时后 1.5mg/kg i.v.（输液 1 小时以上），然后每 12 小时重复。多黏菌素的药代动力学和药效学一直还在研究，目前尚缺乏多黏菌素联合用药治疗 CRE 感染的大样本随机对照研究对于治疗 CRE 感染的标准推荐剂量，仍需高等级循证医学证据支持。

2. 替加环素　除变形菌属、普罗维登斯菌属及摩根菌属对替加环素存在固有耐药性外，替加环素对大多数 CRE 保持较好的体外抗菌活性。替加环素已获批准的适应证主要是腹腔感染、皮肤和软组织感染及社区获得性肺炎，替加环素血液浓度较低，一般认为不适于单药用于血流感染。我国卫健委发布的国卫办医函〔2018〕822 号文件所附专家共识指出替加环素适用于碳青霉烯类耐药肠杆菌科细菌感染（不包括中枢神经系统和尿路感染），治疗 HAP 或 VAP 时，可增加剂量，维持剂量可达 0.1g，q12h；治疗考虑是 CRE、碳青霉烯类耐药鲍曼不动杆菌（CRAB）引起的重症感染可考虑剂量加倍。替加环素用于 CRE 感染治疗的评价试验的系统回顾显示，替加环素在 CRE 感染中使用的大多数情况似乎是超说明书的。超说明书使用的一个问题是，常见组织部位（血液、尿液、肺部）药物浓度都不理想，更高的替加环素剂量可能产生更好的结果。一项随机对照试验评估替加环素给药方案的疗效，推荐剂量目前是 200mg/d。然而，为了更好地确定大剂量替加环素的疗效，还需要进一步的研究。

3. 磷霉素　磷霉素对 CRE 具有一定的抗菌活性，有研究报道某些地区分离菌群对其敏感率可达 80.0%，即使对黏菌素和替加环素耐药的 CRE 仍具有 87.0% 的敏感率,但我国两项研究显示产 KPC 或 NDM-1 的 CRE 对磷霉素的敏感率较低,只有 39.2% 和 43.4%。体外联合药敏研究显示磷霉素与替加环素和氨基糖苷类联合均呈现较好效果,优于磷霉素与其他抗菌药物的联合(如 β- 内酰胺类药物)。目前研究显示磷霉素对产 KPC 或产 NDM 肠杆菌科细菌引起的尿路感染有效;磷霉素联合多黏菌素对 CRE 引起的尿路感染疗效显著。但磷霉素治疗 CRE 感染的临床研究有限,且体外研究显示磷霉素对 CRE 敏感性具有明显地域性差异,临床应用时应注意以下几点:参考体外药敏试验结果,MIC ≤32mg/L 时选用;治疗 CRE 感染通常需要使用较大剂量,国外专家推荐的剂量为每天 16~24g(4g,q4h 或 q6h)。口服磷霉素对于治疗易感染病原体引起的尿道感染非常有效。磷霉素基于联合用药地位,对于肾功能正常的患者建议每天 24g(4g,q6h 的治疗剂量)。对老年或肾功能受损患者,每天 12g(2g,q6h 的治疗剂量)。值得注意的是单一使用磷霉素在治疗的过程中容易出现耐药菌株,因此在给予磷霉素作为 CRE 感染的单一治疗前应谨慎,建议联合用药。

4. 氨基糖苷类　国内体外研究表明 CRE 对氨基糖苷类有一定敏感性,庆大霉素、阿米卡星敏感性高,分别为 48%~75% 和 44%~60%,妥布霉素敏感性低(8%~38%)。但氨基糖苷类治疗 CRE 感染很难达到理想 PK/PD 值,因为氨基糖苷类药物对 CRE 的 MIC 值均较高,MIC_{90} 多在敏感折点附近或以上,氨基糖苷类药物单药治疗临床疗效较差,细菌易耐药,再加上肾毒性等问题,临床医生需谨慎选择氨基糖苷类的剂量,因此建议氨基糖苷类治疗 CRE 感染需联合其他体外敏感的药物。Tzouvelekis 系统综述了 20 个关于 CRE 感染的临床研究,结果显示氨基糖苷类和碳青霉烯类药物联合治疗时 CRE 感染的病死率较低。氨基糖苷类药物在雾化吸入给药时能使感染部位达到有效浓度,与全身用药相结合可用于治疗 CRE 等多重耐药菌导致的医院获得性肺炎,但其临床效果仍需高等级循证医学证据支持。

5. 头孢他啶 / 阿维巴坦　一种广谱头孢菌素(头孢他啶)与一种新型 β- 内酰胺酶抑制剂(avibactam)组成的复方药物,其适应证为治疗革兰氏阴性菌导致的复杂尿路感染和复杂腹腔内感染,包括产 ESBLs 或产 KPC 酶的革兰氏阴性菌导致的感染。体外研究显示,头孢他啶 / 阿维巴坦对产 KPC 酶、OXA-48 酶的 CRE 有良好抗菌活性,但对产金属 β- 内酰胺酶(如 NDM、VIM 和 IMP)的 CRE 抗菌活性较差。该类药物为时间依赖性抗菌药物,PK/PD 指数 T>MIC 超过 50% 可获得较好临床疗效。蒙特卡罗模拟研究显示,对

MIC ≤8mg/L 的细菌感染,头孢他啶/阿维巴坦使用标准剂量(2g 头孢他啶+0.5g 阿维巴坦,q8h,每次给药输注 2 小时以上),$T>MIC$ 的达标概率可以达到 98% 以上。目前,多项研究对于头孢他啶/阿维巴坦治疗耐药革兰氏阴性杆菌感染推荐的剂量是(2g 头孢他啶/0.5g 阿维巴坦,q8h)。

6. 米诺环素 米诺环素的成人常规给药剂量为 0.1g q12h,po 或 i.v.。在一项病例观察研究中,米诺环素和 1~2 种抗菌药物联合(多黏菌素、美罗培南、妥布霉素或阿米卡星)治疗 3 例米诺环素敏感的 CRE 血流感染,3 例均达到微生物治愈,2 例达到临床治愈,并且高剂量(0.2g,q12h)疗效较低剂量(0.1g,q12h)好,米诺环素较替加环素更容易达到更高的血清药物浓度。尽管米诺环素治疗 CRE 有效性需进一步研究,但在其他药物无效时可以考虑米诺环素高剂量,联合其他药物治疗对其敏感的 CRE 感染。

7. 氨曲南 为金属 β- 内酰胺酶等碳青霉烯酶的竞争性抑制剂,可与碳青霉烯类或 β- 内酰胺类/β- 内酰胺酶抑制剂联合,用于治疗产金属 β- 内酰胺酶的 CRE 引起的感染。氨曲南成人常规给药剂量为 1g q8h~2g q6h,i.v.。

(三)CRE 感染的抗菌药物联合治疗

目前,关于治疗 CRE 感染抗菌药物联合治疗是否优于单药治疗,最优联合治疗方案如何均未确定。有几个系统综述和 Meta 分析研究结果显示,抗菌药物联合较单药治疗 CRE 感染可降低细菌耐药或提高患者生存率,尤其是严重感染(严重脓毒症、脓毒性休克及严重致命性基础疾病等)患者的生存率。但联合抗菌药物治疗 CRE 感染的相关临床研究有限,主要是病例系列报道、非随机前瞻队列研究和回顾性研究等,存在较大异质性,未来需大样本前瞻性随机对照临床研究来证实。

美国 IDSA/ATS 2016 年 HAP/VAP 指南建议碳青霉烯耐药菌感染只要多黏菌素敏感就选择多黏菌素治疗,并与吸入性多黏菌素一起使用,未推荐联合治疗方案;我国专家共识则倾向于采用多药联合治疗,推荐的联合方案包括以替加环素(联合多黏菌素、氨基糖苷类、磷霉素或碳青霉烯类药物)为基础的联合治疗方案和以多黏菌素(联合替加环素、磷霉素或碳青霉烯类药物)为基础的联合治疗方案;欧洲专家共识也推荐在治疗 CRE 感染时选择含有替加环素或多黏菌素的两药或三药的抗菌药物联合。Bassetti 系统综述文献后推荐的 CRE 感染抗菌药物联合治疗方案见表 15-1。临床医生需综合考虑患者肝肾功能情况、感染严重性、细菌来源、细菌药敏试验结果、抗菌药物的不良反应,尤其是当地细菌流行病学特点和抗菌药物 PK/PD 特点,来指导治疗方案及剂量的选择。

表15-1 治疗产KPC酶肺炎克雷伯菌感染专家意见（核对剂量）

耐药特点	原发性血流感染	肺炎	腹腔感染	尿路感染
美罗培南的MIC ≤8~16mg/L	美罗培南（2g q8h）+替加环素（0.1g q12h）+多黏菌素E（4.5MU q12h）/庆大霉素（3~5mg/kg qd）/磷霉素（4g q4h） 头孢他啶/阿维巴坦2.5g q8h	吸入性抗菌药物+美罗培南（2g q8h）+替加环素（0.1g q12h）+多黏菌素E（4.5MU q12h）/庆大霉素（3~5mg/kg qd）/磷霉素（4g q4h） 头孢他啶/阿维巴坦2.5g q8h	美罗培南（2g q8h）+替加环素（0.1g q12h）+多黏菌素E（4.5MU q12h）/庆大霉素（3~5mg/kg qd）/磷霉素（4g q4h） 头孢他啶/阿维巴坦2.5g q8h+甲硝唑500mg q8h i.v.	美罗培南（2g q8h）+磷霉素（4g q4h）+庆大霉素（3~5mg/kg qd）/多黏菌素E R（4.5MU q12h） 头孢他啶/阿维巴坦2.5g q8h
美罗培南的MIC>8~16mg/L	替加环素（0.1g q12h）+多黏菌素E（4.5MU q12h）+磷霉素（4g q4h）/庆大霉素（3~5mg/kg qd） 头孢他啶/阿维巴坦2.5g q8h	吸入性抗菌药物+多黏菌素E（4.5MU q12h）+替加环素（0.1g q12h）/庆大霉素（3mg/kg qd）+/-利福平（0.6~0.9g qd） 头孢他啶/阿维巴坦2.5g q8h	替加环素（0.1g q12h）+多黏菌素E（4.5MU q12h）+庆大霉素（3~5mg/kg qd） 头孢他啶/阿维巴坦2.5g q8h+甲硝唑500mg q8h i.v.	多黏菌素E（4.5MU q12h）+磷霉素（4g q6h）+/-复方磺胺甲噁唑[20mg/（kg·d）] 头孢他啶/阿维巴坦2.5g q8h

续表

耐药特点	原发性血流感染	肺炎	腹腔感染	尿路感染
美罗培南的 MIC>8~16mg/L 且多黏菌素耐药	替加环素（0.1g q12h）+多黏菌素 E（4.5MU q12h）+利福平 0.6~0.9g qd 厄他培南（0.5g q6h）+美罗培南（2g q8h）/多尼培南（0.5g q8h） 头孢他啶/阿维巴坦 2.5g q8h	吸入性抗菌药物+其他同血流感染治疗方案	同血流感染治疗方案	同血流感染治疗方案

注：美罗培南：负荷剂量（2g，1小时内输注完毕）后改用维持剂量（2g q8h，每次给药输注时间持续 6 小时）；厄他培南：连续输注维持剂量（500mg q6h，每次给药 4 小时内输注完毕；多尼培南：维持剂量为 500mg q8h，每次给药 1 小时内输注完毕；替加环素：负荷剂量 200mg，维持剂量为 100mg q12h；多黏菌素 E：负荷剂量 9MU（900 万单位），维持剂量为 4.5MU（450 万单位）q12h。

吸入性抗菌药物：多黏菌素 2MU q8h；妥布霉素 300mg q12h；阿米卡星 150mg q12h。

* 抗菌药物敏感试验：如多黏菌素 MIC ≤2mg/L 时，选择多黏菌素，而多黏菌素 MIC>2mg/L 时，则选择药敏试验有抗菌活性的药物；替加环素 MIC ≤1mg/L，选择替加环素，而 MIC>1mg/L 时，则选择药敏试验有抗菌活性的药物；磷霉素 MIC ≤32mg/L 时，选择磷霉素，而 MIC>32mg/L 时，则选择药敏试验有抗菌活性的药物；庆大霉素和妥布霉素 MIC ≤2mg/L，阿米卡星 MIC ≤4mg/L 时，选择氨基糖苷类药物，而庆大霉素和妥布霉素 MIC>2mg/L，阿米卡星 MIC>4mg/L 时，则选择药敏试验有抗菌活性的药物。

（鲁炳怀 邸秀珍 倪文涛）

参考文献

[1] Thaden JT, Pogue JM, Kaye KS. Role of newer and re-emerging older agents in the treatment of infections caused by carbapenem-resistant Enterobacteriaceae. Virulence, 2017, 8 (4)：403-416.

[2] 徐安, 卓超, 苏丹虹, 等 .2005—2014 年 CHINET 克雷伯菌属细菌耐药性监测 . 中国感染与化疗杂志, 2016; 16 (3): 267-274.

[3] Popovic M, Steinort D, Pillai S, et al. Fosfomycin：an old, new friend ？ Eur J Clin Microbiol Infect Dis, 2010, 29 (2): 127-142.

[4] Neuner EA, Gallagher JC. Pharmacodynamic and pharmacokinetic considerations in the treatment of critically Ill patients infected with carbapenem-resistant Enterobacteriaceae. Virulence, 2017, 8 (4): 440-452.

[5] Cai Y, Lim TP, Teo JQ, et al. Evaluating Polymyxin B-Based Combinations against Carbapenem-Resistant Escherichia coli in Time-Kill Studies and in a Hollow-Fiber Infection Model.Antimicrob Agents Chemother, 2017, 61 (1).pii: e01509-16.

[6] Lee J, Patel G, Huprikar S, et al. Decreased Susceptibility to Polymyxin B during Treatment for Carbapenem-Resistant Klebsiella pneumoniae Infection. J Clin Microbiol, 2009, 47 (5)：1611-1612.

[7] Ni W, Cai X, Wei C, et al. Efficacy of polymyxins in the treatment of carbapenem-resistant Enterobacteriaceae infections：a systematic review and meta-analysis. Braz J Infect Dis, 2015, 19 (2): 170-180.

[8] Daikos GL, Markogiannakis A. Carbapenemase-producing Klebsiella pneumoniae：(when) might we still consider treating with carbapenems ？ Clin Microbiol Infect, 2011, 17 (8): 1135-1141.

[9] Trecarichi EM, Tumbarello M. Therapeutic options for carbapenem-resistant Enterobacteriaceae infections. Virulence, 2017, 8 (4): 470-484.

[10] Bassetti M, Peghin M, Pecori D. The management of multidrug-resistant Enterobacteriaceae.Curr Opin Infect Dis, 2016, 29 (6): 583-594.

[11] Morrill HJ, Pogue JM, Kaye KS, et al. Treatment Options for Carbapenem-Resistant Enterobacteriaceae Infections. Open forum infect dis, 2015, 2 (2): ofv050.

[12] Ni W, Han Y, Liu J, et al. Tigecycline Treatment for Carbapenem-Resistant Enterobacteriaceae Infections A Systematic Review and Meta-Analysis. Medicine (Baltimore), 2016, 95 (11): e3126.

[13] Ramirez J, Dartois N, Gandjini H, et al. Randomized phase 2 trial to evaluate the clinical efficacy of two high-dosage tigecycline regimens versus imipenem-cilastatin for treatment of hospital-acquired pneumonia. Antimicrob Agents Chemother, 2013, 57 (4): 1756-1762.

[14] Tzouvelekis LS, Markogiannakis A, Piperaki E, et al. Treating infections caused by carbapenemase-producing Enterobacteriaceae. Clin Microbiol Infect, 2014, 20 (9): 862-872.

[15] Syue LS, Chen YH, Ko W.C, et al. New drugs for the treatment of complicated intra-ab-

dominal infections in the era of increasing antimicrobial resistance. Int J Antimicrob Agents, 2016, 47(4): 250–258.

[16] Falagas ME, Lourida P, Poulikakos P, et al. Antibiotic Treatment of Infections Due to Carbapenem-Resistant Enterobacteriaceae: Systematic Evaluation of the Available Evidence. Antimicrob Agents Chemother, 2014, 58(2): 654–663.

[17] Guan X, He L, Hu B, et al. Laboratory diagnosis, clinical management and infection control of the infections caused by extensively drug-resistant Gram-negative bacilli: a Chinese consensus statement. Clin Microbiol Infect, 2016, 22(Suppl 1): S15–S25.

[18] Tzouvelekis LS, Markogiannakis A, Psichogiou M, et al. Carbapenemases in Klebsiella pneumoniae and other Enterobacteriaceae: an evolving crisis of global dimensions. Clin microbiol Rev, 2012, 25(4): 682–707.

[19] 胡付品,郭燕,朱德妹,等.2017 年 CHINET 中国细菌耐药性监测.中国感染与化疗杂志,2018, 18(3): 241–251.

第十六章

鲍曼不动杆菌感染特点与碳青霉烯类药物的合理应用

不动杆菌属是不发酵葡萄糖的革兰氏阴性球杆菌。鲍曼不动杆菌是临床分离率最高的不动杆菌,已成为院内获得性感染重要的机会性病原体。醋酸钙不动杆菌、洛菲不动杆菌等其他亚种也可在临床致病,但总体上,鲍曼不动杆菌的临床致病力强于其他不动杆菌。

一、鲍曼不动杆菌感染特点

(一)临床感染的高危因素

鲍曼不动杆菌是条件致病菌,主要引起院内获得性感染,危重症患者和免疫缺陷患者是主要感染人群。有研究发现20%的ICU内感染可能与鲍曼不动杆菌有关。鲍曼不动杆菌感染与菌株定植、正常菌群破坏(广谱抗菌药物较长时间使用)和解剖屏障的破坏(手术、外伤、植入物放置)密切相关。临床上鲍曼不动杆菌感染危险因素包括:长时间住院、入住鲍曼不动杆菌流行的病区(尤其是重症监护病房)、机械通气、侵入性操作、手术、外伤、广谱抗菌药物暴露、免疫抑制剂使用、粒细胞缺乏及严重基础疾病等。美国院内感染监测系统数据显示院内鲍曼不动杆菌感染病例出现与季节相关,7~10月时间段较11月至次年6月病例数多54%。相对于非多重耐药鲍曼不动杆菌,多重耐药鲍曼不动杆菌(MDRAB)感染的高危因素包括:更长的感染前住院时间(>30天),前期使用β-内酰胺类抗菌药物。

鲍曼不动杆菌导致的社区获得性感染包括肺炎、血流感染等,在澳大利亚、大洋洲国家、中国大陆及台湾地区、泰国、新加坡等国家和地区均有个案报道。鲍曼不动杆菌社区感染的发生通常与气候条件关系密切,多出现于湿热地区、夏秋季节。主要发生在青壮年酗酒者、吸烟人群以及合并糖尿病、肿瘤、慢性阻塞性肺疾病等慢性病的患者中。

（二）临床感染类型和病原诊断要点

最常见的鲍曼不动杆菌所致感染为医院获得性肺炎和血流感染，也可引起腹腔感染、泌尿系感染、中枢神经系统感染、皮肤软组织感染等。

1. 肺炎　最常见于建立了人工气道的患者。由于人工气道破坏了气道的天然防御机制，更利于细菌进入下呼吸道并可黏附于人工气道上形成生物被膜。MDRAB 院内获得性肺炎可发生于因任何基础疾病住院的患者，合格下呼吸道标本的获取对病原学诊断至关重要，防污染毛刷、肺泡灌洗液、支气管内抽吸物价值高于痰标本。反复多次送检并结合涂片和培养结果有利于区别定植、感染和污染。

2. 血流感染　主要见于血管内留置管患者，也可继发于其他部位感染（如肺炎、腹腔感染、尿路感染）的播散。鲍曼不动杆菌血流感染患者常存在其他部位的菌株定植。鲍曼不动杆菌血流感染的独立危险因素可包括：Charlson's 合并症评分 >3 分、前期住院或转院病史、中心静脉置管、全胃肠外营养、前期碳青霉烯类抗菌药物或其他 β- 内酰胺类抗菌药物治疗、化疗病史。血流感染的病原诊断取决于血培养、导管培养。血培养标本采集应遵循临床操作规范，除外皮肤定植菌污染情况下血培养阳性是血流感染的确诊标准。

3. 腹腔感染　绝大多数感染通过侵入性操作由皮肤或肠道直接引起，尤其在腹腔置管、器官移植、腹膜透析等患者更易出现鲍曼不动杆菌腹腔感染。临床上可表现为腹膜透析相关性腹膜炎、胆道感染、腹腔脓肿、胰腺炎、肝脓肿等。腹腔引流液培养为鲍曼不动杆菌需除外定植菌。

4. 尿路感染　主要见于导尿管留置或经皮肾造口术引流管留置的患者，可引起急性肾盂肾炎、急性膀胱炎等，并可继发附睾炎、前列腺炎、菌血症。其感染高危因素包括：医疗相关因素，如手术治疗、留置导尿管、局部用药；尿路梗阻性疾病，如前列腺增生、尿路结石、尿道狭窄；全身长期使用抗菌药物；放疗与化疗；机体免疫功能受损；长期卧床等。临床症状与其他细菌感染相似，诊断需依据病原学检查。尿液培养分离到鲍曼不动杆菌者需结合临床症状及尿常规排除污染及无症状菌尿。

5. 脑膜炎　主要见于外伤或脑外科手术后患者。其他高危因素还包括术后大剂量糖皮质激素应用、术后脑脊液漏、广谱抗菌药物使用等。鲍曼不动杆菌颅内感染的抗菌治疗需选择敏感且易透过血脑屏障的抗菌药物。

6. 皮肤软组织感染、骨髓炎 主要见于外伤、手术后患者及大面积烧伤患者。近期有多篇关于鲍曼不动杆菌坏死性筋膜炎的报道,主要发生在免疫缺陷人群,如 HIV、肝硬化、实体器官移植、糖尿病等。

(三)非无菌标本培养分离到鲍曼不动杆菌的注意事项

鲍曼不动杆菌是条件致病菌,广泛分布于医院环境,易在住院患者皮肤、结膜、口腔、呼吸道、胃肠道及泌尿生殖道等部位定植。临床采集各类标本时应当尽可能避免污染。对于非无菌体液分离的细菌尤其需要鉴别污染菌、定植菌和感染菌,大体需要综合参考以下几个因素:①患者存在细菌感染的炎症反应;②有感染部位的临床症状、体征和影像学表现;③宿主因素:鲍曼不动杆菌感染患者常合并高危因素,感染诊断需结合患者情况进行个体化的判断,包括基础疾病、免疫状态、抗菌药物暴露、侵入性检查和治疗、感染发生时所处病房的耐药菌流行病学、其他与发病相关的危险因素如机械通气时间等;④感染部位标本采集规范,推荐尽可能取得合格的标本进行反复培养。

1. 采集痰标本时,应充分告知患者留样方法和要求,必要时采用气管镜下防污染毛刷采样,尽量提高痰标本质量。临床微生物实验室要严格把握痰标本的质量,痰标本接种前应进行革兰染色镜检,判断痰标本是否合格,同时注意有无白细胞吞噬或伴行现象及细菌的染色和形态。呼吸道标本的半定量、定量细菌培养能够为临床提供参考。

2. 尿培养应规范采集清洁中段尿,如考虑留置管相关泌尿道感染,应在使用抗菌药物前更换或去除留置管,留取尿培养及药敏。

3. 对于鲍曼不动杆菌皮肤感染由于取材易被皮肤正常菌群污染,甚至出现多种细菌并存的培养结果,病变部位取样应注意采用不同的方法:①浅表、开放性脓疱和创口感染:清创后,使用拭子在创口涂抹即可;②蜂窝织炎和丹毒:穿刺针抽吸组织取样,但不易获取,培养阳性率较低;③复杂性皮肤软组织感染:用组织活检、穿刺针抽吸、外科手术等方法取深层组织进行培养,不能用创口拭子进行培养。

(四)鲍曼不动杆菌感染的预后

决定鲍曼不动杆菌感染预后的关键因素是能否选择敏感抗菌药物进行及时充分的抗菌治疗。对于机械通气相关肺炎患者,接受敏感抗菌药物治疗组病死率为14%,而未能接受敏感抗菌药物治疗组病死率可高达82%。与生存组相比,死亡组鲍曼不动杆菌感染患者的特点包括:多个合并症、多部位感染、血流感染、意识不清、尿素氮升高、呼吸衰竭、粒细胞缺乏、休克、年龄 >65 岁、CRP>100mg/L、菌株对碳青霉烯类抗菌药物耐药等。鲍曼不动杆菌血流感染的病死率为 11.3%~51.3%,发病前糖皮质激素治疗、感染性休克、APACHE Ⅱ 评分≥22 分是鲍曼不动杆菌血流感染患者死亡的独立危险因素。

(五)鲍曼不动杆菌感染的预防

鲍曼不动杆菌医院感染大多为外源性医院感染,其传播途径主要为接触传播。医院感染的预防与控制至关重要。首先,医务人员应严格遵守无菌操作和感染控制规范,特别是实施中心静脉插管、气管插管、留置尿管、放置引流管等操作时,应当避免污染,减少感染的危险因素。其次,阻断鲍曼不动杆菌的传播途径。与其他多重耐药革兰氏阴性菌的院内防控相同,需要考虑采取以下措施减少院内传播。

1. 标准的感染控制方法 包括手卫生、接触隔离等。多重耐药鲍曼不动杆菌最常见的传播机制是接触传播,手卫生是感染预防与控制措施的重点,对于减少感染的传播和发生不可或缺。MDRAB 感染或定植患者应当有明确标识,进行接触隔离,尽可能单间安置或与其他感染相同致病菌的患者同室安置。在接触患者或潜在污染物体时戴手套和穿隔离衣。

2. 抗菌药物管理 包括抗菌药物轮换、处方限制、抗菌药物审批、信息化管理程序等。

3. 环境清洁 要加强环境清洁与消毒,有效的环境与设备清洁/消毒有助于减少 MDRAB 的传播风险。

4. 源头控制 包括淋浴或氯己定擦浴。

二、抗菌药物在鲍曼不动杆菌
感染治疗中的合理应用

(一)鲍曼不动杆菌感染治疗中碳青霉烯类抗菌药物的合理应用

在 β- 内酰胺类抗菌药物中,青霉素类和头孢菌素类的部分品种、碳青霉烯类药物以及舒巴坦均有抗不动杆菌活性,对敏感鲍曼不动杆菌所致感染疗效良好,因此在体外敏感的情况下可作为治疗的选择。碳青霉烯类抗菌药物(包括亚胺培南、美罗培南、帕尼培南及比阿培南)对鲍曼不动杆菌有强大抗菌活性,可用于敏感菌所致的各类感染。

1. 碳青霉烯类抗菌药物的单药治疗 碳青霉烯类抗菌药物是时间依赖

性药物,决定碳青霉烯类抗菌药物临床疗效的主要 PK/PD 指标是血清游离药物浓度大于细菌 MIC 值的时间占抗菌药物给药间隔时间的百分比(T>MIC)。其 PK/PD 目标值为 T>MIC 40%~50%。对于体外药敏显示敏感的菌株(MIC ≤1mg/L),亚胺培南和美罗培南的剂量常分别需 1.0g,q8h 或 1.0g,q6h,静脉滴注。中枢神经系统感染治疗时,美罗培南剂量可增至 2.0g,q8h。

2. 碳青霉烯类抗菌药物应用剂量和给药方案的优化　对于 MIC 偏高菌株,通过增加给药剂量、延长输注时间可以在一定范围内增加碳青霉烯类抗菌药物 T>MIC 达标的概率。美罗培南 2g,q8h,持续输注 3~4 小时或 24 小时连续输注,对 MIC 2~8mg/L 的菌株感染达标概率(PTA)较高;当 MIC=4mg/L 时体外模拟 PTA 可达 100%,MIC=8mg/L 时 PTA 为 85%。临床分析发现碳青霉烯类抗菌药物延长输注时间能降低感染患者病死率,并且未发现增加耐药风险。但是,当美罗培南对鲍曼不动杆菌的 MIC 达到 16mg/L 时,延长输注时间对杀菌能力的改善有限,可考虑提高剂量或联合用药。因此,美罗培南延长输注时间的临床疗效与细菌 MIC 密切相关,一般适用于 MIC ≤8mg/L 菌株所致的感染的治疗。

3. 碳青霉烯类抗菌药物的联合治疗　碳青霉烯类抗菌药物耐药鲍曼不动杆菌(CRAB)通常对其他各类抗菌药物敏感性也降低,呈广泛耐药表型,药物选择困难。在这种情况下单药治疗面临困境,常需要考虑两个或多个抗菌药物的联合治疗。临床研究提示,联合治疗可以改善 CRAB 感染患者的临床预后和 / 或细菌清除率。

可以尝试的包含碳青霉烯类抗菌药物的联合方案包括:舒巴坦 + 碳青霉烯类抗菌药物、多黏菌素 + 碳青霉烯类抗菌药物、替加环素 + 碳青霉烯类抗菌药物等。其中,多黏菌素 + 碳青霉烯类抗菌药物的联合方案证据相对充分,体外研究发现两者对鲍曼不动杆菌有协同抗菌活性,这种协同作用主要出现在碳青霉烯类抗菌药物 MIC 4~16mg/L 的菌株。一项回顾性研究发现,与替加环素或多黏菌素单药治疗相比,联合碳青霉烯类抗菌药物或舒巴坦能降低 CRAB 感染患者病死率,提高临床疗效和细菌清除率。

目前对于联合治疗方案的数据大多来自体外联合药敏试验、动物实验和回顾性临床研究,迫切需要通过设计严谨的前瞻性、随机对照研究取得更确切的证据。建议对于敏感鲍曼不动杆菌的感染首选 β- 内酰胺类抗菌药物单药治疗,重症患者首选碳青霉烯类抗菌药物。对于 CRAB 感染,需要了解菌株的 MIC 值,若对碳青霉烯类抗菌药物 MIC ≤8mg/L,可以考虑碳青霉烯类抗菌药

物 + 多黏菌素的联合方案。

（二）可供 CRAB 感染治疗的其他药物

1. 舒巴坦　舒巴坦是目前治疗 CRAB 感染的重要药物。对于肾功能正常患者，舒巴坦用于治疗 CRAB 感染时的推荐剂量可达每天 8~9g。舒巴坦为基础的复合制剂氨苄西林 / 舒巴坦、头孢哌酮 / 舒巴坦是目前临床常用的舒巴坦制剂。

2. 多黏菌素　多黏菌素是目前对 CRAB 保持高敏感率的抗菌药物。多黏菌素 E 用于 MIC ≤2mg/L 菌株的治疗，目前常规推荐甲磺酸多黏菌素 E 的使用剂量为：900 万单位负荷剂量、450 万单位 q12h（甲磺酸多黏菌素 E 100 万单位等于 0.08g，相当于 0.03g 多黏菌素活性成分）。多黏菌素有较高的肾毒性、神经毒性，剂量使用受到限制，单药多黏菌素治疗可能导致临床治疗失败。多黏菌素与替加环素、碳青霉烯、多西环素、利福平等对部分菌株存在体外协同抗菌作用。多黏菌素 B 代谢动力学特征比多黏菌素 E 更佳，它以活性成分在临床使用，所需剂量更小，达到稳态浓度更快。多黏菌素 B 最合适的使用剂量目前尚无明确结论，目前认为可以 2.5mg/kg 为负荷剂量，1.5~2.5mg/kg，分 2 次静脉滴注为维持剂量使用。多黏菌素 B 约 60% 经肾脏排泄，可被血液透析清除，血液透析患者剂量调整的研究不充分，证据不足。多黏菌素全身使用时肺内浓度低，治疗 CRAB 肺炎时可考虑全身用药联合雾化吸入。雾化吸入 200 万单位甲磺酸盐多黏菌素 E 痰液中多黏菌素 E 浓度达 6.0mg/L，吸入 400 万单位痰液浓度可达到 12.8mg/L。雾化吸入的药物入血量极少，吸入 200 万单位或 400 万单位，最大血浆浓度分别为（0.22 ± 0.06）mg/L 和（0.33 ± 0.09）mg/L。

3. 替加环素　替加环素对 CRAB 菌株 MIC 值低、敏感率高，是临床治疗 CRAB 感染的重要选择之一。但是，多项针对呼吸机相关性肺炎和血流感染的临床研究结果表明，替加环素临床疗效不够理想。替加环素在肺、血液、尿路等组织中的浓度偏低，影响单药常规剂量使用时的临床有效率，提高药物使用剂量或与其他药物联合治疗可能有助于提高临床疗效，但需要更多高质量的临床研究证据。

（周　华）

参考文献

［1］胡付品，郭燕，朱德妹，等．2017 年 CHINET 中国细菌耐药性监测．中国感染与化疗杂志，2018，18（3）：241-251.

［2］ZHAO TM, LIU YN, CAO B, et al. Prospective Multicenter Study of Pathogen Distributions in Early-Onset and Late-Onset Hospital-Acquired Pneumonia in China. Antimicrob Agents Chemother, 2013; 57（12）: 6404-6405.

［3］吕媛，李耘，薛峰，等．卫生部全国细菌耐药监测网（Mohnarin）2011-2012 年度血流感染细菌耐药监测报告．中国临床药理学杂志，2014，30（3）：278-288.

［4］WONG D, NIELSEN TB, BONOMO RA, et al. Clinical and Pathophysiological Overview of Acinetobacter Infections: a Century of Challenges. Clin Microbiol Rev, 2017, 30（1）: 409-447.

［5］CHEN CT, WANG YC, KUO SC, et al. Community-acquired bloodstream infections caused by *Acinetobacter baumannii*: A matched case-control study. J Microbiol Immunol Infect, 2018, 51（5）: 629-635.

［6］FALAGAS ME, KARVELI EA, KELESIDIS I, et al. Community acquired Acinetobacter infections. Eur J Clin icrobiol Infect Dis, 2007, 26（12）: 857-868.

［7］JOSHUA SD, MARK M, ASHWIN S. A 16-year prospective study of community-onset bacteremic Acinetobacter pneumonia: low mortality with appropriate initial empirical antibiotic protocols. Chest, 2014, 146（4）: 1038-1045.

［8］陈佰义，何礼贤，胡必杰，等 中国鲍曼不动杆菌感染诊治与防控专家共识．中华医学杂志，2012，92（8）：76-85.

［9］张银维，周华，蔡洪流，等．鲍曼不动杆菌血流感染临床特征和死亡危险因素分析．中华内科杂志，2016，55（2）：121-126.

［10］SANDRI AM, LANDERSDORFER CB, JACOB J, et al. Population pharmacokinetics of intravenous polymyxin B in critically ill patients: implications for selection of dosage regimens. Clin Infect Dis, 2013, 57（4）: 524-531.

［11］ELIAS LS, KONZEN D, KREBS JM, et al. The impact of polymyxin B dosage on in-hospital mortality of patients treated with this antibiotic. J Antimicrob Chemother, 2010, 65（10）: 2231-2237.

［12］PRASAD P, SUN J, DANNER RL, et al. Excess deaths associated with tigecycline after approval based on noninferiority trials. Clin Infect Dis, 2012, 54（12）: 1699-1709.

［13］CAI X, YANG Z, DAI J, et al. Pharmacodynamics of tigecycline alone and in combination with colistin against clinical isolates of multidrug-resistant Acinetobacter baumannii in an in vitro pharmacodynamic model. Int J Antimicrob Agents, 2017, 49（5）: 609-616.

第十七章

铜绿假单胞菌感染特点与碳青霉烯类药物的合理应用

一、铜绿假单胞菌感染特点

（一）感染危险因素

铜绿假单胞菌（*Pseudomonas aeruginosa*，PA）广泛存在于自然界，宜在潮湿环境中生长，如水、土壤、植物等，属假单胞菌属，约占假单胞菌感染的70%以上。假单胞菌属和不动杆菌属、嗜麦芽窄食单胞菌、洋葱伯克霍尔德菌等共同构成非发酵糖革兰氏阴性杆菌，铜绿假单胞菌是最常见的非发酵菌之一，在健康人体很少发生定植。但在有基础疾病者或住院患者等免疫低卜人群中，可能存在于其消化道、鼻、会阴等部位，并往往成为条件致病菌引起下呼吸道感染、化脓性炎症、手术创口感染、烧伤后感染等，是医院获得性感染的重要机会致病菌，尤其是对于危重患者和免疫功能低下宿主。

铜绿假单胞菌感染发生的主要高危因素包括：①皮肤黏膜屏障发生破坏，如严重烧伤、战创伤、留置中心静脉导管、有创机械通气；②免疫功能低下，如中性粒细胞缺乏、糖皮质激素治疗、实体肿瘤放化疗、获得性免疫缺陷综合征（AIDS）；③慢性结构性肺病，如支气管扩张症、慢性阻塞性肺疾病、肺囊性纤维化；④ICU长期住院史；⑤长时间使用第三代头孢菌素、碳青霉烯类或者含酶抑制剂β-内酰胺类等抗菌药物。

呼吸系统对铜绿假单胞菌的易感性较强，铜绿假单胞菌是支气管扩张症、慢性阻塞性肺疾病、肺囊性纤维化等慢性结构性肺疾病继发感染的重要致病原。就慢性阻塞性肺疾病而言，如果急性加重患者出现以下4项中的2项时应警惕铜绿假单胞菌感染的可能：①近期住院史；②有经常（>4个疗程/年）或近期（近3个月内）抗菌药物应用史；③病情严重（FEV<30%）；④应用口服糖皮质激素（近2周服用泼尼松龙>10mg/d）。

（二）临床感染类型和诊断要点

1. 铜绿假单胞菌感染的临床类型　铜绿假单胞菌感染可发生于人体任何部位，常见的感染部位包括：①呼吸道感染：可表现为慢性呼吸系统疾病合并铜绿假单胞菌感染、原发性肺炎（医院获得性肺炎为主）、血源性肺炎；②泌尿系感染：多为导尿、膀胱造瘘、长期留置尿管等泌尿系统有创性操作继发的医源性感染；③血流感染：包括导管相关性血流感染和局部化脓性感染控制不佳继发的血流感染，后者多发生于免疫功能低下或局部严重感染患者；④心内膜炎：通常为心脏手术后继发的医源性感染，尤以心脏瓣膜置换术后较为常见；⑤烧伤或创伤感染：包括大面积烧伤后的创面感染、创伤后伤口感染以及外科手术后伤口感染；⑥皮肤软组织感染：多为皮肤糜烂或破损后继发的医院内感染；⑦眼部感染：可引起眼内炎、角膜炎、结膜炎以及泪囊、眼睑等附属器感染，多继发于眼外伤或眼科手术，以眼内炎和角膜炎危害最大；⑧耳鼻咽喉部感染：可引起外耳道炎、中耳炎和乳突炎，在免疫低下患者，可通过血管鞘上行引起颅内感染；⑨骨髓炎：多继发于铜绿假单胞菌血流感染，或由邻近感染灶局部播散所致；⑩中枢神经系统感染：以脑膜炎最为常见，也可引起脑脓肿，常继发于颅脑外伤或手术，也可由邻近部位感染局部播散或血流感染播散所致。

2. 临床感染的诊断要点　铜绿假单胞菌感染的诊断应综合考虑以下四个方面的依据：①有相应部位感染的临床表现；②有铜绿假单胞菌感染的危险因素；③无抗假单胞菌活性的抗菌药物治疗无效；④感染部位标本培养分离到铜绿假单胞菌。原则上，无菌标本（包括血液、胸腔积液、腹腔积液、脑脊液等）分离到铜绿假单胞菌，如能排除操作污染，通常可以确立病原学诊断。但是，对于非无菌标本的培养结果则需要认真区分致病菌、定植菌或污染菌，这对于危重患者（尤其是采用人工气道的患者）下呼吸道感染的病原学诊断尤为重要，否则容易导致治疗不足或治疗过度。但是，在实际工作中，区分致病菌与定植菌、污染菌往往并不容易。原则上，可信的培养结果应能与涂片检查的结果和患者的临床情况（包括存在相应的感染危险因素、有感染相应的临床表现、分离菌的体外药敏结果与抗菌药物治疗效果一致等）相互印证，合格标本的涂片检查结果与培养结果一致，涂片检查时发现大量中性粒细胞吞噬相应细菌的现象，多次培养结果均为同一细菌单一生长，培养结果与临床情况相符有助于致病菌的确认。有条件的医疗单位，可以采用支气管肺泡灌洗（BAL）、防污染保护性毛刷（PSB）等侵入性方式采集远端气道标本进行定量培养,可能有助于提高肺炎病原学诊断的准确性。

（三）临床感染的预后

现有的研究证据显示,多重耐药铜绿假单胞菌(MDR PA)感染延长 HAP/VAP 患者的 ICU 住院时间,尚不能证明其与患者病死率升高和 HAP/VAP 复发率相关,而这两者受患者基础疾病严重程度的影响更大。在 MDR- 铜绿假单胞菌菌血症的患者中,约有 20% 的患者将进展为脓毒症休克,病死率也会随之升高,预后不良。

（四）临床感染的预防

MDR PA 感染多数为医院感染或医疗卫生机构相关性感染,其综合防控措施包括:①加强医务工作者特别是 ICU 工作的医务人员的医院感染控制教育;②严格注意手卫生;③对 MDR 铜绿假单胞菌感染患者实行隔离治疗;④积极开展 MDR PA 医院感染监测;⑤加强抗菌药物管理,促进抗菌药物的合理使用,防止广谱抗菌药物的滥用;⑥减少口咽部细菌定植。

二、抗菌药物在铜绿假单胞菌感染治疗中的合理应用

（一）铜绿假单胞菌感染中碳青霉烯类药物的合理应用

目前可用于治疗铜绿假单胞菌感染的碳青霉烯抗菌药物包括亚胺培南、美罗培南、帕尼培南、比阿培南和多尼培南。这些药物对铜绿假单胞菌的抗菌活性稍有区别,由强到弱一般认为依次为多尼培南、美罗培南、比阿培南、亚胺培南、帕尼培南。

在致病原不明的经验性治疗方面,对于有铜绿假单胞菌感染高危因素的患者,美罗培南、亚胺培南是经验性治疗时的重要选择之一,其优势在于覆盖铜绿假单胞菌的同时,还能兼顾多耐药肠杆菌科细菌(如产 ESBLs 或 AmpC 酶的肠杆菌科细菌)和厌氧菌,尤其适用于有铜绿假单胞菌感染高危因素的危重患者或可疑混合感染患者。在包括 ATS/IDSA HAP/VAP 诊疗指南在内的国内外多种相关重要指南和共识中,具有抗假单胞菌活性的碳青霉烯类抗菌药物均被推荐作为适用于具有铜绿假单胞菌感染高危因素的患者的重要初始经验性治疗方案之一,也可以与抗假单胞菌喹诺酮类药物或氨基糖苷类药物联用。

在铜绿假单胞菌感染的目标治疗方面,现有的一些研究结果表明,碳青霉

烯类抗菌药物的疗效与其他敏感的抗假单胞菌 β- 内酰胺类抗菌药物相比并无优势,表现为临床治愈率和细菌清除率更低,而病死率较高,美国 FDA 曾于2015 年公开警示,多尼培南治疗铜绿假单胞菌 VAP 的病死率高于对照药物。因此,就目标性治疗而言,具有抗假单胞菌活性的碳青霉烯类抗菌药物更适合作为治疗铜绿假单胞菌感染的备选药物,在体外药敏试验结果支持的前提下,可作为抗假单胞菌头孢菌素或抗假单胞菌 β- 内酰胺类抗菌药物 / 酶抑制剂复合物疗效不佳或不能耐受时的备选方案。

根据中华医学会呼吸病学分会感染学组 2014 年《铜绿假单胞菌下呼吸道感染诊治专家共识》、2016 年的 ATS/IDSA HAP/VAP 诊疗指南和 2018 年的中国成人 HAP/VAP 诊疗指南,碳青霉烯类药物治疗 MDR PA 感染的用法为:亚胺培南 0.5g,q6h、美罗培南 1g,q8h,静脉滴注;治疗中枢神经系统感染时,美罗培南剂量可增至 2g,q8h。

近年来,全球范围内铜绿假单胞菌对碳青霉烯抗菌药物的敏感性总体上呈逐渐降低趋势,在应用碳青霉烯抗菌药物治疗铜绿假单胞菌感染时应注意根据其 PK/PD 特点优化剂量和给药方案,以改善临床疗效,同时延缓碳青霉烯耐药性的发展。根据药代动力学 / 药效学(PK/PD)理论,碳青霉烯类药物属于时间依赖性抗菌药物,血药浓度高于 MIC 的时间占给药间隔时间的百分比($T>MIC$)是影响其临床疗效的重要参数。在应用碳青霉烯类抗菌药物治疗铜绿假单胞菌感染时,对于低水平耐药株(MIC 4~16mg/L)感染或重症感染者,可通过提高用药剂量,缩短给药间隔时间(增加每日给药次数)或 / 和延长静脉输注时间等措施来改善临床疗效。

至于选择单药还是联合治疗,最新颁布的美国 ATS/IDSA HAP/VAP 诊治指南(2016 年)建议,对于非高死亡风险患者、非脓毒性休克患者,可以选择体外敏感的抗菌药物单药治疗,而对于具有脓毒性休克或高死亡风险的危重患者,则推荐联合应用 2 种敏感抗菌药物进行治疗。

（二）其他具有抗假单胞菌活性的抗菌药物

除碳青霉烯类抗菌药物之外,临床可应用于治疗铜绿假单胞菌感染的其他药物还包括抗假单胞菌青霉素及相应的酶抑制剂复合物、抗假单胞菌头孢菌素及相应的酶抑制剂复合物、氨曲南、氨基糖苷类、抗假单胞菌氟喹诺酮类(环丙沙星、左氧氟沙星)、多黏菌素、磷霉素等。磷霉素主要用于联合治疗,氨曲南也较少单独用于铜绿假单胞菌感染的治疗。氨基糖苷类药物虽然对铜绿假单胞菌的体外敏感率较高,但肺组织浓度低,高剂量时耳肾毒性风险增加,且缺乏单药有效治疗铜绿假单胞菌肺炎的循证医学证据,因此一般也不建议单药用于治疗铜绿假单胞菌 HAP/VAP。在抗假单胞菌青霉素及相应的酶抑制剂复合物中,以哌拉西林/他唑巴坦最为常用,其他药物还包括替卡西林、羧苄西林、哌拉西林、美洛西林、阿洛西林、替卡西林/克拉维酸等。在抗假单胞菌头孢菌素及相应的酶抑制剂复合物中,头孢他啶、头孢哌酮、头孢吡肟、头孢哌酮/舒巴坦等临床较为常用。新的抗铜绿假单胞菌药物也在积极研发中。目前已在美国上市的头孢洛扎/他唑巴坦(ceftolozane/tazobactam),在体外药敏试验中,已经被证实抗铜绿假单胞菌(包括 MDR 和 XDR- 铜绿假单胞菌)活性好于头孢他啶、头孢吡肟和美罗培南;且铜绿假单胞菌对其形成耐药也慢于其他抗假单胞菌 β- 内酰胺类药物。而同为头孢类/β- 内酰胺酶抑制剂复合新药头孢他啶/阿维巴坦也于 2015 年在美上市。阿维巴坦属于新型β- 内酰胺酶抑制剂,它大大改善了头孢他啶对 ESBLs、AmpC、KPC 的稳定性。

应注意,替加环素虽然有非常广的抗菌谱,但铜绿假单胞菌天然耐药,不能用于铜绿假单胞菌感染的治疗。

当呼吸道感染全身药物治疗 MDR PA 感染疗效不佳时,可尝试在全身治疗基础上联合吸入抗菌药物治疗,目前可用于吸入的抗菌药物主要为氨基糖苷类(妥布霉素和阿米卡星)和多黏菌素。吸入性抗菌药物的最佳方案尚无定论。阿米卡星推荐 400mg,每日 2 次或 25mg/kg,每日 1 次;妥布霉素推荐300mg,每 12 小时 1 次;多黏菌素 E 推荐 30~60mg 基质溶于 2~4ml 生理盐水中,每 8~12 小时 1 次。疗程推荐为 14 天。

（张 鑫）

参考文献

［1］RAMÍREZESTRADA S, BORGATTA B, RELLO J. Pseudomonas aeruginosa ventilator-associated pneumonia management. Infect Drug Resist, 2016, 9:7-18.

［2］中华医学会呼吸病学分会感染学组. 铜绿假单胞菌下呼吸道感染诊治专家共识. 中华结核和呼吸杂志, 2014, 37(1):9-15.

［3］HU FP, GUO Y, ZHU DM, et al. Resistance trends among clinical isolates in China reported from CHINET surveillance of bacterial resistance, 2005-2014. Clin Microbiol Infect, 2016, 22(Suppl 1):S9-S14.

［4］胡付品,郭燕,朱德妹,等.2017 年 CHINET 中国细菌耐药性监测. 中国感染与化疗杂

志, 2018, 18（3）: 241-251.

[5] HSU AJ, TAMMA PD. Treatment of multidrug-resistant Gram-negative infections in children.Clin Infect Dis, 2014, 58（10）: 1439-1448.

[6] BREILH D, TEXIERMAUGEIN J, ALLAOUCHICHE B, et al. Carbapenems. J Chemother, 2013, 25（1）: 1-17.

[7] BOWKER KE, NOEL AR, TOMASELLI SG, et al. Pharmacodynamics of the Antibacterial Effect of and Emergence of Resistance to Doripenem in Pseudomonas aeruginosa and Acinetobacter baumannii in an In Vitro Pharmacokinetic Model. Antimicrob Agents Chemother, 2012, 56（10）: 5009-5015.

[8] 国家卫生计生委合理用药专家委员会. 耐药革兰氏阴性菌感染诊疗手册. 北京: 人民卫生出版社, 2015.

[9] FUJITANI S, SUN HY, YU VL, et al. Pneumonia due to Pseudomonas aeruginosa: part I: epidemiology, clinical diagnosis, and source. Chest, 2011, 139（4）: 909-919.

[10] WOODHEAD M, BLASI F, EWIG S, et al. Guidelines for the management of adult lower respiratory tract infections- full version. Clin Microbiol Infect, 2011, 17（Suppl 6）: E1-E59.

[11] KALIL AC, METERSKY ML, KLOMPAS M, et al. Management of adults with hospital-acquired andventilator-associated pneumonia: 2016 clinical practice guidelines by the Infectious Diseases Society of America and the American Thoracic Society. Clin Infect Dis, 2016, 63（5）: e61-e111.

[12] CERCEO E, DEITELZWEIG SB, SHERMAN BM, et al. Multidrug-resistant gram-negative bacterial infections in the hospital setting: overview, implications, for clinical practice, and emerging treatment options. Microb Drug Resist, 2016, 22（5）: 412-431.

[13] LUYT CE, AUBRY A, LU Q, et al. Imipenem, meropenem, or doripenem to treatpatients with Pseudomonas aeruginosa ventilator-associated pneumonia. Antimicrob Agents Chemother, 2014, 58（3）: 1372-1380.

[14] MORATA L, COBOS-TRIGUEROS N, MARTINEZ JA, et al. Influence of multidrug resistance and appropriate empirical therapy on the 30-day mortality rate of Pseudomonas aeruginosa bacteremia. Antimicrob Agents Chemother, 2012, 56（9）: 4833-4837.

[15] 中华医学会呼吸病学分会感染学组. 中国成人医院获得性肺炎与呼吸机相关性肺炎诊断和治疗指南（2018 年版）. 中华结核和呼吸杂志, 2018（4）: 255-280.

碳青霉烯类抗菌药物在社区获得性肺炎中的应用

一、社区获得性肺炎的流行病学

社区获得性肺炎（community-acquired pneumonia, CAP）是一种临床常见的感染性疾病，指在医院外罹患的肺实质感染性炎症，包括具有明确潜伏期的病原体感染而在入院后潜伏期内发病的肺炎。根据欧洲及北美地区的调查，CAP 的发病率为 5~11 例次/（1000 人·年），其中，需要住院治疗的患者约占 20%，需要入住重症监护病房（ICU）的重症 CAP 患者约占 10%，总体病死率为 1%~5%，仅美国每年用于 CAP 的直接医疗费用就高达 84 亿~100 亿美元。在成年人中，CAP 的发病率和病死率均随年龄增长而增加。在发病率方面，根据美国的调查结果，65~79 岁人群及 80 岁以上人群（含 80 岁）中住院 CAP 的发病率分别为为 6.3 例次/（1000 人·年）和 16.4 例次/（1000 人·年），明显高于所有成人的平均发病率[2.5 例次/（1000 人·年）]。日本的调查也显示了相似的结果，75 岁以上高龄者（含 75 岁）的 CAP 发病率比 65 岁以下青壮年（不含 65 岁）高 10 倍以上。在病死率方面，日本的一项针对住院 CAP 患者的调查结果显示，15~44 岁、45~64 岁、65~74 岁和 ≥75 岁四组人群的病死率分别为 1.4%、3.3%、6.9% 和 9.3%，高龄是导致 CAP 病死率增加的重要危险因素。我国 CAP 的准确发病率和病死率尚不清楚，广州地区 2009—2012 年的调查结果显示，CAP 占医院就诊病例的 0.3%，其中 29.29% 接受了住院治疗，在住院 CAP 患者中，65 岁以上（不含 65 岁）、46~65 岁、26~45 岁、16~25 岁各组患者所占比例分别为 28.72%、16.90%、9.17% 和 3.33%，病死率分别为 4.70%、2.64%、2.63% 和 2.35%，65 岁以上（不含 65 岁）老年患者不仅在住院患者中所占比例最高，病死率也高居首位。

CAP 的致病原包括细菌、病毒和非典型致病原，核心致病原包括肺炎支原体、肺炎链球菌、流感嗜血杆菌、肺炎克雷伯菌、肺炎衣原体、嗜肺军团菌及金黄色葡萄球菌等。铜绿假单胞菌、鲍曼不动杆菌等非发酵菌感染在 CAP 中比较少见,仅见于少数有特殊危险因素的患者中。年龄、基础疾病、病情严重程度是影响 CAP 致病原的重要因素,在年龄较小、无基础疾病、PORT 评分较低的 CAP 患者中,肺炎支原体感染和肺炎链球菌感染较为常见,而在老年、有基础疾病、PORT 评分较高的 CAP 患者中,肺炎克雷伯菌等肠杆菌科细菌的感染比例明显升高。近年来,病毒性 CAP 逐渐引起了人们的重视。根据中华医学会呼吸病分会 2016 年发布的成人 CAP 诊治指南,不同组别 CAP 患者的常见病原体见表 18-1。

表 18-1　不同组别 CAP 患者的常见病原体

CAP 患者分组		常见病原体
门诊治疗的轻症 CAP 患者	无基础疾病青壮年	肺炎链球菌、肺炎支原体、流感嗜血杆菌、肺炎衣原体、流感病毒、腺病毒、卡他莫拉菌
	有基础疾病或≥65 岁患者	肺炎链球菌、流感嗜血杆菌、肺炎克雷伯菌等肠杆菌科细菌、肺炎衣原体、流感病毒、呼吸道合胞病毒、卡他莫拉菌
需入院治疗、但不必住 ICU 的 CAP 患者	无基础疾病青壮年	肺炎链球菌、流感嗜血杆菌、卡他莫拉菌、金黄色葡萄球菌、肺炎支原体、肺炎衣原体、流感病毒、腺病毒、其他呼吸道病毒
	有基础疾病或≥65 岁患者	肺炎链球菌、流感嗜血杆菌、肺炎克雷伯菌等肠杆菌科细菌、流感病毒、呼吸道合胞病毒、卡他莫拉菌、厌氧菌、嗜肺军团菌
需入住 ICU 的重症 CAP 患者	无基础疾病青壮年	肺炎链球菌、金黄色葡萄球菌、流感病毒、腺病毒、嗜肺军团菌
	有基础疾病或≥65 岁患者	肺炎链球菌、嗜肺军团菌、肺炎克雷伯菌等肠杆菌科细菌、金黄色葡萄球菌、厌氧菌、流感病毒、呼吸道合胞病毒
有铜绿假单胞菌感染危险因素的 CAP 患者(需住院或者入住 ICU)		铜绿假单胞菌、肺炎链球菌、嗜肺军团菌、肺炎克雷伯菌等肠杆菌科细菌、金黄色葡萄球菌、厌氧菌、流感病毒、呼吸道合胞病毒

作为 CAP 的主要致病细菌,肺炎链球菌的耐药发展趋势一直是被关注的焦点。2013 年的一项全球性耐药监测结果显示,万古霉素、替加环素、利奈唑胺、左氧氟沙星、头孢曲松、阿莫西林 / 克拉维酸等保持了对肺炎链球菌

的良好抗菌活性,但米诺环素、克林霉素的敏感率呈下降趋势。与全球调查结果相比,我国肺炎链球菌同样保持了对万古霉素、替加环素、利奈唑胺以及呼吸喹诺酮类药物的高度敏感性,但对克林霉素和大环内酯抗菌药物的耐药率却远高于全球平均水平。就对青霉素的耐药情况而言,我国肺炎链球菌成人分离株与儿童分离株存在较为显著的区别,儿童分离株中 PRSP（penicillin resistant *Streptococcus pneumoniae*, PRSP）和 PISP（penicillin intermediate-sensitive *Streptococcus pneumoniae*, PISP）的比例分别为 16.1% 和 23.5%,而成人分离株中 PRSP 和 PISP 的比例仅分别为 3.3% 和 5.9%。对大环内酯类抗菌药物的高耐药率和高水平耐药是我国肺炎链球菌的一个重要耐药特点。我国肺炎链球菌对大环内酯类抗菌药物的耐药率已经超过了 90.0%,而全球肺炎链球菌对大环内酯类抗菌药物的耐药率平均只有 30% 左右。我国肺炎链球菌对大环内酯类等抗菌药物的耐药机制以 *ermB* 基因介导的内在型耐药（cMLS）为主,对红霉素的耐药水平较高,对林可霉素类和链阳菌素 B 呈交叉耐药,而北美地区常见的 M 型耐药（对 14、15 元环大环内酯类抗菌药物低水平耐药,而对 16 元环大环内酯类抗菌药物、克林霉素和链阳菌素 B 敏感）,在我国却很少见。肺炎支原体对大环内酯抗菌药物的高耐药率也是我国 CAP 病原学有别于其他国家的一个重要特点。现有的监测结果显示,我国肺炎支原体儿童分离株对大环内酯类抗菌药物的耐药率超过了 80.0%,而成人分离株对大环内酯类抗菌药物的耐药率也高达 58.9%~71.7%,远远超过了世界上其他国家的水平。除肺炎链球菌和肺炎支原体以外,我国 CAP 的其他主要致病菌如流感嗜血杆菌、金黄色葡萄球菌、革兰氏阴性肠杆菌科细菌等的耐药状况总体上与全球致病菌的耐药变化趋势基本一致。流感嗜血杆菌对临床常用的绝大多数抗菌药物保持了高度敏感,第三代头孢菌素耐药的革兰氏阴性肠道杆菌导致的 CAP 在临床日益多见,社区获得性 MRSA 导致的 CAP 中仍然非常少见。值得注意的是,最近的调查结果显示,我国非中心城市二级社区医院的社区感染致病菌的耐药情况明显有别于大城市三级医院,临床医生在实际工作中应对此予以足够重视。

二、碳青霉烯类抗菌药物对社区获得性肺炎常见致病菌的体外抗菌活性

亚胺培南、美罗培南、多尼培南、厄他培南等碳青霉烯抗菌药物虽然对肺炎链球菌（PRSP 除外,最新的全球耐药监测结果显示 PRSP 对亚胺培南和美

罗培南的敏感率分别仅有 1.4% 和 6.1%。）、流感嗜血杆菌、卡他莫拉菌以及甲氧西林敏感的金黄色葡萄球菌（methicillin susceptible *Staphylococcus aureus*，MSSA）等社区获得性肺炎的常见致病菌保持了较高的敏感率，但原则上并不主张将碳青霉烯类抗菌药物常规用于这些致病菌感染的目标性治疗。

在老年或 / 和有基础疾病的 CAP 患者中，肠杆菌科细菌是重要的致病原之一。在全球范围内，碳青霉烯类抗菌药物总体上对肠杆菌科细菌仍然保持了较好的抗菌活性，克雷伯菌属、肠杆菌属、大肠埃希菌、沙雷菌属等对亚胺培南和美罗培南的敏感率目前仍然保持在 90% 以上，相比较而言，亚胺培南和厄他培南对同一菌株的 MIC 值通常是多尼培南和美罗培南的 4~8 倍，提示多尼培南和美罗培南对绝大多数肠杆菌科细菌的抗菌活性略优于亚胺培南和厄他培南。但是，对奇异变形杆菌和沙雷菌属而言，厄他培南却显示了与美罗培南相当的体外抗菌活性，优于多尼培南。与全球总体水平相比，虽然我国肠杆菌科细菌临床分离株对碳青霉烯类抗菌药物的敏感率仍然保持在 90% 以上，但下降趋势较为明显，其中，以肺炎克雷伯菌对碳青霉烯类抗菌药物的敏感率下降最为显著，根据 2017 年 CHINET 的监测结果，肺炎克雷伯菌中亚胺培南耐药菌株和美罗培南耐药菌株的比例均已经超过了 20%，但主要流行于大型教学医院，引起各种院内感染，在中小医院和社区感染中尚属少见。在最近完成的一项针对我国二级医院社区获得性呼吸道感染病原菌进行的多中心耐药监测中，未发现对厄他培南和亚胺培南不敏感的肺炎克雷伯菌。

厌氧菌感染导致的 CAP 主要发生在有误吸高危因素的患者中。碳青霉烯类抗菌药物对脆弱拟杆菌、多形拟杆菌、普雷沃菌属、梭菌属、消化链球菌属、产气荚膜梭菌等大多数厌氧菌均有较好抗菌活性，但对艰难梭菌和乳酸杆菌属的抗菌活性较差。在现有的各种碳青霉烯类抗菌药物中，相对而言，厄他培南在已上市品种中抗厌氧菌活性最弱。

三、碳青霉烯类抗菌药物治疗
社区获得性肺炎的临床研究

一项多中心开放性随机对照临床试验比较了美罗培南（0.5g，q8h）和亚胺培南 / 西司他丁（1.0g，q12h）对住院 CAP 的疗效和安全性，结果表明，美罗培南的临床有效率（89.1%）与亚胺培南（90.9%）相当，美罗培南药物相关的不良反应发生率（4.2%）略低于亚胺培南（11.0%），但均未发现严重不良反应。

在另一项开放性随机对照临床研究中，204 例老年重症 CAP 患者被随机分入 4 个治疗组，分别接受美罗培南（0.5g，q8h）、亚胺培南（0.5g，q8h）、克拉霉素（0.5g，qd）+ 头孢曲松（1.0g，q12h）、克拉霉素（0.5g，qd）+ 阿米卡星（0.25g，q12h）的治疗，结果显示，4 组患者的临床有效率分别为 86.5%、86.3%、69% 和 85.7%，平均费用分别为 $1560、$1620、$1760 和 $1792，提示在此研究纳入的老年重症 CAP 的治疗中美罗培南最具药效经济学优势。

两项多中心、前瞻性、随机、双盲临床研究比较了厄他培南和头孢曲松治疗中重度住院 CAP 的疗效和安全性，两项研究共纳入 866 例 CAP 患者，其中临床可评价病例 658 例，结果显示，两组患者静脉抗菌药物治疗时间中位数、口服抗菌药物治疗时间中位数以及总的抗菌药物治疗时间中位数完全相同，均分别为 4 天、7 天和 12 天，两组患者的总体治愈率分别为 91.9% 和 92.0%，没有显著差异，不同病情严重程度分组、不同年龄组的治愈率也基本相同。对这两项临床研究的进一步后续分析还表明，厄他培南单药治疗老年 CAP（≥65 岁）和合并慢性阻塞性肺疾病的 CAP 均能获得与头孢曲松相似的理想疗效。

四、碳青霉烯类抗菌药物治疗社区获得性肺炎临床指征及相关指南推荐

在 CAP 的治疗中，碳青霉烯类抗菌药物不是经验性治疗的一线药物，在临床工作中应注意掌握好应用指征。根据《中国成人社区获得性肺炎诊断和治疗指南（2016 年版）》，碳青霉烯类抗菌药物在以下种情况时可用于 CAP 的经验性治疗：①需要住院治疗（包括但不限于需要收住 ICU）的老年 CAP 患者（≥65 岁）或有基础疾病的 CAP 患者。此类患者肠杆菌科细菌感染的风险增加，有误吸风险的患者还存在厌氧菌感染的可能，因此，初始经验性治疗时可以选择碳青霉烯类抗菌药物单药治疗或联合四环素类 / 大环内酯类治疗。在具体选择碳青霉烯类抗菌药物品种时，应注意分析是否存在铜绿假单胞菌感染风险的危险因素，如气道铜绿假单胞菌定植，因慢性气道疾病反复使用抗菌药物或糖皮质激素等。对于有铜绿假单胞菌感染危险因素的患者，建议选择具有抗假单胞菌活性的碳青霉烯类抗菌药物品种，如美罗培南、亚胺培南、多尼培南等，必要时可联合具有抗假单胞菌活性的其他种类药物；对于无铜绿假单胞菌感染危险因素的患者，建议优先考虑选择厄他培南。②需要入住 ICU、无基础疾病的青壮年重症 CAP 患者，初始经验性治疗时可以考虑选择碳青霉烯类抗菌药物单药治疗

或联合四环素类 / 大环内酯类治疗。由于此类患者铜绿假单胞菌感染的可能性很小,因此可以首先考虑厄他培南。③CAP 临床上因难以确定致病原,多以经验治疗为主。我国既产 ESBLs 又耐喹诺酮的肠杆菌分离率较高,在三代头孢联合喹诺酮无效时,要考虑到上述情况。此时选用厄他培南更为合适。

在 CAP 的目标性治疗中,碳青霉烯类抗菌药物主要用于第三代头孢菌素耐药肠杆菌科细菌、铜绿假单胞菌等多耐药革兰氏阴性杆菌感染的治疗。近年来,社区呼吸道感染中第三代头孢菌素耐药的肠杆菌科细菌的分离率呈上升趋势,这种耐药主要是由于细菌产生 ESBLs 或 AmpC 酶而导致的,根据 2013—2014 年我国二级医院社区获得性呼吸道感染主要病原菌的耐药性监测结果,肺炎克雷伯菌对头孢曲松的耐药率达到了 15.8%,其中仅 ESBLs 的阳性率就达到了 8.1%。对于此类第三代头孢菌素耐药菌引起的重症 CAP,碳青霉烯类抗菌药物可作为进行针对性目标治疗的首选药物。对于产 ESBLs 细菌引起的轻中症感染,一般可先选择敏感的 β- 内酰胺类抗菌药物 / 酶抑制剂复合物、头霉素类抗菌药物或氧头孢烯类抗菌药物进行治疗;对于产 AmpC 酶细菌引起的轻中症感染,则可先选择第四代头孢菌素治疗,碳青霉烯类抗菌药物可作为疗效不佳或不能耐受时的备选药物。此外,铜绿假单胞菌虽然不是 CAP 的常见致病原,但可在存在铜绿假单胞菌感染危险因素的患者中导致 CAP,对于此类铜绿假单胞菌 CAP,如果体外药敏试验结果支持,碳青霉烯类抗菌药物(厄他培南除外)也可作为进行目标性治疗的选择之一。

需要注意的是,虽然碳青霉烯类抗菌药物对 PSSP(penicillin susceptible *Streptococcus pneumoniae*)、PISP、MSSA、流感嗜血杆菌、卡他莫拉菌等均有很好的抗菌活性,但是,由于临床中尚有抗菌谱较窄、针对性更强的其他抗菌药物可供选择,原则上一般不主张采用碳青霉烯类抗菌药物对这些细菌引起的感染进行目标治疗。

(佘丹阳)

参考文献

[1] Niederman MS, Mandell LA, Anzueto A, et al. Guidelines for the management of adults with community-acquired pneumonia: diagnosis, assessment of severity, antimicrobial therapy, and prevention. Am J Respir Crit Care Med, 2001, 163(7): 1730-1754.

[2] Lim WS, Baudouin SV, George RC, et al. BTS guidelines for the management of community

acquired pneumonia in adults：update 2009. Thorax, 2009, 64（Suppl 3）: iii1-iii55.

［3］Jain S, Self WH, Wunderink RG, et al. Community-acquired pneumonia requiring hospitalization among U.S.Adults. N Engl J Med, 2015, 373（5）: 415-427.

［4］Takaki M, Nakama T, Ishida M, et al. High incidence of community-acquired pneumonia among rapidly aging population in Japan：a prospective hospital-based surveillance. Jpn J Infect Dis, 2014, 67（4）: 269-275.

［5］Takayanagi N, Hara K, Tokunaga D, et al. Etiology and outcome of community-acquired pneumonia in relation to age and severity in hospitalized adult patients. Nihon Kokyuki Gakkai Zasshi, 2006, 44（12）: 906-915.

［6］刘慧,肖新才,陆剑云,等.2009-2012年广州市社区获得性肺炎流行特征和病原学研究.中华预防医学杂志, 2013, 47（12）: 1089-1094.

［7］中华医学会呼吸病学分会.中国成人社区获得性肺炎诊断和治疗指南（2016年版）.中华结核和呼吸杂志, 2016, 39（4）: 253-279.

［8］刘又宁,陈民钧,赵铁梅,等.中国城市成人社区获得性肺炎665例病原学多中心调查.中华结核和呼吸杂志, 2006, 29（1）: 3-8.

［9］Hoban DJ, Reinert RR, Bouchillon SK, et al. Global in vitro activity of tigecycline and comparator agents：Tigecycline Evaluation and Surveillance Trial 2004-2013. Ann Clin Microbiol Antimicrob, 2015, 14（1）: 27.

［10］杨青,俞云松,林洁,等.2005-2014年CHINET呼吸道分离菌耐药性监测.中国感染与化疗杂志, 2016, 16（5）: 541-550.

［11］佘丹阳.我国成人社区获得性肺炎与国外的病原学差异.中华结核和呼吸杂志, 2015, 38（1）: 13-15.

［12］孙宏莉,陈玲,陈绪林,等.2013-2014年中国二级医院社区获得性呼吸道感染病原菌耐药性监测.中华结核和呼吸杂志, 2016, 39（1）: 30-37.

［13］Breilh D, Texier-Maugein J, Allaouchiche B, et al. Carbapenems. J Chemother, 2013, 25（1）: 1-17.

［14］孙燕,孔菁,张泓,等.2005-2014年CHINET流感嗜血杆菌和卡他莫拉菌耐药性监测.中国感染与化疗杂志, 2016, 16（2）: 153-159.

［15］胡付品,郭燕,朱德妹,等.2017年CHINET中国细菌耐药性监测.中国感染与化疗杂志, 2018, 18（3）: 241-251.

［16］Finch RG, Pemberton K, Gildon KM. Pneumonia：the impact of risk factors on the outcome of treatment with meropenem and ceftazidime. J Chemother, 1998, 10（1）: 35-46.

［17］Bartoloni A, Strohmeyer M, Corti G, et al. Multicenter randomized trial comparing meropenem（1.5g daily）and imipenem/cilastatin（2g daily）in the hospital treatment of community-acquired pneumonia. Drugs Exp Clin Res, 1999, 25（6）: 243-252.

［18］Romanelli G, Cravarezza P, Pozzi A, et al. Carbapenems in the treatment of severe community-acquired pneumonia in hospitalized elderly patients：a comparative study against standard therapy. J Chemother, 2002, 14（6）: 609-617.

［19］Burkhardt O, Derendorf H, Welte T. Ertapenem：the new carbapenem 5 years after first FDA licensing for clinical practice. Expert Opin Pharmacother, 2007, 8（2）: 237-256.

第十九章

碳青霉烯类抗菌药物在医院获得性肺炎/呼吸机相关性肺炎的应用

医院获得性肺炎（HAP）是最常见的医院获得性感染（HAIs）。其中,呼吸机相关性肺炎（VAP）是 HAP 的特殊类型。HAP 病死率高,诊断和治疗较为困难。国外的调查结果表明,HAP 发病率为 5~10 例 /1000 例住院患者,占 ICU 内感染总数的 25%。发生 HAP 后平均住院时间延长 7~10 天,住院医疗费用大幅度增加,HAP 也是最终导致危重患者死亡的直接原因,由其引起的相关病死率高达 15.5%~38.2%。中国 13 家大型教学医院的 HAP 临床调查显示,在呼吸科病房与呼吸科监护病房（RICU）中 HAP 的平均发生率为 1.4%,其中 RICU 为 15.3%,普通病房为 0.9%。HAP 平均全因病死率为 22.3%。发生 HAP 后平均住院时间达（23.8 ± 20.5）天,较非 HAP 患者延长 10 天,抗感染治疗的疗程平均达（19 ± 17）天,人均住院诊疗费用比非 HAP 住院患者增加 9 万余元。

近 10 多年来,HAP/VAP 的相关研究日益深入,在流行病学、病原学、临床诊断和治疗等方面积累了大量新的研究成果,本章对罹患 HAP/VAP 时碳青霉烯类抗菌药物的合理应用进行阐述。

一、碳青霉烯类抗菌药物的经验性治疗

HAP/VAP 经验性治疗方案应该根据患者的病情严重程度、所在医疗机构常见病原菌及耐药情况、患者耐药危险因素等选择恰当的药物,同时应兼顾患者的基础疾病、器官功能状态、药物的 PK/PD 特性、既往用药情况和药物过敏史等因素选择。对于碳青霉烯类来说,经验性治疗最重要的选择依据是患者病情的严重程度和可能的致病菌及其耐药性。

（一）我国 HAP/VAP 的常见致病菌及其耐药性

我国 HAP/VAP 常见致病菌以革兰氏阴性菌为主,鲍曼不动杆菌、铜绿假

单胞菌、肺炎克雷伯菌和大肠埃希菌是我国 HAP/VAP 最常见的致病革兰氏阴性杆菌。我国 VAP 鲍曼不动杆菌比例显著高于 HAP，高达 35.7%~50.0%，随后依次为铜绿假单胞菌、肺炎克雷伯菌和金黄色葡萄球菌，≥65 岁的 VAP 患者中铜绿假单胞菌的分离率高于其他人群。

我国医院，尤其教学医院 HAP/VAP 常见致病菌耐药情况严重。2012 年13 家大型教学医院成人 HAP 微生物学调查显示，前 2 位的主要分离菌鲍曼不动杆菌和铜绿假单胞菌对碳青霉烯类抗菌药物的敏感性已不足 40.0%；其中，鲍曼不动杆菌除对多黏菌素、替加环素、多西环素和头孢哌酮／舒巴坦的耐药率较低外，对其余 β- 内酰胺类抗菌药物的耐药率均接近或超过 70.0%，对亚胺培南和美罗培南的耐药率分别高达 78.9% 和 76.8%；铜绿假单胞菌对亚胺培南和美罗培南的耐药率也分别高达 70.7% 和 48.8%，对铜绿假单胞菌相对敏感的抗菌药物包括多黏菌素、阿米卡星、哌拉西林／他唑巴坦、左氧氟沙星和环丙沙星。2017 年中国 CHINET 细菌耐药性监测显示不动杆菌属对亚胺培南的耐药率高达 66.7%，对美罗培南的耐药率高达 69.3%；铜绿假单胞菌对亚胺培南和美罗培南的耐药率分别也达到 23.6% 和 20.9%。肺炎克雷伯菌对亚胺培南和美罗培南的耐药率也逐年上升，从 2005 年的 3.0% 和 2.9% 升至2017 年的 20.9% 和 24.0%。大肠埃希菌对亚胺培南和美罗培南的耐药性较为稳定，为 1.9% 和 2.3%。

肠杆菌科细菌最重要的耐药机制是产生超广谱 β- 内酰胺酶（ESBLs）。近年来我国大陆地区大肠埃希菌和肺炎克雷伯菌 ESBLs 的检出率有下降趋势。CHINET 细菌耐药性监测显示，住院患者中产 ESBLs 克雷伯菌检出率从最高峰 43.6%（2010 年）降至 25.7%（2016 年），产 ESBLs 的大肠埃希菌也从最高 56.5%（2009 年）降至 45.2%（2016 年）。碳青霉烯类抗菌药物对产 ESBLs 菌株具有高度抗菌活性，是目前治疗产 ESBLs 肠杆菌科细菌所致各种感染的最为有效和可靠的抗菌药物。

除碳青霉烯类耐药肠杆菌科细菌（CRE）（VAP 0.7% *vs* HAP 1.9%）外，VAP 中其他 MDR 细菌发生率通常也高于 HAP：碳青霉烯类耐药鲍曼不动杆菌（CRAB）的占比在 VAP 和 HAP 中分别为 63.9% 和 59.8%，碳青霉烯类耐药铜绿假单胞菌（CRPA）的占比在 VAP 和 HAP 中分别为 41.0% 和 33.4%，产 ESBLs 大肠埃希菌的占比在 VAP 和 HAP 中分别为 64.7% 和 57.3%，肺炎克雷伯菌产 ESBLs 菌株的占比在 VAP 和 HAP 中分别为 47.4% 和 32.4%，金黄色葡萄球菌中 MRSA 的占比在 VAP 和 HAP 中分别为 85.7% 和 74.3%。

（二）发生耐药菌感染的危险因素

HAP/VAP 明确的耐药菌感染危险因素主要是既往 90 天内静脉使用过抗菌药物。此外，发生 VAP 时合并感染性休克，合并急性呼吸窘迫综合征（acute respiratory distress syndrome，ARDS），住院 5 天或更长时间后发生 VAP，发生 VAP 时接受急性肾脏替代治疗（CRRT），也是 VAP 耐药菌感染的危险因素。全身麻醉、入住 ICU、鲍曼不动杆菌定植等，气管插管、机械通气导致黏膜屏障功能破坏等是耐药鲍曼不动杆菌感染的重要危险因素。耐药铜绿假单胞菌感染的危险因素包括：①皮肤黏膜屏障发生破坏，如严重烧伤、留置中心静脉导管或胃管；②免疫功能低下，如中性粒细胞缺乏、实体肿瘤放化疗、糖皮质激素治疗及获得性免疫缺陷综合征（AIDS）；③慢性结构性肺病，如支气管扩张症、慢性阻塞性肺疾病、肺囊性纤维化；④长期住院，尤其是长期住 ICU；⑤曾经长期使用第三代头孢菌素、碳青霉烯类或者含酶抑制剂青霉素等抗菌药物。耐药肠杆菌科细菌感染的危险因素还包括高龄、糖尿病、原发病情危重、入住 ICU、实体器官或血液移植、外科手术及导管、引流管留置等。

（三）碳青霉烯类经验性治疗的时机与用法

高龄、重症、免疫力低下、慢性结构性肺病、反复住院、有耐药菌感染危险因素，尤其有产 ESBLs 肠杆菌科细菌感染风险的重症 HAP/VAP，是经验性使用碳青霉烯类抗菌药物治疗的适用人群，且应在确诊 HAP/VAP 后尽早使用。由于 VAP 患者通常较为危重，且多数存在 MDR 菌感染的风险，碳青霉烯类抗菌药物是治疗 VAP 最常用的经验性抗感染药物之一，尤其是对于有耐药菌感染危险因素者。VAP 和重症 HAP 的经验性治疗通常需要覆盖鲍曼不动杆菌、铜绿假单胞菌等非发酵菌，所以不宜选用厄他培南，而应选择亚胺培南、美罗培南、帕尼培南或比阿培南，必要时需要与非 β- 内酰胺类的、具有抗假单胞菌活性的抗菌药物联合使用。联合治疗的指征通常是患者病情危重（如需要进行气管插管机械通气，或感染性休克需要血管活性药物治疗）和具有耐药危险因素。联合使用的抗菌药物包括氟喹诺酮类药物、氨基糖苷类药物、多黏菌素、替加环素等；其中多黏菌素和替加环素仅用于治疗有 XDR 或 PDR 革兰氏阴性菌感染风险的 HAP 和 VAP 患者。如为非重症，耐药菌感染风险低，且发生 HAP/VAP 时所在医疗单元革兰氏阴性菌耐药率较低时，可考虑采用碳青霉烯类抗菌药物单药进行经验性治疗。

碳青霉烯类的给药方法：常用剂量为：亚胺培南 0.5g，q6h 或 1.0g，q8h；美罗培南 1.0g, q8h;比阿培南 0.3~0.6g, q8h;帕尼培南 0.5g, q6h 或 1.0g, q8h;厄他培南 1.0g, qd。均为静脉滴注,必要时可以考虑延长输注时间。

二、碳青霉烯类抗菌药物的目标性治疗

碳青霉烯类抗菌药物对 HAP/VAP 的目标性治疗是基于下呼吸道分泌物培养所获得的病原菌及其药敏数据而定的。

(一)正确区分定植与感染

HAP/VAP 的目标性治疗前首先需要对痰或经气管吸引标本分离到的细菌进行鉴别,区分是污染、定植还是感染,这是由于 XDR 革兰氏阴性菌,特别是 XDR 鲍曼不动杆菌和铜绿假单胞菌通常是重症患者的条件致病菌,容易在培养基中生长,呼吸道分泌物中分离培养到这些细菌时并不一定是此次感染的致病菌。因此,临床医师首先应对分离出的这些耐药菌进行区分,究竟是感染菌还是定植菌?这是一个临床难题,至今没有简单有效的鉴别方法和可靠的实验室指标,必须采取综合分析判断的方法,包括正确地采集和运送临床标本,微生物室正确地评估标本,及时采用恰当的方法检测并给出正确的报告。最后临床医生要结合患者的临床情况、气道分泌物涂片镜检结果、感染生物标志物(PCT、CRP)等实验室检查结果、前期抗感染治疗反应等作出综合的判断和评估。

(二)常见耐药菌的目标治疗

1. 碳青霉烯类抗菌药物对产 ESBLs 肠杆菌科细菌感染的治疗 碳青霉烯类抗菌药物对单纯产 ESBLs 菌株具有高度抗菌活性,可单药用于产 ESBLs 肠杆菌科细菌所致 HAP 的目标性治疗,在不需要覆盖非发酵菌时,可以采用厄他培南。

产 ESBLs 菌感染的给药方法:亚胺培南 0.5g, q6h 或 1.0g, q8h;美罗培南 1.0g, q8h;比阿培南 0.3~0.6g, q8h,帕尼培南 0.5g, q6h 或 1.0g, q8h。均为静脉滴注,可以考虑延长输注时间。

2. 碳青霉烯类抗菌药物对 MDR 非发酵菌感染的治疗

(1)MDR 鲍曼不动杆菌感染的治疗:鲍曼不动杆菌所致 HAP/VAP 常见于危重患者,对于 MDR 鲍曼不动菌感染的 HAP/VAP,常需要联合治疗,包括对碳青霉烯类低度耐药的菌株(MIC 4~16mg/L)可以采用以碳青霉烯类为基础的联合治疗方案。常用的联合治疗方案包括碳青霉烯类与含舒巴坦的复合制剂（或舒巴坦单药）、氨基糖苷类或氟喹诺酮类联合治疗。只有非 MDR 鲍曼不动杆菌 HAP 可使用碳青霉烯类单药治疗。碳青霉烯类抗菌药物治疗 MDR 鲍曼不动杆菌所致 HAP/VAP 时要求足剂量使用，推荐延长输注时间。联合使用舒巴坦时，舒巴坦的总剂量可用到 6~12g/d，分 3~4 次给药，肾功能减退者需调整给药剂量。联合使用头孢哌酮/舒巴坦时，头孢哌酮/舒巴坦的常用剂量 3.0g（头孢哌酮 2.0g/舒巴坦 1.0g）q8h 或 q6h。此外对于 MDR 鲍曼不动菌感染的 HAP/VAP 还可以选择以舒巴坦及复合制剂为基础的联合用药、以替加环素为基础的联合用药或以多黏菌素为基础的联合用药方案。

（2）MDR 铜绿假单胞菌感染的治疗：MDR 铜绿假单胞菌所致 HAP/VAP 通常需要联合治疗，尤其在存在高死亡风险的患者（感染性休克等）。通常为一种具有抗假单胞菌属活性的 β- 内酰胺类联合具有抗假单胞菌属活性的氟喹诺酮类（如环丙沙星、左氧氟沙星）或氨基糖苷类（如阿米卡星、奈替米星、妥布霉素等）。使用碳青霉烯类联合治疗时，应选择具有抗假单胞菌属活性的品种（包括亚胺培南、美罗培南、帕尼培南、比阿培南、多尼培南），厄他培南无抗假单胞菌活性，不宜用于治疗铜绿假单胞菌感染。推荐碳青霉烯类给予充分的剂量，必要时需要延长输注时间。对碳青霉烯类低度耐药的菌株（MIC 4~16mg/L）可以采用以碳青霉烯类为基础的联合治疗方案。此外对于 MDR 铜绿假单胞菌感染的 HAP/VAP 还可以选择以头孢他啶、哌拉西林/他唑巴坦、环丙沙星等敏感药物为基础的联合用药方案。

（3）MDR 非发酵菌感染的给药方法：亚胺培南的常用剂量为 1.0g，q6~8h，每次持续静脉输注 2 小时；美罗培南的常用剂量为 1.0g，q6~8h，每次静滴时间持续 3 小时；比阿培南的剂量为 0.3~0.6g，q8h。联合治疗的药物左氧氟沙星常用剂量为 0.5~0.75g，qd，静脉滴注；环丙沙星常用剂量为 0.4g，q8h；氨基糖苷类常用的有阿米卡星、庆大霉素、妥布霉素、异帕米星、奈替米星、依替米星，其中以阿米卡星活性最强，国内通常推荐剂量阿米卡星为 15mg/（kg·d），qd，静脉滴注；妥布霉素和庆大霉素为 5~7mg/（kg·d），qd，静脉滴注。

3. 碳青霉烯类药物对碳青霉烯类不敏感革兰氏阴性菌感染的应用价值

（1）碳青霉烯类耐药肠杆菌科细菌感染的治疗：产碳青霉烯酶特别是 KPC 是 CRE 的常见耐药机制。在我国，CRE 中主要是肺炎克雷伯菌，大多数集中在三级医院。治疗方案主要为以多黏菌素或替加环素为基础的联合治疗，或头孢他啶/阿维巴坦。临床荟萃分析发现，如果单用敏感的多黏菌素或替加环素单药治疗依然有 40.0% 左右的失败率，联合治疗可降低治疗失败率，而失败率最低的是含有碳青霉烯类药物的联合治疗（不含碳青霉烯类抗菌药物的联合治疗可以将病死率降至 30.0%，而联合碳青霉烯类抗菌药物的治疗则可将病死率降至 18.8%），虽然此时碳青霉烯类已经处于不敏感状态（MIC 4~16mg/L）。另一项针对碳青霉烯类耐药肺炎克雷伯菌感染的荟萃分析也发现，联合碳青霉烯类抗菌药物的治疗可以使治疗失败率降至 8.3%。CRE 在体外对碳青霉烯的 MIC 波动范围极大，为 0.12~256mg/L，但如果是处于低度耐药范围（MIC 4~16mg/L），碳青霉烯类仍然可以应用于 CRE 的联合治疗，但应遵循以下三点：①致病菌对碳青霉烯类的 MIC 4~16mg/L；②给予充分的剂量，延长输注时间；③联合治疗，如与多黏菌素、替加环素或氨基糖苷类等联合。总而言之，当碳青霉烯类对致病菌的 MIC 为 1~4mg/L 时，可单药治疗并酌情增加给药次数或剂量，延长滴注时间；当碳青霉烯类 MIC 为 4~16mg/L，需与其他药物联合使用；当碳青霉烯类 MIC>16mg/L，一般应避免使用。

治疗 CRE 时常常需要大剂量甚至超说明书剂量，如美罗培南可用至 2.0g q6~8h，比阿培南可用至 0.6g q6~8h，均持续静脉输注 3 小时以上。联合用药方案包括：碳青霉烯类 + 多黏菌素或替加环素、碳青霉烯类 + 多黏菌素 + 替加环素。替加环素常用剂量为首剂 0.1g，维持剂量 0.05g，q12h。危重患者替加环素剂量可增加为首剂 0.2g，维持剂量 0.1~0.15g，q12h；多黏菌素 E 推荐每天总剂量为 2.5~5mg/kg（按基质 Colistin 算）或多黏菌素 E 450~900MU，分两次静脉滴注；多黏菌素 B 每天推荐总剂量为 1.5~2.5mg/kg，分两次静脉滴注。

（2）碳青霉烯类耐药鲍曼不动杆菌感染的治疗：耐碳青霉烯非发酵菌中最常见的为鲍曼不动杆菌（CRAB）：产 OXA、NDM 和 KPC 酶是其常见的耐药机制。CRAB 除对碳青霉烯类抗菌药物耐药外，对其他类别抗菌药物的敏感性也均较低，替加环素和多黏菌素类药物已经成为治疗 CRAB 的最后选择。对多黏菌素类药物敏感的 CRAB 所致 HAP/VAP，美国 ATS/IDSA 2016 年指南推荐的静脉抗菌药物只有多黏菌素类药物。但是，多黏菌素的肾毒性等不良反应以及异质性耐药的形成使其临床应用受到较大限制。有临床研究提示，多黏菌素单药治疗 CRAB-HAP/VAP 的临床治愈率低于多黏菌素与其他抗菌药物的联合治疗。因此，可选择多黏菌素和碳青霉烯类抗菌药物联合治疗 CRAB 所致 HAP/VAP。替加环素治疗鲍曼不动杆菌引起的 HAP，II 期临床研究的指导剂量为 0.75~0.1g/12h，使用 0.1g 时治愈率约 85%，0.075g 时为 70%。因此可采用替加环素联合碳青霉烯类抗菌药物治疗 CRAB 所致 HAP/VAP。当菌株对碳青霉烯的 MIC 为 4~16mg/L，可通过加大剂量，延长输注时间，增加给药频次,增加 T>MIC 的时间,以提高疗效。严重感染甚至需三药联合治疗,如舒巴坦及其合剂 + 替加环素 + 碳青霉烯类,或碳青霉烯 + 利福平 + 多黏菌素或妥布霉素。但目前尚缺乏充分的临床证据证实联合碳青霉烯的组合优于不联合碳青霉烯的组合如多黏菌素 + 替加环素、多黏菌素 + 磷霉素、多黏菌素 + 舒巴坦、替加环素 + 舒巴坦。

　　碳青霉烯类耐药铜绿假单胞菌(CRPA):产金属 β- 内酰胺酶和膜孔蛋白 oprD 基因突变是 CRPA 最主要的耐药机制。多黏菌素为基础的联合用药目前是治疗 CRPA 感染的最后选择。目前关于 CRPA-HAP/VAP 的临床研究极少,尚没有多黏菌素联合碳青霉烯类抗菌药物治疗 CRPA-HAP/VAP 的相关证据。

(施　毅　李　培)

参考文献

[1] 刘又宁,曹彬,王辉,等.中国九城市成人医院获得性肺炎微生物学与临床特点调查.中华结核和呼吸杂志,2012,35(10):739-746.

[2] 李耘,吕媛,薛峰,等.卫生部全国细菌耐药监测网(Mohnarin)2011-2012 年革兰氏阴性菌耐药监测报告.中国临床药理学杂志,2014,30(03):260-277.

[3] 褚云卓,田素飞,年华,等.2011 年度全国细菌耐药监测报告:65 岁以上老年患者细菌耐药监测.中国临床药理学杂志,2014,30(2):89-93.

[4] CHUNG DR, SONG JH, KIM SH, et al. High prevalence of multidrug-resistant nonfermenters in hospital-acquired pneumonia in Asia. Am J Respir Crit Care Med, 2011, 184(12): 1409-1417.

[5] 胡付品,郭燕,朱德妹,等.2016 年中国 CHINET 细菌耐药性监测.中国感染与化疗杂志,2017,17(5):481-491.

[6] 周华,李光辉,陈佰义,等.中国产超广谱 β- 内酰胺酶肠杆菌科细菌感染应对策略专家共识.中华医学杂志,2014,94(24):1847-1856.

[7] KALIL AC, METERSKY ML, KLOMPAS M, et al. Management of Adults With Hospital-acquired and Ventilator-associated Pneumonia: 2016 Clinical Practice Guidelines by the Infectious Diseases Society of America and the American Thoracic Society. Clin Infect Dis, 2016, 63(5): e61-e111.

[8] 陈佰义,何礼贤,胡必杰,等.中国鲍曼不动杆菌感染诊治与防控专家共识.中华医学杂志,2012,92(2):76-85.

[9] 王明贵.广泛耐药革兰氏阴性菌感染的实验诊断、抗菌治疗及医院感染控制:中国专家共识.中国感染与化疗杂志,2017,17(1):82-93.

[10] 中华医学会呼吸病学分会感染学组.铜绿假单胞菌下呼吸道感染诊治专家共识.中

华结核和呼吸杂志, 2014, 37（1）: 9-15.

[11] TZOUVELEKIS LS, MARKOGIANNAKIS A, PIPERAKI E, et al. Treating infections caused by carbapenemase-producing Enterobacteriaceae. Clin Microbiol Infect, 2014, 20（9）: 862-872.

[12] VIEHMAN JA, NGUYEN MH, DOI Y. Treatment options for carbapenem-resistant and extensively drug-resistant Acinetobacter baumannii infections. Drugs, 2014, 74（12）: 1315-1333.

[13] RAMIREZ J, DARTOIS N, GANDJINI H, et al. Randomized phase 2 trial to evaluate the clinical efficacy of two high-dosage tigecycline regimens versus imipenem-cilastatin for treatment of hospital-acquired pneumonia. Antimicrob Agents Chemother, 2013, 57（4）: 1756-1762.

[14] WANG YC, KUO SC, YANG YS, et al. Individual or Combined Effects of Meropenem, Imipenem, Sulbactam, Colistin, and Tigecycline on Biofilm-Embedded Acinetobacter baumannii and Biofilm Architecture. Antimicrob Agents Chemother, 2016, 60（8）: 4670-4676.

[15] PAUL M, CARMELI Y, DURANTE-MANGONI E, et al. Combination therapy for carbapenem-resistant Gram-negative bacteria. J Antimicrob Chemother, 2014, 69（9）: 2305-2309.

[16] FALAGAS ME, VARDAKAS KZ, TSIVERIOTIS KP, et al. Effectiveness and safety of high-dose tigecycline-containing regimens for the treatment of severe bacterial infections. Int J Antimicrob Agents, 2014, 44（1）: 1-7.

第二十章

碳青霉烯类药物在血流感染中的应用

一、血流感染的流行病学特点

血流感染(bloodstream infection, BSI)是指病原微生物进入血流引起的播散性感染,是一种严重的全身感染性疾病,可表现为脓毒症及脓毒性休克、多脏器功能不全甚至死亡。脓毒症和菌血症现已统称为血流感染。近年来,随着器官移植、骨髓移植及留置导管等侵入性治疗措施的广泛开展,血流感染逐年增多,引起血流感染的病原菌耐药性亦在发生变化。

(一)发病率

血流感染发病率呈增加趋势,占院内感染的 10%~20%。1985—2006 年西班牙血流感染的发病率由 1.60% 增至 3.12%,病死率为 21.0%~48.0%。1995 年 3 月至 2002 年 12 月,美国 49 所医院住院患者血流感染的年平均发病率为 0.60%。2005 年 1 月至 2010 年 12 月 6 年间,韩国一所三级医院共有 1545 例患者入住 ICU,其中 124 例患者发生 129 例次血流感染,其中 29.4% 与导管相关,20.9% 与呼吸机相关性肺炎相关。国内文献中有关大样本血流感染发病率的报告较少,首都医科大学附属复兴医院 2012 年共确诊血流感染患者 149 例,发生率为 0.8%(149 例 /18 774 例)。

(二)病原学

血流感染病原学与患者是否住院、所住医院类别、是否有中心静脉 / 动脉导管、使用的导管类型及留置时间、患者免疫状况、基础疾病、护理措施及抗菌药物应用等有关。

我国 2006—2011 年卫生部全国细菌耐药监测网(MOH National Antimicrobial Resistant Investigation Net, Mohnarin)对血流感染的病原菌分布及耐药性变迁的分析表明,历年分离最多的病原菌为凝固酶阴性葡萄球菌(28.7%~38.0%),其次为大肠埃希菌（16.6%~19.2%）、克雷伯菌属（7.3%~9.4%）、金黄色葡萄球菌（6.8%~9.0%）和肠球菌属（6.4%~7.1%）。但近年来,血流感染病原菌中,革兰氏阴性菌的占比呈明显上升趋势,肺炎克雷伯菌和大肠埃希菌占有更重要地位。Mohnarin 2011—2012年度血流感染细菌耐药监测报告显示:最常见的病原菌依次为大肠埃希菌（23.0%）、凝固酶阴性葡萄球菌（12.3%）、金黄色葡萄球菌（11.4%）、肺炎克雷伯菌（11.3%）、铜绿假单胞菌（7.2%）及鲍曼不动杆菌（6.5%）。中国医院内感染的抗菌药物耐药监测计划（CARES）2013年2月至9月血流感染监测结果表明,排在前五位的病原菌分别为大肠埃希菌（28.4%）、肺炎克雷伯菌（13.9%）、鲍曼不动杆菌（8.3%）、金黄色葡萄球菌（7.9%）和屎肠球菌（4.6%）。2017年中国CHINET细菌耐药性监测显示:29 000株血液标本分离菌的主要菌种分布分别为:大肠埃希菌（22.2%）、肺炎克雷伯菌（15.3%）、表皮葡萄球菌（10.2%）、金黄色葡萄球菌（7.9%）、人葡萄球菌（7.0%）、屎肠球菌（4.4%）、鲍曼不动杆菌（3.9%）。

导管相关血流感染（catheter-related bloodstream infection, CRBSI）是血流感染的重要组成部分,革兰氏阳性菌曾是CRBSI的主要病原菌,但近年来革兰氏阴性菌已成为CRBSI的重要病原菌。有文献报道2011年1月1日至2014年10月15日期间,四川大学华西医院住院患者中发生CRBSI的情况,77例CRBSI患者的标本中共分离到84株病原菌,其中革兰氏阴性菌41株（48.8%）,革兰氏阳性菌23株（27.4%）,真菌20株（23.8%）;革兰氏阴性菌中以肠杆菌科细菌居多（70.7%）,非发酵菌次之（29.3%）;革兰氏阳性菌以葡萄球菌属为主（69.6%）;真菌中白念珠菌最多（35.0%）。吕春兰等回顾分析了2009年1月至2014年12月湖北襄阳市中医医院ICU留置导管患者引起的CRBSI病原菌也以革兰氏阴性杆菌为主,占52.7%,革兰氏阳性菌占41.4%,真菌占5.9%。检出率依次为凝固酶阴性葡萄球菌（21.9%）、金黄色葡萄球菌（15.4%）、鲍曼不动杆菌（15.3%）、肺炎克雷伯菌（13.6%）、大肠埃希菌（10.1%）和铜绿假单胞菌（8.3%）。

国外Marcos等回顾分析了1991—2008年期间西班牙一教学医院CRBSI的病原流行病学变迁,共获得血培养阳性标本19 434份,病原菌主要为凝固酶阴性葡萄球菌（44.9%）、金黄色葡萄球菌（19.8%）、铜绿假单胞菌（7.1%）和克雷伯菌属细菌（5.0%）。革兰氏阴性菌占总分离菌株的比例从1991—1992年的4.7%升高至2007—2008年的40.2%,相应的革兰氏阳性菌所占百分比下降。

可见,在血流感染病原菌中,革兰氏阴性菌的占比呈明显上升趋势,大肠埃希菌和肺炎克雷伯菌占有重要地位。在我国 CRBSI 病原流行病学调查中,革兰氏阴性菌的比例高于革兰氏阳性菌,其中大肠埃希菌、肺炎克雷伯菌、鲍曼不动杆菌和铜绿假单胞菌占有重要的地位。

二、碳青霉烯类药物对血流感染常见 病原菌的抗菌活性

2017 年中国 CHINET 细菌耐药性监测显示:血液标本中分离的病原菌中,克雷伯菌属对碳青霉烯类的耐药率超过 20%(24.5%~34.5%),较 2016 年明显升高;肠杆菌科细菌对 3 种碳青霉烯类的耐药率仍较低,多在 10% 以下。而非发酵菌中,铜绿假单胞菌和鲍曼不动杆菌对碳青霉烯类的耐药率分别已接近 25% 和 70%,并逐年增加。2016 年全国细菌耐药监测网(CARSS)监测数据显示:在我国,血标本来源的肺炎克雷伯菌对碳青霉烯类药物的耐药率为 10.1%,铜绿假单胞菌的耐药率为 17.6%,而鲍曼不动杆菌的耐药率高达60.5%,三级医院的抗菌药物耐药率高于二级医院,ICU 和急诊的耐药率高于非 ICU 病区和门诊患者。

从以上检测结果看,碳青霉烯类药物对多数大肠埃希菌及克雷伯菌属等肠杆菌科细菌仍具有很好的体外药物敏感性,对于甲氧西林敏感的凝固酶阴性葡萄球菌与金黄色葡萄球菌,也有较好的抗菌活性。鲍曼不动杆菌对碳青霉烯类药物的耐药形势日趋严峻。体外研究表明,对于碳青霉烯类耐药的鲍曼不动杆菌,碳青霉烯类与多黏菌素、替加环素、舒巴坦及阿米卡星等药物具有一定的体外协同效应。但当鲍曼不动杆菌对碳青霉烯类的 MIC ≥32mg/L时,碳青霉烯类无效,与其他药物也无协同效应。而 2009 年及 2013 年中国医院内感染抗菌药物耐药监测结果显示,碳青霉烯类耐药的鲍曼不动杆菌超过50% 的菌株对亚胺培南和美罗培南的 MIC ≥32mg/L。

对于碳青霉烯类耐药的肺炎克雷伯菌,头孢他啶 / 阿维巴坦、多黏菌素及替加环素仍显示出较好的体外抗菌活性,磷霉素和阿米卡星也具有一定的抗菌活性,碳青霉烯类与替加环素、多黏菌素、磷霉素和阿米卡星等具有一定的体外协同效应。

由上可见,碳青霉烯类药物对大肠埃希菌及克雷伯菌属等肠杆菌科细菌

仍具有很好的体外药物敏感性,对铜绿假单胞菌和鲍曼不动杆菌抗菌活性明显降低。对于碳青霉烯类耐药的革兰氏阴性菌,当 MIC=4~16mg/L 时,碳青霉烯类药物联合其他药物具有一定的体外协同作用。

三、碳青霉烯类药物在血流感染的应用

碳青霉烯类药物是经验性治疗血流感染的重要抗菌药物。美罗培南对血流感染的临床反应满意率高达 62%~100%,细菌学反应率为 85%~100%。一项 159 例继发于其他严重感染的血流感染患者的临床研究表明,应用美罗培南治疗,临床反应率高达 92%。碳青霉烯类治疗产 ESBLs 的肺炎克雷伯菌及大肠埃希菌血流感染,30 天的死亡率为 12.9%,明显低于其他药物。

对于多重耐药革兰氏阴性菌感染的治疗,碳青霉烯类药物多需联合其他药物,同时采用高剂量、延长输注时间的方式进行给药,才能保证抗感染的疗效。Tumbarello 等完成的一项多中心临床研究和 Daikos 等回顾性研究均显示,血流感染中,当产碳青霉烯酶的肺炎克雷伯菌对碳青霉烯类的 MIC ≤8mg/L 时,包含碳青霉烯的联合用药方案较其他方案的生存率更高。

四、临床指南和专家共识中
关于碳青霉烯类应用的推荐

(一)临床应用指征

粒细胞缺乏、脓毒症或有多重耐药菌感染的血流感染患者,应经验性选用碳青霉烯类覆盖革兰氏阴性菌。对碳青霉烯类敏感的肠杆菌科细菌及非发酵菌血流感染,可选用碳青霉烯类药物。对于碳青霉烯类耐药的革兰氏阴性菌,尤其是鲍曼不动杆菌等,应参考该菌的 MIC 值决定是否应用碳青霉烯类药物联合治疗。

(二)指南和专家共识中关于碳青霉烯类应用的推荐

2009 年《IDSA 导管相关血流感染诊断及管理指南》中,推荐经验性治疗除覆盖革兰氏阳性菌外,对于股部导管患者还应覆盖革兰氏阴性菌。同时应根据当地的抗菌药物敏感性及患者疾病严重程度,选用合适的药物来覆盖革兰氏阴性菌,具体药物包括第四代头孢菌素、碳青霉烯类或 β- 内酰胺类 / 酶抑制剂单用或联合氨基糖苷类药物（A-Ⅱ）。对于粒细胞缺乏、脓毒症或有多重耐药菌定植的 CRBSI 患者,应经验性联合应用抗菌药物覆盖多重耐药革兰氏阴性菌。

（崔俊昌　刘　斌）

参考文献

［1］ RODRÍGUEZ-CRÉIXEMS M, ALCALÁ L, MUÑOZ P, et al. Bloodstream infections: evolution and trends in the microbiology workload, incidence, andetiology, 1985-2006. Medicine (Baltimore), 2008, 87 (4): 234-249.

［2］ WISPLINGHOFF H, BISCHOFF T, TALLENT SM, et al. Nosocomial bloodstream infections in US hospitals: analysis of 24179 cases from a prospective nationwide surveillance study. Clin Infect Dis, 2004, 39 (3): 309-317.

［3］ LIM SJ, CHOI JY, LEE SJ, et al. Intensive care unit-acquired blood stream infections: a5-year retrospective analysis of a singletertiary care hospital in Korea. Infection, 2014, 42 (5): 875-881.

［4］ 闫少铺,孙自镛. 2006—2011 年 Mohnarin 血流感染的病原菌分布及耐药性变迁的荟萃分析. 中国抗菌药物杂志, 2015, 40 (7): 543-548.

［5］ 吕媛,李耘,薛峰,等. 卫生部全国细菌耐药监测网 (Mohnarin) 2011-2012 年度血流感染细菌耐药监测报告. 中国临床药理学杂志, 2014, 30 (3): 278-288.

［6］ 赵春江,陈宏斌,王辉,等. 2013 年全国 13 所教学医院院内血流感染及院内获得性肺炎和院内获得性腹腔感染常见病原菌分布和耐药性研究. 中华医学杂志, 2015, 95 (22): 1739-1746.

［7］ 胡付品,郭燕,朱德妹,等. 2017 年 CHINET 中国细菌耐药性监测. 中国感染与化疗杂志, 2018, 18 (3): 241-251.

［8］ 吕春兰,杭国琴,许云,等. 重症监护病房导管相关血流感染的病原菌分布与耐药分析. 中国感染与化疗杂志, 2015, 15 (6): 564-567.

［9］ MARCOS M, SORIANO A, IÑURRIETA A, et al. Changing epidemiology of central venous catheter-related bloodstream infections: increasing prevalence of Gram-negative pathogens. J Antimicrob Chemother, 2011, 66 (9): 2119-2125.

［10］ 2016 年全国细菌耐药监测报告. http://www.carss.cn/Report/Details/403.

［11］ 杨启文,王辉,徐英春,等. 2009 年中国 13 家教学医院院内感染病原菌的抗菌药物耐药性监测. 中国检验医学杂志, 2011, 34 (5): 422-430.

［12］ TUMBARELLO M, TRECARICHI EM, DE ROSA FG, et al. ISGRI-SITA (Italian Study Group on Resistant Infections of the Società Italiana Terapia Antinfettiva).Infections caused by KPC-producing Klebsiella pneumoniae: differences in therapy and mortality in a multicentre study. J Antimicrob Chemother, 2015, 70 (7): 2133-2143.

[13] DAIKOS GL, TSAOUSI S, TZOUVELEKIS LS, et al. Carbapenemase-producing Klebsiella pneumoniae bloodstream infections: lowering mortality by antibiotic combination schemes and the role of carbapenems. Antimicrob Agents Chemother, 2014, 58 (4): 2322-2328.

[14] MERMEL LA, ALLON M, BOUZA E, et al. Clinical practice guidelines for the diagnosis and management of intravascular catheter-relatedinfection: 2009 Update by the Infectious Diseases Society of America. Clin Infect Dis, 2009, 49 (1): 1-45.

第二十一章

碳青霉烯类药物在腹腔内感染的应用

一、腹腔内感染的流行病学特点

（一）腹腔内感染的定义及病种

腹腔内感染指腹部空腔脏器发生的感染，根据病情又分为非复杂性腹腔内感染和复杂性腹腔内感染。非复杂性腹腔内感染指感染局限于单个空腔脏器，比如：急性阑尾炎、急性胆囊炎、非复杂性憩室炎；复杂性腹腔内感染指感染灶穿透腹腔内的空腔脏器，进入腹腔的无菌部位：腹膜腔、肠系膜、腹膜后、另一个腹腔脏器、腹壁，造成继发性腹膜炎、腹腔内脓肿、腹腔内蜂窝织炎，等等。复杂性腹腔内感染又分为社区获得性腹腔内感染和医院获得性腹腔内感染。

（二）腹腔内感染的发病率、病死率

腹腔内感染是常见的感染性疾病，在美国仅阑尾炎每年就有大约 300 000 人发病。腹腔内感染也是继肺部感染之后，导致感染性休克的第二大病因。在重症监护病房中，腹腔内感染是感染导致死亡的第二位病因。一项在全球范围内进行的复杂性腹腔内感染的研究显示，总病死率高达 10.5%。

（三）腹腔内感染的常见致病菌

腹腔内感染多为需氧菌与厌氧菌的混合感染。社区获得性腹腔内感染以革兰氏阴性细菌为主，主要为大肠埃希菌、克雷伯菌属、铜绿假单胞菌；在革兰氏阳性球菌感染中，以米勒链球菌、肠球菌属多见；厌氧菌中以拟杆菌属中的脆弱拟杆菌多见。医疗护理相关性腹腔内感染仍以革兰氏阴性菌为主，但大肠埃希菌比例下降，其他肠杆菌科细菌和非发酵菌的比例增加，比如：铜绿假单胞菌、不动杆菌属；肠球菌属比例增加，尤其是术后发生的腹腔内感染；葡萄球菌属的感染比例也有增加。医院获得性腹腔感染的致病原以肠杆菌科细菌、肠球菌属、厌氧杆菌为主。但各个国家、各个地区致病菌的分布存在一定差别。一项 2012 年 10 月至 2013 年 3 月全球 68 家中心参与的腹腔内

感染的研究显示：大肠埃希菌、粪肠球菌、肺炎克雷伯菌、铜绿假单胞菌是常见的致病需氧细菌。在社区获得性腹腔内感染中大肠埃希菌占 44.3%，粪肠球菌占 10.3%，肺炎克雷伯菌占 10.1%，铜绿假单胞菌占 5.4%；在医疗护理相关性腹腔内感染中大肠埃希菌占 21.0%，粪肠球菌占 15.7%，肺炎克雷伯菌占 11.7%，铜绿假单胞菌占 5.7%。我国 2012—2014 年 16 个城市 21 家中心腹腔内感染的研究结果与国外报道相似：共分离到 5160 株革兰氏阴性菌，最常见的致病菌也是大肠埃希菌（45.4%）和肺炎克雷伯菌（20.1%），其次为铜绿假单胞菌（9.8%）、鲍曼不动杆菌（6.7%）。我国南方地区 2008—2013 年间回顾性研究结果提示：复杂性腹腔内感染致病菌中，革兰氏阳性球菌以肠球菌属最常见，粪肠球菌占 10.4%，屎肠球菌占 6.2%。革兰氏阴性菌中，以大肠埃希菌（47.6%）和肺炎克雷伯菌（16.9%）最常见。

二、碳青霉烯类药物对腹腔内感染常见致病菌的抗菌活性

（一）腹腔内感染常见致病菌的耐药性

腹腔内感染致病菌的耐药性随国家、地区不同而有不同。近些年，腹腔内感染细菌耐药率有逐年增长趋势，但碳青霉烯类药物仍然保持较好的抗菌活性。2002—2007 年抗菌药物耐药趋势监测研究（study for monitoring antimicrobial resistance trends, SMART）显示：全球（北美洲、欧洲、拉丁美洲、中东、非洲、亚洲）29 723 株需氧和兼性厌氧的革兰氏阴性杆菌中，多重耐药菌为 6323 株。其中大肠埃希菌对氨苄西林/舒巴坦和环丙沙星的敏感率低于 30%，对哌拉西林/他唑巴坦的敏感率为 64.0%~84.4%，对头孢吡肟的敏感率为 40.2%~70.2%，但对厄他培南的敏感率仍高达 91.9%~98.1%，对美罗培南、亚胺培南的敏感率皆在 95% 以上。肺炎克雷伯菌对哌拉西林/他唑巴坦、头孢吡肟及环丙沙星的敏感率菌低于 60%，对厄他培南的敏感率为 83.5%~93.6%，对美罗培南和亚胺培南的敏感率在 94.3% 以上。美国 2012—2013 年的医院获得性腹腔内感染研究中，检出的 434 株大肠埃希菌对亚胺培南和厄他培南的敏感性均为 99.8%，231 株肺炎克雷伯菌对亚胺培南和厄他培南的敏感性也在 92% 以上。我国 2012—2013 年 7 个地区 16 个城市 21 家中心的腹腔内感染患者分离细菌的体外药物敏感性显示：大肠埃希菌对亚胺培南的敏感性为 97.5%~98.6%，肺炎克雷伯菌对亚胺培南的敏感性为 83.1%~97.6%。

（二）产 ESBLs 细菌比率及耐药性

我国革兰氏阴性菌产 ESBLs 的比率一直处于较高水平。2016 年 CHINET

细菌耐药性监测显示：大肠埃希菌、克雷伯菌属（肺炎克雷伯菌和产酸克雷伯菌）中产 ESBLs 率分别平均为 45.2% 和 25.2%。我国腹腔内感染的研究显示：大肠埃希菌、肺炎克雷伯菌中 ESBLs 的检出率分别为 73.5% 和 28.1%。

产 ESBLs 细菌对大多数抗菌药物的敏感性显著低于 ESBLs 阴性细菌，成为腹腔内感染患者的重大威胁，目前碳青霉烯类抗菌药物对之尚有较好的抗菌活性，成为治疗产 ESBLs 细菌感染的较好选择之一。以美国医院获得性腹腔内感染的 SMART 研究获得的大肠埃希菌为例，产 ESBLs 细菌和不产 ESBLs 细菌对头孢他啶、头孢吡肟、环丙沙星的敏感性分别为 33.3% 和 98.5%、20.5% 和 100%、18% 和 74.2%；但对厄他培南、亚胺培南的敏感性均相对较好，分别为 97.4% 和 100%、97.4% 和 100%。

三、碳青霉烯类药物在腹腔内感染的应用

（一）与其他常见抗感染药物的比较

碳青霉烯类抗菌药物一直是治疗腹腔内感染较好的选择，单药治疗疗效不亚于其他类抗菌药物联合治疗的疗效，美罗培南、亚胺培南、多尼培南疗效相似。Badawy 应用头孢噻肟治疗腹膜炎，治疗 2 天后根据腹腔液多形核白细胞计数的变化分为头孢噻肟敏感组和耐药组，耐药组分别随机应用美罗培南和左氧氟沙星治疗，结果显示美罗培南治疗的有效率为 100%，而左氧氟沙星治疗的有效率为 75%。一项关于碳青霉烯单药（美罗培南、亚胺培南）与非碳青霉烯药物联合应用（氨基糖苷类联合克林霉素、第三代头孢菌素联合甲硝唑、喹诺酮类联合甲硝唑）治疗腹腔内感染的荟萃分析结果显示：两组疗效差异没有统计学意义，非碳青霉烯类药物联合应用的临床有效率不优于碳青霉烯类单药治疗组。

（二）与替加环素、头孢他啶 / 阿维巴坦的比较

随着多重耐药菌的增加，新抗感染药物也陆续研发上市，如替加环素、头孢他啶 / 阿维巴坦、头孢洛扎 / 他唑巴坦等。研究显示治疗复杂性腹腔内感染，与头孢他啶 / 阿维巴坦、头孢洛扎 / 他唑巴坦相比，碳青霉烯类与其疗效相当。

四、临床指南中关于碳青霉烯类
药物应用的推荐

（一）临床应用指征

抗感染治疗的延迟与复杂性腹腔内感染并发脓毒性休克患者的预后密切相

关,一旦诊断或疑为腹腔内感染,推荐尽早开始经验性抗感染治疗,对合并血流动力学不稳定或脏器功能受损的患者,推荐在诊断后 8 小时内应用;对出现脓毒性休克的患者,抗感染药物要在诊断后 1 小时内应用。对感染病灶进行外科干预的同时,最好在开始之前给予足够的抗感染治疗。因此,初始抗感染治疗药物的选择至关重要,碳青霉烯类药物在治疗复杂性腹腔内感染中占据重要地位。

(二)指南对碳青霉烯类药物的推荐

美国外科感染学会及美国感染病学会 2010 年发布的复杂性腹腔内感染诊治指南及 2017 年外科感染协会更新的腹腔内感染诊治指南中,对社区获得性腹腔内感染中的低危患者,经验性治疗建议覆盖革兰氏阴性需氧菌、兼性厌氧杆菌和肠道革兰氏阳性链球菌,推荐选择厄他培南单药治疗,指出厄他培南是产 ESBLs 的大肠埃希菌感染率高的地区的优选药物之一。对于高危成人社区获得性腹腔内感染[急性生理学和慢性健康状况评估(APACHE)Ⅱ评分>15 分、初始干预延迟(>24 小时)、高龄、存在合并症及器官功能不全、低白蛋白水平、营养状况差、累及腹膜或弥漫性腹膜炎、无法充分清创或引流、恶性肿瘤患者]的经验治疗,建议使用广谱抗革兰氏阴性菌的药物,如美罗培南、亚胺培南/西司他丁、多尼培南。成人医院获得相关腹腔内感染,为覆盖所有可能的病原菌,经验治疗推荐选用广谱抗革兰氏阴性需氧和兼性厌氧杆菌药物美罗培南、亚胺培南/西司他丁、多尼培南。ESBLs 阳性肠杆菌科细菌,推荐碳青霉烯类作为治疗的首选抗感染药物。

(赵铁梅)

参考文献

[1] ENGEL C, BRUNKHORST FM, BONE HG, et al. Epidemiology of sepsis in Germany: results from a national prospective multicenter study. Intensive Care Med, 2007, 33(4): 606-618.

[2] SARTELLI M, CATENA F, ANSALONI L, et al. Complicated intra-abdominal infections worldwide: the definitive data of the CIAOW Study. World J Emerg Surg, 2014, 9: 37.

[3] MAZUSKI JE, TESSIER JM, MAY AK, et al. The Surgical Infection Society Revised Guidelines on the Management of Intra-Abdominal Infection. Surg Infect (Larchmt), 2017, 18(1): 1-76.

[4] ZHANG H, YANG Q, LIAO K, et al. Update of incidence and antimicrobial susceptibility trends of Escherichia coli and Klebsiella pneumoniae isolates from Chinese intra-abdominal

infection patients. BMC Infectious Diseases, 2017, 17: 776.

［5］ ZALACAIN M, BIEDENBACH DJ, BADAL RE, et al. Pathogen Prevalence and Antimicrobial Susceptibility Among Enterobacteriaceae Causing Hospital-associated Intra-abdominal Infections in Adults in the United States (2012-2013). Clin Ther, 2016, 38 (6): 1510-1521.

［6］ OUYANG W, XUE H, CHEN Y, et al. Clinical characteristics and antimicrobial patterns in complicated intra-abdominal infections: a 6-year epidemiological study in southern China. Int J Antimicrob Agents, 2016, 47 (3): 210-216.

［7］ HOBAN DJ, BOUCHILLON SK, HAWSER SP, et al. Trends in the frequency of multiple drug-resistant Enterobacteriaceae and their susceptibility to ertapenem, imipenem, and other antimicrobial agents: data from the Study for Monitoring Antimicrobial Resistance Trends 2002 to 2007. Diagn Microbiol Infect Dis, 2010, 66 (1): 78-86.

［8］ ZHANG H, YANG Q, LIAO K, et al. Antimicrobial Susceptibilities of Aerobic and Facultative Gram-Negative Bacilli from Intra-abdominal Infections in Patients from Seven Regions in China in 2012 and 2013. Antimicrob Agents Chemother, 2016, 60 (1): 245-251.

［9］ 胡付品, 郭燕, 朱德妹, 等. 2016 年中国 CHINET 细菌耐药性监测. 中国感染与化疗杂志, 2017, 17 (5): 481-491.

［10］ BADAWY AA, ZAHER TI, SHARAF SM, et al. Effect of alternative antibiotics in treatment of cefotaxime resistant spontaneous bacterial peritonitis. World J Gastroenterol, 2013, 19 (8): 1271-1277.

［11］ CHEN Z, WU J, ZHANG Y, et al. Efficacy and safety of tigecycline monotherapy vs.imipenem/cilastatin in Chinese patients with complicated intra-abdominal infections: a randomized controlled trial. BMC Infect Dis, 2010, 10: 217.

［12］ 杨启文, 陈民钧, 王瑶, 等. 腹腔感染大肠埃希菌和肺炎克雷伯菌的耐药性检测. 中国感染与化疗杂志, 2012, 12 (4): 285-290.

［13］ LUCASTI C, POPESCU I, RAMESH MK, et al. Comparative study of the efficacy and safety of ceftazidime/avibactam plus metronidazole versus meropenem in the treatment of complicated intra-abdominal infections in hospitalized adults: results of a randomized, double-blind, Phase II trial. J Antimicrob Chemother, 2013, 68 (5): 1183-1192.

［14］ SOLOMKIN J, HERSHBERGER E, MILLER B, et al. Ceftolozane/Tazobactam Plus Metronidazole for Complicated Intra-abdominal Infections in an Era of Multidrug Resistance: Results From a Randomized, Double-Blind, Phase 3 Trial (ASPECT-cIAI). Clin Infect Dis, 2015, 60 (10): 1462-1471.

［15］ SOLOMKIN JS, MAZUSKI JE, BRADLEY JS, et al. Diagnosis and management of complicated intra-abdominal infection in adults and children: guidelines by the Surgical Infection Society and the Infectious Diseases Society of America. Clin Infect Dis, 2010, 50 (2): 133-164.

碳青霉烯类药物在中枢神经系统感染中的应用

一、中枢神经系统感染流行病学特点

中枢神经系统（central nervous system，CNS）感染包括脑（脊）膜炎、脑炎、脑脓肿等。通常我们所说的中枢神经系统感染主要指脑（脊）膜炎，其致病原多为细菌、真菌；而脑炎则是指脑组织的炎症，常由病毒感染引起，也可以由自身免疫反应引起；无菌性脑膜炎既可指由病毒引起，也可指由自身免疫反应、药物不良反应或脊髓腔注入化学物质引起的脑膜炎症；脑脓肿是局限的感染，可单发亦可多发，多为血行感染播散至脑实质内所引起，也可为外伤、手术等直接感染所致。由于儿童中枢神经系统发育尚未完善，具有其特殊性，故本章节所提及内容均为成人中枢神经系统感染相关内容。

中枢神经系统感染可由多种致病微生物引起，如细菌、真菌、病毒、寄生虫等等，单独致病原感染多见，混合感染少见，特殊致病原如结核分枝杆菌、诺卡菌、支原体、衣原体等亦有报道。由于中枢神经系统自身结构的密闭性及血脑屏障的存在，使中枢神经系统对各种病原体的侵犯均有较强的抵抗力，因此，相较于其他器官、组织，其感染发生率较低。中枢系统感染后，其后果亦不尽相同，其主要原因是由于血液中的蛋白不能轻易地弥散进入中枢神经系统，不利于抗体的产生，加之个体免疫反应的差异，同一病原体进入中枢神经系统后既可不致病，也可以引起轻的、反复发作的疾病，严重时甚至可引起致死性的疾病。引起中枢神经系统感染的主要易感因素包括高龄、颅脑外伤、糖尿病、血流感染、免疫缺陷（包括自身免疫缺陷及免疫抑制剂的长期应用）等，国外文献报道美国 2006—2007 年期间细菌性脑膜炎的每年患病人数约为 1.38/10 万人。

中枢神经系统感染以脑膜炎（meningitis）相关报道最为多见，其主要致病原大多为细菌,包括肺炎链球菌、脑膜炎奈瑟菌(也称脑膜炎双球菌)、流感嗜血杆菌、单核细胞增生李斯特菌以及大肠埃希菌等。近年来,随着医院获得性中枢神经系统感染及各种多重耐药、泛耐药致病原的报道不断增加,部分文献提出了医院获得性中枢神经系统感染的一些概念,包括医院获得性脑膜炎(nosocomial meningitis)、医院获得性脑室炎(nosocomial ventriculitis)等,个别文献还提到了医疗保健相关脑膜炎(healthcare-associated meningitis,HCAM)概念。此种分类方法虽尚未得到公认,但此类患者都存在着各种医疗相关感染因素,包括长期住院、病情危重、神经外科术后感染等,其中最为重要也是最有临床意义的原因是引起感染的主要致病原与社区感染不同,包括金黄色葡萄球菌、凝固酶阴性葡萄球菌、铜绿假单胞菌、鲍曼不动杆菌及大肠埃希菌等,这些致病原均为医院获得性感染的常见致病原,耐药率高,患者病死率高。

　　不同人群、感染方式及类型,其主要致病原均有不同程度的差异。有研究提示,小于50岁患者主要为脑膜炎奈瑟菌、肺炎链球菌,大于50岁患者则依次为肺炎链球菌、脑膜炎奈瑟菌、单核细胞增生李斯特菌、需氧革兰氏阴性杆菌。不同的神经系统创伤方式,继发感染的主要致病原亦有不同:颅底骨折的主要致病原依次为肺炎链球菌、流感嗜血杆菌、β-溶血性链球菌(A群),颅脑穿透性创伤的主要致病原依次为金黄色葡萄球菌、凝固酶阴性葡萄球菌、需氧革兰氏阴性杆菌(包括铜绿假单胞菌),神经外科术后继发感染的主要致病原依次为需氧革兰氏阴性杆菌(包括铜绿假单胞菌)、金黄色葡萄球菌、凝固酶阴性葡萄球菌。

　　脑室外引流(external ventricular drainage,EVD)是神经外科临床常用的一项技术,常用于治疗急性脑积水、脑外伤及蛛网膜下腔出血等引起的颅内高压,同时它也是非社区获得性中枢神经系统感染的主要危险因素之一,EVD相关感染发生率为5%~20%不等,其主要致病原为凝固酶阴性葡萄球菌、金黄色葡萄球菌、需氧革兰氏阴性杆菌(包括铜绿假单胞菌)。

　　颅脑手术部位感染(surgical site infection,SSI)是指围手术期发生在切口或手术深部器官或腔隙的感染(如脑膜炎、脑脓肿、切口感染)。术后30天内发生的感染以及体内植入的人工材料或装置术后1年内发生的感染都属于SSI,其主要致病原为凝固酶阴性葡萄球菌及金黄色葡萄球菌,其次为不动杆菌属、肺炎克雷伯菌、大肠埃希菌。

二、碳青霉烯类药物在中枢神经系统 感染中的抗菌活性及分布特点

近年来,随着致病原的不断进化以及广谱抗菌药物的大量临床应用,不断增高的耐药率已经成为临床一个非常棘手的问题并得到了大量的关注,致病原的耐药性也对中枢神经系统感染患者的预后具有非常重要的意义。

根据我国2012年《神经外科医院感染抗菌药物应用专家共识》,由脑脊液分离出的致病原对碳青霉烯类药物耐药情况见表22-1。

表 22-1　脑脊液分离部分致病原对碳青霉烯类药物耐药情况

致病原	对碳青霉烯类药物耐药率 /(％)	
	亚胺培南	美罗培南
大肠埃希菌	0~2.9%	0~4.9%
铜绿假单胞菌	22.2%~33.9%	25.9%~27.3%
不动杆菌	24.1%~26.9%	29.3%
鲍曼不动杆菌	56.4%	60%

由于血脑屏障的存在,抗菌药物进入脑脊液会受到不同程度的影响,致使其在脑脊液中的分布特点不完全等同于甚至有别于其在血液中的特点。对于临床常用的抗菌药物可根据其在脑膜通透性分为3类,具体见表22-2。

表 22-2　临床常用抗菌药物根据脑膜通透性分类

分类	药物
能通过血脑屏障的抗菌药物（A类）	氯霉素、磺胺嘧啶、复方磺胺甲噁唑、甲硝唑、利奈唑胺
大剂量时能部分通过血脑屏障或能通过炎症脑膜的抗菌药物（B类）	青霉素类、头孢菌素类、美罗培南、万古霉素、氨曲南、磷霉素、氟喹诺酮类
不能通过血脑屏障的抗菌药物（C类）	氨基糖苷类、多黏菌素、大环内酯类、四环素类、克林霉素

与药物脑脊液浓度呈正相关的因素包括：药物的脂溶性、毛细血管上转运药物的微泵活性（主要是青霉素及头孢菌素的泵入）以及脑膜炎症损伤；呈负相关的因素包括：药物的分子量、蛋白结合率以及脉络丛外排泵的活性（使药物外排）。

受到血脑屏障的影响，碳青霉烯类药物在脑脊液中的浓度常明显低于血清浓度，然而在脑膜细菌性炎症时，由于细菌酸性代谢产物积蓄，导致脑脊液 pH 下降，引起血/脑脊液的 pH 梯度升高，而有利于药物向脑脊液中移动，故脑膜炎越严重，脑脊液 pH 梯度越大，越有利于碳青霉烯类药物通过血脑屏障。美罗培南属于 B 类药物，即大剂量时能部分通过血脑屏障或能通过炎症脑膜的抗菌药物，进而发挥对中枢神经系统感染的抗菌作用。文献报道美罗培南在中枢神经系统感染的患者中脑脊液药物浓度占血药浓度 3%~16%。美罗培南进入脑脊液较慢，在输注后的数小时内逐渐达到相对稳定的浓度，其在脑脊液中的平均半衰期（7.4±2.9）小时明显较血液中（1.7±0.6）小时为长，随着时间的进展其在脑脊液中与在血中的浓度比值不断增加，甚至会逐渐超过血药浓度，原因主要是由于在脑脊液中美罗培南半衰期长于血液，再加上随着脑膜炎症的好转，美罗培南在脑膜的通透性逐渐下降使其在脑脊液中清除能力逐渐下降所致。

三、碳青霉烯类药物在中枢神经系统感染的应用

碳青霉烯类药物属于时间依赖性抗菌药物，评价其抗菌作用的主要指标就是血药浓度大于 MIC 的时间（T>MIC）。根据文献报道，对于某些细菌碳青霉烯类药物 T>MIC 的时间 ≥40%~50% 即可达到最佳的临床杀菌效应，但上述结论是基于血药浓度与临床观察得出的结论，在脑脊液中是否存在同样的临床现象尚无定论。目前根据大部分文献报道，观察碳青霉烯类药物治疗中枢神经系统感染时，所采用的药代动力学评价指标均为 T>MIC 达到 50% 和/或 T>MIC 达到 100% 的达标概率（probability of target attainment，PTA），达标概率越高提示临床杀菌效应越好，临床观察中大多以 PTA>90% 为评价标准。

近年来耐药菌株尤其是泛耐药革兰氏阴性杆菌感染报道不断增加，如碳青霉烯类耐药肺炎克雷伯菌、铜绿假单胞菌、鲍曼不动杆菌等，此类细菌对于美罗培南的 MIC 值升高（如 4~16mg/L）。对于此类细菌所致脑膜炎的治疗，临床上主要有两种方法可供参考：①增加美罗培南应用剂量：

Tsumura 等报道,应用美罗培南治疗铜绿假单胞菌脑膜炎(MIC_{50}=0.5mg/L, MIC_{90}=16mg/L),输注时间均为 0.5 小时,q8h,当美罗培南单次剂量由 0.5g 增加至 2g 时,其 PTA-1(T>MIC=50%)值由 55.4% 升至 75.5%,PTA-2 (T>MIC=100%)值由 47.9% 升至 71.0%,可以看出在其他条件不变时增加美罗培南剂量可以提高 PTA,即提高临床疗效。②在应用剂量不变的情况下可以考虑延长输注时间:目前成人细菌性脑膜炎应用美罗培南治疗推荐日剂量为 6g(2g,q8h),根据文献报道,美罗培南输注时间延长至 3~4 小时乃至持续不间断输注相较于 0.5 小时输注用法可明显提高临床疗效。延长输注时间可相应延缓美罗培南在血液中的代谢,使更多的药物可以进入脑脊液,而其在脑脊液中半衰期长、清除慢,使脑脊液中的药物浓度不断累积升高,即使耐药菌株 MIC 高达 16mg/L 时,通过此种累积,大部分患者脑脊液药物浓度也可达到较理想水平,进而增加 PTA,提升临床救治成功率。除上述方法外,在日剂量不变条件下,增多给药频率,缩短间隔时间同样也可使 PTA 增加。

四、相关说明书与指南的推荐

在所有目前已上市的碳青霉烯类药物中,美国感染病学会(IDSA)仅推荐美罗培南可用于细菌性脑膜炎的替代治疗(美罗培南说明书适应证为年龄不小于 3 个月细菌性脑膜炎患者)。欧洲临床微生物学和传染病学会急性细菌性脑膜炎指南中也仅推荐美罗培南用于社区获得性细菌性脑膜炎的治疗。在日本,根据药物说明书适应证仅美罗培南、帕尼培南/倍他米隆、多尼培南可用于化脓性脑膜炎。在中国,目前仅美罗培南推荐用于脑膜炎患者的治疗,帕尼培南/倍他米隆可用于化脓性脑膜炎。可选药物如此之少主要是受到目前碳青霉烯类各个药物说明书内容所限,大部分碳青霉烯类药物如亚胺培南/西司他丁、厄他培南等说明书中无中枢神经系统感染适应证,而说明书如此制定的原因考虑为相应药物的中枢神经系统并发症及相关基础与临床试验的匮乏所致。这或许也是目前国内外绝大多数临床文献报道都是应用美罗培南的主要原因,也正因如此,前面提到抗菌药物根据血脑屏障通透性分类中明确只有美罗培南为 B 类。

美罗培南目前在成人细菌性脑膜炎的治疗中推荐日治疗剂量为 6g(2g,q8h),2004 年 IDSA 指南中推荐美罗培南用于肺炎链球菌、脑膜炎奈瑟菌、单核细胞增生李斯特菌、大肠埃希菌、铜绿假单胞菌及甲氧西林敏感的金黄色葡萄球菌所致感染的替代治疗；对于颅脑贯穿伤、中枢神经系统术后以及脑脊液分流术后患者出现中枢神经系统感染时，初始经验性抗感染治疗推荐万古霉素联合美罗培南治疗。在 2016 年欧洲临床微生物与感染性疾病学会（European Society of Clinical Microbiology and Infectious Diseases，ESCMID）指南中仅推荐美罗培南用于肺炎链球菌、脑膜炎奈瑟菌、单核细胞增生李斯特菌所致感染的替代治疗，对于氨苄西林耐药且 β- 内酰胺酶阴性的流感嗜血杆菌，初始治疗可考虑应用美罗培南联合头孢曲松或头孢噻肟进行治疗。

综上所述，碳青霉烯类药物（目前主要为美罗培南）是细菌性脑膜炎、脑室炎的重要治疗药物之一；越来越多的临床文献推荐美罗培南作为初始经验治疗策略之一；结合其在中枢神经系统中的药代动力学特点，合理优化的给药方式不仅可以大大改善临床疗效，还可以最大程度地延缓耐药的发生与发展。

（王韧韬）

参考文献

［1］MORITA A，KAMEI S，MINAMI M，et al. Open-label study to evaluate the pharmacodynamics，clinical efficacy，and safety of meropenem for adult bacterial meningitis in Japan. J Infect Chemother，2014，20（9）：535-540.

［2］ERDEM I，HAKAN T，CERAN N，et al. Clinical features，laboratory data，management and the risk factors that affect the mortality in patients with postoperative meningitis. Neurol India，2008，56（4）：433-437.

［3］BEER R，LACKNER P，PFAUSLER B，et al. Nosocomial ventriculitis and meningitis in neurocritical care patients. J Neurol，2008，255（11）：1617-1624.

［4］SIPAHI OR，NAZLI ZEKA A，TASBAKAN M，et al. Pooled analysis of 899 nosocomial MENINGITIS EPISODES FROM TURKEY. TURK J MED SCI，2017，47（1）：29-33.

［5］YANG M，HU Z，HU F. Nosocomial meningitis caused by Acinetobacter baumannii：risk factors and their impact on patient outcomes and treatments. Future Microbiol，2012，7（6）：787-793.

［6］中华医学会神经外科学分会，中国医师协会重症医学医师分会，中国病理生理学会危重病医学专业委员会．神经外科医院感染抗菌药物应用专家共识（2012）．中华医学杂志，2013，93（5）：322-329.

［7］BLASSMANN U，ROEHR AC，FREY OR，et al. Cerebrospinal fluid penetration of meropenem in neurocritical care patients with proven or suspected ventriculitis：a prospective observational study. Crit Care，2016，20（1）：343.

［8］CIES JJ，MOORE WS，CALAMAN S，et al. Pharmacokinetics of continuous-infusion meropenem for the treatment of Serratia marcescens ventriculitis in a pediatric patient. Pharmacotherapy, 2015, 35 (4): e32–e36.

［9］ LODISE TP, NAU R, KINZIG M, et al. Pharmacodynamics of ceftazidime and meropenem in cerebrospinal fluid: results of population pharmacokinetic modelling and Monte Carlo simulation. J Antimicrob Chemother, 2007, 60 (5): 1038–1044.

［10］ LU C, ZHANG Y, CHEN M, et al. Population Pharmacokinetics and Dosing Regimen Optimization of Meropenem in Cerebrospinal Fluid and Plasma in Patients with Meningitis after Neurosurgery. Antimicrob Agents Chemother, 2016, 60 (11): 6619–6625.

［11］ TSUMURA R, IKAWA K, MORIKAWA N, et al. The pharmacokinetics and pharmacodynamics of meropenem in the cerebrospinal fluid of neurosurgical patients. J Chemother, 2008, 20 (5): 615–621.

［12］ VAN DE BEEK D, CABELLOS C, DZUPOVA O, et al. ESCMID guideline: diagnosis and treatment of acute bacterial meningitis. Clin Microbiol Infect, 2016, 22 (Suppl 3): S37–S62.

第二十三章

碳青霉烯类药物在粒细胞缺乏伴发热治疗中的应用

各种原因导致外周血中性粒细胞绝对计数（ANC）在成人低于 $2.0 \times 10^9/L$，儿童低于 $1.5 \times 10^9/L$ 者，称为中性粒细胞减少（neutropenia）。当患者外周血中性粒细胞绝对计数 $<0.5 \times 10^9/L$ 或预估未来 48 小时内中性粒细胞将减少至 $0.5 \times 10^9/L$ 以下称为粒细胞缺乏（agranulocytosis），简称粒缺。如 $ANC<0.1 \times 10^9/L$，称为严重粒细胞缺乏。中性粒细胞缺乏伴发热是指中性粒细胞缺乏患者单次口温测定 $\geqslant 38.3\,℃$，或 $\geqslant 38.0\,℃$ 持续超过 1 小时。但是，对于一般情况不佳的患者，尤其是老年患者应重视感染时可能并不伴有发热或表现为低体温的可能。

中性粒细胞缺乏的患者免疫力低下，极易合并细菌、真菌感染，严重感染是粒缺患者最常见的死亡原因。

一、流 行 病 学

$10\%\sim50\%$ 的实体瘤患者和 80% 以上的造血系统恶性肿瘤患者在 1 个疗程化疗后会发生与中性粒细胞缺乏有关的发热。在目前国内的医疗条件下，当中性粒细胞缺乏持续 >21 天时感染发生率明显增高。

目前在我国中性粒细胞缺乏伴发热患者中，能够明确感染部位者占 54.7%，最常见的感染部位是肺，其后依次为上呼吸道、肛周、血流感染等。能够明确感染的致病原的比率为 13.0%，以革兰氏阴性菌为主。

常见革兰氏阴性菌包括大肠埃希菌、肺炎克雷伯菌、铜绿假单胞菌、嗜麦芽窄食单胞菌、鲍曼不动杆菌；常见革兰氏阳性菌包括肠球菌属［包括耐万古霉素肠球菌（VRE）］、链球菌属、金黄色葡萄球菌［包括耐甲氧西林金黄色葡萄球菌（MRSA）］、凝固酶阴性葡萄球菌。

不同感染部位的致病菌谱有明显差异,如血流感染以大肠埃希菌、肺炎克雷伯菌、表皮葡萄球菌、铜绿假单胞菌和白念珠菌为主,肺部感染以铜绿假单胞菌、嗜麦芽窄食单胞菌、曲霉和鲍曼不动杆菌为主。

值得重视的是,我国中性粒细胞缺乏伴发热患者中由耐药病原菌引起的感染数量呈增加趋势。2012 年版的《中国中性粒细胞缺乏伴发热患者抗菌药物临床应用指南》指出:血液肿瘤患者出现中性粒细胞缺乏伴感染中,大肠埃希菌和克雷伯菌属产超广谱 β- 内酰胺酶(ESBLs)阳性率分别达到 50%~60% 和 40%~50%,其病死率可高达 11.0%。2016 年版指南中,中国粒细胞缺乏伴发热血液病患者的流行病学调查显示,非发酵菌在革兰氏阴性菌中的检出比例为 37.2%,且对常用抗菌药物的耐药发生率明显增高。近 10 年来鲍曼不动杆菌对碳青霉烯类耐药发生率从 2005 年的 30.0% 左右上升至 2014 年的 62.4%。2015 年我国对亚胺培南耐药的鲍曼不动杆菌的检出率高达 58.0%。

二、碳青霉烯类药物在粒细胞缺乏
伴发热患者中的药代动力学

美罗培南的药代动力学:1997 年瑞典的 NyhlénA 等针对美罗培南在粒细胞缺乏伴发热患者中药代动力学进行了研究,14 名粒细胞缺乏伴发热患者的治疗方案为:美罗培南 1.0g,q8h,静脉滴注(时间超过 30 分钟)。结果发现药物分布容积和非肾清除率较健康对照者明显升高,在体温恢复正常,粒细胞增高后,大部分药代动力学参数并没有发生改变。研究结果表明,对于粒细胞缺乏伴发热患者,每 6~8 小时静脉滴注 1 次美罗培南的治疗方案更加合适。而对假单胞菌感染则推荐更短的时间间隔。2011 年日本的 Ohata 的研究表明,尽管美罗培南每天静脉滴注的总量均为 2g,但是美罗培南 0.5g,q6h 的治疗方案明显优于 1.0g,q12h 的方案,美罗培南 1.0g,q8h 的静脉滴注方案和 / 或更长的静脉滴注时间可有效治疗敏感性较低的细菌。2014 年 Fehér 等也同样证实,延长美罗培南的静脉滴注时间对于治疗粒细胞缺乏伴发热患者具有更好的临床效果。

其他碳青霉烯类在粒细胞缺乏伴发热患者中的药代动力学数据尚缺乏。

三、碳青霉烯类药物的应用

（一）碳青霉烯类药物在成人粒细胞缺乏伴发热患者抗感染治疗中的相关研究

20 世纪 90 年代的两项研究表明，头孢他啶或头孢他啶联合阿米卡星经验性抗感染治疗粒缺伴发热患者的疗效与美罗培南相比没有显著差异。2000 年在北美地区和荷兰开展的一项研究表明美罗培南治疗粒细胞缺乏伴发热的癌症患者的临床效果要明显优于头孢他啶单药，特别是对于严重的粒细胞缺乏患者（ANC<0.1×10^9/L）、骨髓移植患者和入组前曾给予预防性抗感染治疗的患者，美罗培南更好。2015 年日本的 Nakane 等也同样证实，对于严重粒细胞缺乏伴发热患者，碳青霉烯类药物的治疗效果比头孢唑肟或头孢唑兰的效果更有效。

2003 年 Klasterky 对有关亚胺培南治疗粒细胞缺乏伴发热的相关研究进行了综述，其中有 5 篇文献对单药治疗粒缺伴发热患者时使用亚胺培南和头孢他啶、头孢吡肟、头孢哌酮钠/舒巴坦钠、美罗培南的疗效进行了对比，结果表明亚胺培南的治疗效果与头孢他啶和头孢吡肟相同，但在治疗血液系统恶性肿瘤患者合并粒缺伴发热时亚胺培南要优于头孢哌酮钠/舒巴坦钠。有研究将头孢哌酮钠/舒巴坦钠+阿米卡星、环丙沙星+阿米卡星、头孢噻肟钠+哌拉西林与亚胺培南进行了对比，结果表明联合用药治疗粒缺伴发热时与单用亚胺培南的效果相同，但对于菌血症，亚胺培南的治疗效果会更优。Klasterky 在其综述中特别指出，亚胺培南单药可作为经验性治疗粒缺伴发热患者的一线用药，不应该仅被作为二线抗感染药物来治疗初始抗感染失败的粒缺伴发热患者。

2006 年一篇有关粒细胞缺乏伴发热经验性抗感染治疗的综述及 Meta 分析的文章指出，在经验性抗感染治疗时，与头孢吡肟相比，选择碳青霉烯类药物后调整用药方案可能性更小些，但两者的死亡率相同。

（二）碳青霉烯类药物在儿童粒细胞缺乏伴发热患者抗感染治疗中的相关研究

2013 年伊朗的 Ferdosian 等比较了粒缺伴发热的儿童癌症患者，抗感染治疗时美罗培南和头孢他啶的治疗效果，研究结果表明两者治疗效果相同。但是，对于严重的粒细胞缺乏和骨髓移植的儿童患者，选择美罗培南比头孢他啶会更有益。2014 年土耳其的 Sezgin 等对比美罗培南与哌拉西林钠/他唑巴坦在经验性抗感染治疗儿童肿瘤患者出现粒缺伴发热时的研究结果显示,两者的安全性和有效性相同。

日本的 Kobayashi 等在 2014 年的研究显示,美罗培南治疗儿童粒缺伴发热是有效和安全的。

四、临床指南的推荐建议

有效的初始经验性抗感染治疗可降低细菌感染所致的严重并发症和病死率,因此初始经验性抗感染治疗的原则是抗菌药物的抗菌谱要覆盖可引起严重并发症或威胁生命的最常见和毒力较强的病原菌,直至得到确切的微生物培养结果。

对于粒缺患者在进行经验性抗感染治疗之前必须进行感染危险度和耐药的评估。2016 年版《中国中性粒细胞缺乏伴发热患者抗菌药物临床应用指南》中推荐碳青霉烯类抗菌药物可用于粒细胞缺乏中的高危患者的经验性治疗,特别是对于既往有产 ESBLs 菌定植或感染史者。美国感染病学会在 2011 年发表的肿瘤伴粒细胞缺乏患者抗菌治疗指南也同样指出,对于需要住院的高危患者必须给予静脉滴注能够覆盖铜绿假单胞菌及其他革兰氏阴性菌感染的抗菌药物,其中就特别提到优先推荐使用美罗培南和亚胺培南/西司他丁。对于抗菌药物治疗的疗程,2016 年版《中国中性粒细胞缺乏伴发热患者抗菌药物临床应用指南》专门指出,适当的抗菌药物治疗应持续用于整个中性粒细胞缺乏期,直至 ANC $\geqslant 0.5 \times 10^9$/L,不同的感染部位疗程有所不同。适当的疗程已结束、感染的所有症状和体征消失但仍然存在中性粒细胞缺乏的患者,可以采用预防性用药方案治疗直至血细胞恢复。

粒细胞缺乏伴发热患者是一组特殊的疾病人群,由于其免疫功能低下,症状和体征常不明显,病原菌及感染灶往往也不明确,发热可能是感染的唯一症状,如果没有及时给予恰当的抗感染治疗,病死率会很高。自碳青霉烯类药物应用于临床以后,由于其良好的抗感染效果而得到广泛应用。20 多年的研究结果表明,碳青霉烯类药物无论是单药还是联合治疗粒缺伴发热患者,其抗感染效果与头孢菌素类等其他抗菌药物的疗效相同或更具有优势,特别是对于既往有产 ESBLs 菌定植或感染史的粒细胞缺乏伴发热的高危患者,在初始经验性抗感染治疗时即可选择碳青霉烯类抗菌药物。

（韩丙超）

参考文献

［1］中华医学会血液学分会、中国医师协会血液科医师分会.中国中性粒细胞缺乏伴发热患者抗菌药物临床应用指南（2016年版）.中华血液学杂志,2016,37（5）:353-359.

［2］闫晨华,徐婷,郑晓云,等.中国血液病患者中性粒细胞缺乏伴发热的多中心、前瞻性流行病学研究.中华血液学杂志,2016,37（3）:177-182.

［3］胡付品,朱德妹,汪复,等.2011年中国CHINET细菌耐药性检测.中国感染与化疗杂志,2012,12（5）:321-329.

［4］中华医学会血液病学分会,中国医师协会血液科医师分会.中国中性粒细胞缺乏伴发热患者抗菌药物临床应用指南.中华血液学杂志,2012,33（8）:693-696.

［5］OHATA Y, TOMITA Y, NAKAYAMA M, et al. Optimal treatment schedule of meropenem for adult patients with febrile neutropenia based on pharmacokinetic-pharmacodynamic analysis.J Infect Chemother, 2011, 17（6）: 831-841.

［6］FEHÉR C, ROVIRA M, SORIANO A, et al. Effect of meropenem administration in extended infusion on the clinical outcome of febrile nrutropenia: a retrospective observational study. J Antimicrob Chemother, 2014, 69（9）: 2556-2562.

［7］NAKANE T, TAMURA K, HINO M, et al. Cefozopran, meropenem, or imipenem-cilastatin compared with cefepime as empirical therapy in febrile neutropenic adult patients: A multicenter prospective randomized trial. J Infect Chemother, 2015, 21（1）: 16-22.

［8］FERDOSIAN F, GHILIYAN R, HASHEMI A, et al. Comparing the efficacy of ceftazidime and meropenem in treatment of febrile neutropenia in pediatric patients with cancer. Iran J Ped Hematol Oncol, 2013, 3（3）: 103-107.

［9］SEZGIN G, ACIPAYAM C, OZKAN A, et al. Meropenem versus piperacillin-tazobactam as empiric for febrile neutropenia in pediatric oncology patients. Asian Pac J Cancer Prev, 2014, 15（11）: 4549-4553.

［10］KOBAYASHI R, SUZUKI S, SANO H, et al. Effect of meropenem with or without immunoglobulin as second-line therapy for pediatric febrile neutropenia. Pediatr int, 2014, 56（4）: 526-529.

［11］ZHAI W, ZHANG X, WEI J, et al. A Prospective Observational Study of Antibiotic Therapy in Febrile Neutropenia Patients with Hematological Malignances from Multiple centers in Northeast China. Int J Infect Dis, 2015, 37: 97-103.

［12］FREIFELD AG, BOW EJ, SEPKOWITZ KA, et al. Clinical practice guideline for the use of antimicrobial agents in neutropenic patients with cancer: 2010 update by the infectious diseases society of America. Clin Infect Dis, 2011, 52（4）: e56-e93.

第二十四章

脓毒症患者碳青霉烯类药代动力学／药效学特点与给药方案优化

脓毒症的定义已从 1991 年的 Sepsis 1.0 更新到 2016 年的 3.0,虽然对于脓毒症一些细节学术界尚存争议,但抗感染治疗无疑是脓毒症治疗的关键,并直接影响患者的预后。与普通感染患者不同,脓毒症患者的病理生理变化较大,使抗菌药物药代动力学(PK)随之变化,另外,随着细菌对抗菌药物耐药日益严重,脓毒症患者耐药菌感染非常常见。因此,基于目前公认的药代动力学／药效学(PK/PD)原则以及抗菌药物的特性,优化脓毒症患者中抗菌药物的使用非常有必要。碳青霉烯类是脓毒症治疗最常用的抗菌药物之一,本章就脓毒症患者病理生理变化对碳青霉烯类 PK 的影响及如何依据 PK/PD 优化碳青霉烯类应用进行探讨。

一、脓毒症患者病理生理变化对碳青霉烯类药物药代动力学的影响

(一)表观分布容积(volume of distribution,V_d)

脓毒症及脓毒性休克患者血管内皮细胞损伤严重,毛细血管通透性增加,液体渗透,细胞外液增加,加之脓毒症患者常需要进行液体复苏、肠外营养等,进一步增加了细胞外液量。亲脂性抗菌药物 V_d 很大,主要分布于细胞内和脂肪组织中,如大部分喹诺酮类、大环内酯类 $V_d>1L/kg$,细胞外液增大对其 V_d 值影响相对较小。但亲水性抗菌药物的 V_d 较低,如包括碳青霉烯类在内的 β- 内酰胺类、大部分氨基糖苷类及糖肽类药物的 $V_d<0.3\sim0.4L/kg$(例如,厄他培南稳态时的 V_d 为 0.11L/kg,多尼培南的 V_d 约为 0.28L/kg),当细胞外液增大,其 V_d 增大显著,血浆药物浓度降低,因而很难维持有效治疗血药浓度。

（二）药物清除（clearance，*Cl*）

碳青霉烯类作为时间依赖性抗菌药物,要发挥作用需增加药物与细菌接触时间。碳青霉烯类药物主要以原型经肾脏排泄,药物 *Cl* 因肾功能变化可能增高或降低。脓毒症及脓毒性休克患者经常伴有不同程度急性肾损伤,会引起肾小球滤过率、肾小管重吸收和分泌功能的降低,药物清除减少,可能需要适当降低剂量,以避免药物体内蓄积,增加药物毒性。但同时也应注意特别是在病程早期,脓毒症及脓毒性休克患者在液体复苏和使用正性肌力药物时常伴有心排血量增大,肾血流增大,药物 *Cl* 也随之增加,即肾清除增加（augmented renal clearance，ARC）,使抗菌药物血药浓度会下降较快。因此,需对脓毒症患者肾功能进行监测和评估,以便及时调整维持剂量以免出现治疗不足或产生毒性。

（三）蛋白结合率（protein binding rate）和低蛋白血症（hypoalbuminaemia）

脓毒症患者由于毛细血管通透性增加,血管内液体大量流向血管外,肝脏生成白蛋白降低等易引起低蛋白血症。低蛋白血症影响药物和蛋白的结合,对于蛋白结合率高（85%~90%）的药物,当蛋白结合率从 99% 降至 98% 或从 99% 降至 95% 时,游离型药物浓度会分别增加 2 倍和 5 倍。但不能忽略的是,低蛋白血症常伴有药物 V_d 和 *Cl* 增加,血药浓度很快下降,因此低蛋白血症可使抗菌药物较快达到有效起始治疗浓度,但很难维持。对于蛋白结合率低的药物,低蛋白血症对游离型药物浓度影响相对较少。碳青霉烯类中,美罗培南、比阿培南、多尼培南的蛋白结合率低于 10%,亚胺培南的蛋白结合率约为 20%,厄他培南蛋白结合率可高达 95%,故低蛋白血症仅对厄他培南血药浓度的影响最为明显。厄他培南在用于肾功能未有明显降低的低蛋白血症患者时,药物 V_d 和 *Cl* 增加,使血清和组织中药物浓度明显降低,需给予负荷剂量同时增加给药频次。

（四）其他

1. 肝功能不全　碳青霉烯类极少或不经肝脏代谢,故肝功能不全或肝损害对碳青霉烯类血药浓度影响较小,但肝功能不全者常合并低蛋白血症或血清白蛋白进行性降低,因此肝功能不全患者应注意继发低蛋白血症从而影响碳青霉烯类血药浓度的可能。

2. 心功能不全　单纯的心功能不全看似对药物代谢影响不大,但心功能不全往往合并组织灌注不足,加重疾病本身所致的肾功能不全,可导致药物代谢减低。但另一方面,右心功能不全可引起体循环淤血,加剧血管内液体向组织间隙转移,使碳青霉烯类的 V_d 增大,降低其血药物浓度。

3. 器官支持治疗 部分脓毒症患者需要脏器支持治疗,如持续肾脏替代治疗、血浆置换、体外膜氧合等,也会造成碳青霉烯类 PK 变化,因此,临床实际工作中需综合各类影响因素全面分析碳青霉烯类药物 PK 在脓毒症患者的变化。

二、如何根据药代动力学/药效学变化优化碳青霉烯类药物给药方案

抗菌药物根据其抗菌作用与血药浓度或作用时间的相关性,分为浓度依赖性、时间依赖性及时间依赖性但抗菌作用持续时间较长三种类型。其中时间依赖性抗菌药物的 PK/PD 指数是游离型药物浓度高于 MIC 持续时间占给药间隔百分比,即 T>MIC。碳青霉烯类属于时间依赖性的一类抗菌药物,其 PK/PD 靶值一般认为同其他 β- 内酰胺类,即 $\%fT$>MIC>40%~50%。研究报道 T>MIC 为 100% 及 T>4~5×MIC>60% 对脓毒症患者有更好的临床疗效和细菌清除率。考虑到有效的抗感染治疗对脓毒症患者预后极为关键,能否达到此 PK/PD 靶值甚为重要。因此,优化碳青霉烯类药物在脓毒症患者中使用的关键为基于患者实际的病理生理特点,采取合理的给药方案确保达到上述目标 PK/PD 靶值。但不同脓毒症患者有不同的病理生理特点,故而对抗菌药物 PK 的影响也各不相同。在根据病理生理变化调整给药方案时,甚至有时会出现矛盾的情况。如脓毒症患者合并肾功能不全时,药物清除减少应该降低给药剂量,但因低蛋白血症、水钠潴留所致 V_d 增大,可能又需适当增加给药剂量,因此,不可能有完美的单一给药策略适用于所有的脓毒症患者。本节主要提供可以提高 PK/PD 靶值的常用策略,具体实施需结合个体临床实践情况来选择。

(一)给予负荷剂量

负荷剂量使用目的是使感染部位药物浓度快速达到有效治疗浓度,无论患者肝、肾功能如何,负荷剂量对多数严重脓毒症及脓毒性休克患者的治疗至关重要,可降低患者死亡率。负荷剂量主要取决于抗菌药物 V_d(负荷剂量=V_d×药物稳态血药浓度),脓毒症患者常用的亲水性抗菌药物因 V_d 显著增加,需要给予负荷剂量。虽然碳青霉烯类在临床使用时常规并不需要使用负荷剂量,但在 V_d 明显增大的脓毒症患者,应考虑给予负荷剂量,特别是厄他

培南。

（二）延长给药时间

延长碳青霉烯静脉输注时间可以有效地推迟药物浓度的达峰时间并提高谷浓度,从而显著提高 $T>MIC$。研究表明,美罗培南延长输注时间到 3 小时与常规输注 0.5 小时的给药方案相比,血药浓度达到 $T>MIC>40\%$ 靶值的概率可由 64% 上升为 90%,并且能够有效降低感染患者的死亡率。另一项临床研究也表明,美罗培南延长静脉滴注时间（首剂 2g,滴注 0.5 小时,紧接给予维持剂量 1g,q6h,每次给药持续 4 小时）与间断性给药（2g,q8h,每次给药滴注 0.5 小时）相比,临床治愈率相当（分别为 83% 和 75%,$P=0.180$）,但细菌清除率更高（分别为 90.6% 和 78.4%,$P=0.020$）,ICU 治疗时间明显缩短（分别为 10 天和 12 天,$P=0.044$）,美罗培南治疗天数（分别为 7 天和 8 天,$P=0.035$）及总用药量相对减少（分别为 24g 和 48g,$P<0.0001$）。Jaruratanasirikul 曾对比了亚胺培南静脉滴注时间分别为 2 小时或 0.5 小时呼吸机相关性肺炎患者体内 $T>4\times MIC$ 时间,结果显示:当细菌 $MIC=2mg/L$ 时,延长亚胺培南到给药时间 2 小时,可明显增加 $T>4\times MIC$,为 77.8%,而 0.5 小时者为 44.1%;当 $MIC=4mg/L$,亚胺培南 2 小时者仍 >60%,是 0.5 小时给药者的 3 倍。《中国鲍曼不动杆菌感染诊治与防控专家共识》和《铜绿假单胞菌下呼吸道感染诊治专家共识》建议,对于碳青霉烯类敏感性下降的细菌（$4mg/L \leqslant MIC<16mg/L$）,可以通过延长美罗培南等碳青霉烯类抗菌药物输注时间的方案,来维持血药浓度在 MIC 以上,增加抗菌药物的疗效。

延长静脉滴注时间,通常采用的方式有泵入或每次给药静滴时间为 3~4 小时。如果采用 24 小时持续给药的方式,为了较快达到目标浓度,一般建议给予一个负荷剂量。应用该方案时还需注意药物的稳定性及患者的依从性。

（三）增加给药频次

每天给药次数增加:一种是每日总剂量不变,并增加给药次数,这种情况主要是针对 MIC 值较低的敏感菌,因为总剂量不变情况下增加频次意味着每次给药剂量减少,血药峰浓度较前明显降低;另一种是单次给药剂量不变,增加给药次数,每日总剂量增加,这样可显著提高 $T>MIC$ 的达标率和临床有效率,如亚胺培南说明书中指出,中度感染可以使用 0.5g,q8h 给药方案,严重的敏感菌感染可使用 0.5g,q6h 方案,但需注意增大日剂量可能伴随不良反应增加。

（四）增加单次给药剂量

虽然增加单次给药剂量可以显著提高药物在血液、组织液中的峰浓度 C_{max}，但因大部分碳青霉烯类血浆半衰期较短（厄他培南除外），仅简单增加给药剂量并不能会明显改善 $T>MIC$。

在增加给药剂量基础上结合延长给药时间，可改善脓毒症患者因 V_d、Cl 增加导致的血药浓度降低，显著提高碳青霉烯类的疗效。此外，该方案也适用于治疗 MIC 值较高的细菌感染。国外临床随机交叉对照研究比较了亚胺培南 0.5g, q6h 静脉输注 0.5 小时、0.5g, q6h 静脉输注 2 小时和 1.0g, q6h 静脉输注 2 小时三组治疗方案对呼吸机相关性肺炎治疗效果，结果显示对于 MIC=2mg/L 的敏感细菌引起的感染，三种治疗方案均能达到治疗效果；但是对于 MIC=4mg/L 的非敏感菌株引起的 VAP，只有 1.0g, q6h 静脉输注 2 小时的给药方案能够达到 $40\%T>MIC$ 的临床有效靶值。另一项 PK/PD 研究结果也表明，亚胺培南治疗鲍曼不动杆菌和铜绿假单胞菌感染时 1.0g, q8h 静脉输注 3 小时给药方案的达标率显著高于 0.5g, q8h 静脉输注 0.5 小时。关于美罗培南的研究也表明：对于敏感菌株引起的感染，美罗培南 1g, q8h 静脉输注 0.5 小时的经典给药治疗方案就能达到治疗效果，对于 MIC=4mg/L 的病原菌，常规剂量 1g, q8h 延长输注时间到 3 小时的治疗方案能够达到治疗效果，而对于 MIC=8mg/L 的病原菌需则需要增加剂量到 2g, q8h，并同时延长输注时间到 3 小时的给药方案才能达到预期的临床疗效。

本章简要归纳了脓毒血症特殊的机体状态对碳青霉烯类 PK 的影响及给药方案优化研究进展。需再次强调的是，临床工作中遇到脓毒症患者个体情况非常复杂，在了解碳青霉烯类 PK/PD 特点的基础上，全面分析患者的病理生理变化，针对不同感染部位和感染病原菌特点，制订合理的个体化给药方案，才能使药物充分发挥作用，达到最佳的临床治疗效果。

（倪文涛　白　艳）

参考文献

[1] RHODES A, EVANS LE, ALHAZZANI W, et al. Surviving Sepsis Campaign: International Guidelines for Management of Sepsis and Septic Shock: 2016. Intensive Care Med, 2017, 43（3）: 304-377.

［2］GILBERT DN, KALIL AC, KLOMPAS M, et al. IDSA POSITION STATEMENT: Why IDSA Did Not Endorse the Surviving Sepsis Campaign Guidelines. Clin Infect Dis, 2018, 66(10): 1631-1635.

［3］ROBERTS JA, ABDUL-AZIZ MH, LIPMAN J, et al. Individualised antibiotic dosing for patients who are critically ill: challenges and potential solutions. Lancet Infect Dis, 2014, 14 (6): 498-509.

［4］邸秀珍, 王睿. 严重脓毒症及脓毒性休克患者抗菌药物 PK/PD 特点和优化治疗. 中华医学杂志, 2015, 95(18): 1435-1437.

［5］李昕, 张菁, 施毅. PK/PD 在多重耐药菌感染抗菌药物治疗方案优化中的应用. 中华临床感染病杂志, 2016, 9(5): 394-402.

［6］MCKINNON PS, PALADINO JA, SCHENTAG JJ. Evaluation of area under the inhibitory curve (AUIC) and time above the minimum inhibitory concentration (T>MIC) as predictors of outcome for cefepime and ceftazidime in serious bacterial infections. Int J Antimicrob Agents, 2008, 31(4): 345-351.

［7］LI C, DU X, KUTI JL, et al. Clinical pharmacodynamics of meropenem in patients with lower respiratory tract infections. Antimicrob Agents Chemother, 2007, 51(5): 1725-1730.

［8］LI C, KUTI JL, Nightingale CH, et al. Population pharmacokinetic analysis and dosing regimen optimization of meropenem in adult patients. J Clin Pharmacol, 2006, 46(10): 1171-1178.

［9］CHYTRA I, STEPAN M, BENES J, et al. Clinical and microbiological efficacy of continuous versus intermittent application of meropenem in critically ill patients: a randomized open-label controlled trial. Crit Care, 2012, 16(3): R113.

［10］JARURATANASIRIKUL S, RAUNGSRI N, PUNYO J, et al. Pharmacokinetics of imipenem in healthy volunteers following administration by 2h or 0.5h infusion. J Antimicrob Chemother, 2005, 56(6): 1163-1165.

［11］LEE LS, KINZIG-SCHIPPERS M, NAFZIGER AN, et al. Comparison of 30-min and 3-h infusion regimens for imipenem/cilastatin and for meropenem evaluated by Monte Carlo simulation. Diagn Microbiol Infect Dis, 2010, 68(3): 251-258.

［12］陈佰义, 何礼贤, 胡必杰, 等. 中国鲍曼不动杆菌感染诊治与防控专家共识. 中华医学杂志, 2012, 92(2): 76-85.

［13］中华医学会呼吸病学分会感染学组. 铜绿假单胞菌下呼吸道感染诊治专家共识. 中华结核和呼吸杂志, 2014, 37(1): 9-15.

第二十五章

碳青霉烯类药物在持续肾脏替代治疗患者的应用

一、概　　述

肾脏替代治疗（renal replacement therapy，RRT）主要用于治疗重症急性肾衰竭患者，常用于全身过度炎症反应（如严重创伤、重症急性胰腺炎等）、脓毒症、中毒和多脏器功能衰竭等危重症的救治。持续肾脏替代治疗（continuous renal replacement therapy，CRRT）是通过弥散和对流进行溶质交换和水分清除的血液净化治疗方法。

接受 CRRT 的危重症患者可因其病理生理学方面的原因，引起抗菌药物的药代动力学参数出现很大变异，使药物剂量和用药间隔的选择成为一个复杂而富有挑战性的问题。剂量不足可直接导致治疗失败和细菌耐药的产生，而超剂量则导致药物毒性的增加。因此接受 CRRT 的患者制订合理的抗菌药物给药方案是一个极其重要的问题。

二、持续肾脏替代治疗时碳青霉烯类药物剂量选择的影响因素

抗菌药物的性质、药代动力学参数及代谢途径是决定给药方式及剂量的重要因素。患者的临床情况和 CRRT 的机械因素的不同，也会影响 CRRT 时抗菌药物在体内的浓度。

（一）CRRT 对不同药物的影响

药物的溶解性会影响药物在体内的代谢过程。药物的表观分布容积（V_d）是决定初始剂量的主要药代动力学参数。一般情况下，β- 内酰胺类、糖肽类、氨基糖苷类等亲水性抗菌药物主要分布在血浆和细胞外间隙，V_d 小，药物排

泄快,体内存留时间短,通常通过肾脏途径以原型排泄,在 CRRT 时易被清除。大环内酯类、喹诺酮类、利奈唑胺等亲脂性抗菌药物 V_d 大,广泛分布在组织内,药物排泄慢,存留时间长,CRRT 时不易被清除。一般认为 V_d>2L/kg 的为亲脂性药物,CRRT 时一般不需追加剂量;而 V_d<0.6L/kg 的药物多为亲水性,大多需要在 CRRT 后追加剂量。

血浆蛋白结合率是影响许多抗菌药物 V_d 和清除率的因素。血浆中只有未与蛋白结合的药物才具有药理活性,能在 RRT 时被清除。血浆蛋白结合率 >80% 的药物在 CRRT 时清除的量非常少。通常情况下,CRRT 时小分子、低血浆蛋白结合率的药物会被清除,分子量大、高血浆蛋白结合率的药物不被清除。CRRT 若用大孔径、高通透率的滤过膜,分子质量 <30kDa 的药物或毒物只要不与白蛋白结合,一般都能滤过清除。进行 CRRT 患者的总清除率(Cl_{tot})包括 CRRT 的清除率(Cl_{CRRT})和非 CRRT 的清除率($Cl_{non-CRRT}$,残余肾清除和肝脏途径清除)。主要经肝脏代谢、清除的药物不需调整剂量。只有当 CRRT 的清除率占机体总清除率的比例超过 25%~30% 以上时,对药物清除影响大,才具有临床意义并需要调整剂量。

（二）CRRT 模式对碳青霉烯类药物清除的影响

CRRT 的模式、滤过膜与参数对药物清除有一定的影响。主要通过肾脏清除的药物持续静脉 – 静脉血液透析滤过(continuous venovenous hemodiafiltration, CVVHDF)的清除效率高于持续静脉 – 静脉血液滤过(continuous venovenous hemofiltration, CVVH)。高通量血滤模式也会增加药物清除率。一般应用高分子合成膜,如聚砜膜或聚丙烯膜等透析器,对中、大分子药物的清除能力强于纤维素膜。滤过膜的吸附作用也可增加血浆内药物的清除。不同的膜具有不同的吸附能力,但膜的吸附能力是会达到饱和的,对药物清除的影响有赖于膜更换的频率、膜的面积及孔径等。此外,CRRT 治疗剂量越大,药物清除速度越快,如置换液量越大,超滤率越高,药物清除越多。

总的来说,亲水性、蛋白结合率低、分布容积小、主要经过肾脏代谢的药物容易被 CRRT 清除,需要调整剂量;反之,不经过肾脏代谢(如经肝脏代谢或其他途径)、蛋白结合率很高、亲脂性和分布容积非常大的药物,CRRT 时对药物的清除有限,一般不需要调整剂量。碳青霉烯类属于亲水性药物、蛋白结合率低(厄他培南除外)、分布容积小、主要经肾代谢,在 CRRT 时易被清除,因此需要调整剂量。

三、持续肾脏替代治疗时碳青霉烯类药物剂量
调整的临床应用研究

进行 CRRT 的患者抗菌药物的剂量调整国内外尚无统一标准,目前仅有少数抗菌药物说明书及相关指南提供了 CRRT 时的给药剂量,大部分抗菌药物仍缺乏剂量调整的相关指南或其他依据,临床上主要通过参考国内外文献及临床经验进行剂量调整。

一般在 CRRT 中,亚胺培南应用 0.5g,q6h 或 0.5g,q8h 可维持其血药浓度在整个给药间隔高于 2mg/L;如果细菌 MIC ≥4mg/L,则需提高剂量,但要注意高血药浓度可能会带来的中枢神经系统不良反应,要权衡利弊。文献报告实施持续静脉 – 静脉血液滤过(CVVH)或持续静脉 – 静脉血液透析滤过(CVVHDF)治疗的 6 例危重患者,亚胺培南在 CVVH 期间的系统性清除和半衰期分别为(145±18)ml/min 和(2.7±1.3)小时,而 CVVHDF 期间则为(178±18)ml/min 和(2.6±1.6)小时。研究发现,对 MIC ≤2mg/L 大多数常见的革兰氏阴性菌感染,亚胺培南 1.0g/d 可以达到有效浓度;但对于 MIC 为 4~8mg/L 敏感性下降的病原菌,亚胺培南的剂量可能需要增加至 2.0g/d 或以上。研究接受 CRRT 的患者残余肾对美罗培南排泄的影响结果发现,相对 CRRT,药物更倾向于通过残余肾排泄,增加总排泄率,降低 CRRT 排泄率,缩短药物半衰期。美罗培南 1g,q12h 的用法可以达到血药浓度约 4mg/L。

30 名接受 CRRT 的脓毒性休克患者,通过蒙特卡罗模拟,不同 MIC 和透析后残余尿量美罗培南的 PK/PD 达标概率推荐剂量见表 25–1。

在接受 CVVHDF 的急性肾损伤的重症感染患者,应用多尼培南 0.5g,q8h 的 PK/PD 研究,显示多尼培南的平均总清除率 4.46L/h,平均分布容积为 38.0L,经 CVVHDF 的多尼培南的清除率与透析液体流速显著相关,占总清除率的 30%~37%。不同透析液体流速时多尼培南 0.5g,q8h 对不同 MIC 的 PK/PD 达标概率见表 25–2。接受 CVVHDF 的患者,对敏感菌(MIC ≤4mg/L)感染应用多尼培南 0.5g,q8h 能达到较好的 PK/PD 结果。

表 25-1　蒙特卡罗模拟不同 MIC 和残余尿量时 PK/PD 达标的美罗培南推荐剂量

PK/PD 靶值	MIC/（mg/L）	残余尿量	推荐剂量
40%T>MIC	≤4	100~500ml/24h 或 >500ml/24h	美罗培南 0.5g, q8h, 静脉滴注时间 0.5 小时
100%T>MIC	<2	100~500ml/24h	美罗培南 0.5g, q8h, 静脉滴注时间 0.5 小时
		>500ml/24h	美罗培南 0.5g, q6h, 静脉滴注时间 3 小时
	2~4	100~500ml/24h	美罗培南 0.5g, q6h, 静脉滴注时间 0.5 小时
		>500ml/24h	美罗培南 0.5g, q6h, 静脉滴注时间 3 小时

注：T>MIC：游离药物浓度在 MIC 以上的时间占给药间隔的百分比

表 25-2　蒙特卡罗模拟不同 MIC 和透析液体流速时多尼培南 PK/PD 达标概率

透析液体流速/（ml/h）	MIC/（mg/L）	T>MIC>40%	T>MIC>100%
1000	2	100%	100%
	4	100%	33%
	8	50%	0%
2000	2	100%	100%
	4	100%	92%
	8	83%	0%

　　一项帕尼培南/倍他米隆在接受 CRRT 治疗的重症患者的应用研究发现，可以根据帕尼培南的总清除率（PAPM Cl_{tot}）来决定 CRRT 时帕尼培南/倍他米隆的治疗方案。PAPM Cl_{tot} 的计算公式为：PAPM Cl_{tot}（ml/min）=（1.2Cl_{cre}+66.5）+0.86（QD+QF），其中 Cl_{cre} 表示肌酐清除率，QD 表示透析液流量，QF 表示超滤液流量。根据 PAPM Cl_{tot}（ml/min）值，推荐 CRRT 患者最适合的帕尼培南/倍他米隆治疗方案为：当 PAPM Cl_{tot}<80 时，0.5g, q12h 或 1g, q15h；当 80<PAPM Cl_{tot}<120 时，0.5g, q8h 或 1g, q12h；当 120<PAPM Cl_{tot}<160 时，0.5g, q6h 或 1g, q8h。

　　亚胺培南和美罗培南 CRRT 时可参考的剂量调整模式见表 25-3。

表 25-3 国外文献报道的成人 CRRT 时亚胺培南和美罗培南的参考用法和推荐剂量

抗菌药物	CRRT 时负荷剂量	持续静脉-静脉血液滤过（CVVH）	持续静脉-静脉血液透析（CVVHD）	持续静脉-静脉血液透析滤过（CVVHDF）
亚胺培南	1g	0.5g, q8h	0.5g, q8h 或 q6h	0.5g, q6h
美罗培南	1g	0.5~1g, q12h	0.5~1g, q12h 或 q8h	0.5~1g, q12h 或 q8h

注:《抗菌药物药代动力学 / 药效学理论临床应用专家共识》建议 CRRT 时亚胺培南静脉滴注给药剂量为 0.5g, q6h 以达到足够的目标治疗。CVVH 时美罗培南推荐剂量为 0.5g, q8h 或 1g, q12h; CVVHD（F）时推荐剂量为 0.5g, q6~8h 或 1g, q8~12h; CVVHDF 时推荐剂量也可为 0.75g, q8h 或 1.5g, q12h, 以优化 PK。

　　需注意的是, 由于药物经 CRRT 清除是一个复杂的过程, 在 CRRT 状态下, 药物的清除受药物自身的性质、CRRT 的特点、患者情况等多种因素的影响, 因此为不同抗菌药物制定一个包含所有可变参数的剂量指南十分困难。本文所述的有关药物剂量的调整只是一个临床参考值, 实践中要根据具体情况选择剂量。剂量的调整应依据血药浓度监测, 若药物浓度无法监测, 必须依据最新循证医学的资料进行剂量调整。

　　随着临床研究的深入, CRRT 时抗菌药物剂量的选择将会有新的突破。为使抗菌药物的使用朝着有效、安全、经济的方向发展, 对于接受 CRRT 的危重症患者, 提倡进行必要的药物监测。

（梁蓓蓓　倪文涛）

参考文献

[1] 张娟红, 徐丽婷, 王荣, 等. 连续性肾脏替代治疗对抗菌药物药物代谢动力学影响的研究进展. 兰州大学学报（医学版）, 2015, 41（2）: 8-14.

[2] PEA F, VIALE P, PAVAN F, et al. Pharmacokinetic considerations for antimicrobial theray in patients receiving renal replacement therapy. Clin Pharmacokinet, 2007, 46（12）: 997-1038.

[3] CHOI G, GOMERSALL CD, TIAN Q, et al. Principles of antibacterial dosing in continuous renal replacement therapy. Crit Care Med, 2009, 37（7）: 2268-2282.

[4] REETZE-BONORDEN P, BOHLER J, KELLER E. Drug dosage in patients during continuous renal replacement therapy: pharmacokinetic and therapeutic considerations. Clin

Pharmacokinet, 1993, 24（5）: 362–379.

[5] HUANG ZP, GAO DY, LETTERI JJ, et al. Blood–membrane interactions during dialysis. Semin Dial, 2009, 22（6）: 623–628.

[6] TEGEDER I, BREMER F, OELKERS R, et al. Pharmacokinetics of imipenem–cilastatin in critically ill patients undergoing continuous venovenous hemofiltration. Antimicrob Agents Chemother, 1997, 41（12）: 2640–2645.

[7] FISH DN, TEITELBAUM I, ABRAHAM E. Pharmacokinetics and pharmacodynamics of imipenem during continuous renal replacement therapy in critically ill patients. Antimicrob Agents Chemother, 2005, 49（6）: 2421–2428.

[8] ISLA A, MAYNAR J, SÁNCHEZ–IZQUIERDO JA, et al. Meropenem and continuous renal replacement therapy: in vitro permeability of 2 continuousrenal replacement therapy membranes and influence of patient renal function on the pharmacokinetics in critically ill patients. J Clin Pharmacol, 2005, 45（11）: 1294–1304.

[9] ULLDEMOLINS M, SOY D, LLAURADO–SERRA M, et al. Meropenem population pharmacokinetics in critically ill patients with septic shock and continuous renal replacement therapy: influence of residual diuresis on dose requirements. Antimicrob Agents Chemother, 2015, 59（9）: 5520–5528.

[10] ROBERTS JA, UDY AA, BULITTA JB, et al. Doripenem population pharmacokinetics and dosing requirements for critically ill patients receiving continuous venovenous haemodiafiltration. J Antimicrob Chemother, 2014, 69（9）: 2508–2516.

[11] HAYAKAWA M, ITO Y, FUJITA I, et al. Pharmacokinetics and the most suitable regimen of panipenem/beta mipron in critically ill patients receiving continuous renal replacement therapy: a pilot study. ASAIO J, 2006, 52（4）: 398–403.

[12] JIANG SP, ZHU ZY, WU XL, et al. Effectiveness of pharmacist dosing adjustment for critically ill patients receiving continuous renal replacement therapy: a comparative study. Ther Clin Risk Manag, 2014, 10: 405–412.

[13] HEINTZ BH, MATZKE GR, DAGER WE. Antimicrobial dosing concepts and recommendations for critically ill adult patients receiving continuous renal replacement therapy or intermittent hemodialysis. Pharmacotherapy, 2009, 29（5）: 562–577.

[14] 中国医药教育协会感染疾病专业委员会. 抗菌药物药代动力学/药效学理论临床应用专家共识. 中华结核和呼吸杂志, 2018, 41（6）: 409–446.

第二十六章

碳青霉烯类药物在肝肾功能不良患者的应用

抗菌药物主要是通过肾脏进入尿液或由肝脏代谢后进入肠道而排出到体外,肝肾功能损害时药物的体内过程会受到不同程度的影响。因此,对于肝肾功能不全患者应用抗菌药物时,往往不能按照常规剂量进行,需要先充分了解患者肝肾损伤状况及掌握各种抗菌药物的代谢排泄特点的基础上,进行适宜的调整来进行个体化用药。

一、肝功能不良对碳青霉烯类药物药代动力学的影响

药物在肝脏的代谢有两相。第Ⅰ相是在肝脏氧化还原酶或水解酶的作用下药物被氧化还原或水解;第Ⅱ相是在肝脏转移酶的作用下代谢物与葡萄糖醛酸、乙酸、氨基酸、谷胱甘肽等形成极性增加、可溶解的代谢物,使其易自胆汁或尿中排泄。药物在肝内代谢过程中细胞色素 P450 是最重要的药物代谢酶,参与第Ⅰ相代谢过程。

肝脏受损时可发生药代动力学的改变,主要由下述因素引起:①肝脏自身代谢和清除能力降低;②门脉高压侧支循环的建立,减少了药物经肝脏代谢和解毒作用;③肝病时药物与蛋白质的结合亲和力减低,以及肝损害时血浆白蛋白合成减少均使具抗菌活性的药物游离部分增多;④肝硬化大量腹水时细胞外液量增加,致药物的表观分布容积增大。

碳青霉烯类药物均主要经肾消除,且不经过肝 P450 酶代谢,也不抑制或诱导该酶活性,目前已上市品种在肝功能不全时基本不需调整剂量。

1. 亚胺培南/西司他丁　亚胺培南用药 10 小时内,70% 在尿中以原型形

式重吸收,通过粪便清除的药物极少,因此药物说明书中未提及肝功能不全时的用药调整。但有研究比较了正常和伴有肝功能不全连续肾脏透析患者的亚胺培南和西司他丁的总清除率(clearance, Cl),结果显示亚胺培南的 Cl 无显著差别,而西司他丁的 Cl 明显低于肝功能正常的患者。

2. 美罗培南　肝病对美罗培南的药代动力学参数没有影响,因此说明书中未提及肝功不全时剂量调整。但因用药过程中有时会出现 AST、ALT 升高,连续给药 1 周以上时,应进行肝功能检查。

一项研究通过比较肝硬化患者和正常肝功能患者重复给予美罗培南的药代动力学发现,半衰期分别为(1.40 ± 0.10)小时和(1.20 ± 0.20)小时,峰浓度分别为(51.20 ± 3.60)mg/L、(54.60 ± 4.00)mg/L 及表观分布容积分别为(18.80 ± 1.40)L 和(22.20 ± 3.40)L,两者差异并无统计学意义,也提示在此类患者中美罗培南剂量不需调整。

3. 比阿培南　本药并不经肝脏代谢,药品说明书提示肝功能不全不会影响本品药代动力学参数,也不需进行剂量调整。

4. 厄他培南　体外研究显示,厄他培南对细胞色素 P450(CYP)的 6 种同工酶所介导的代谢均无抑制作用。由于只有 10% 的药物在粪中检出,结合体外研究结果,认为本药在肝功能障碍时不需调整剂量。

5. 帕尼培南　本药并不经肝脏代谢,推测肝功能不全并不会影响本品药代动力学参数。

6. 多尼培南　多尼培南在肝功能不全的患者中药代动力学尚未有报道,但由于本药并不经肝脏代谢,因此推测肝功能不全并不会影响本品药代动力学参数。

二、肾功能不良对碳青霉烯类药物药代动力学的影响

肾功能减退时对多数经肾排泄的抗菌药物在体内的清除过程影响最大,由于药物清除的减少可使血药浓度增高,并可使药物体内的分布过程亦发生相应改变,严重肾功能减退者药物的吸收过程亦受影响。肾功能损伤时药物的吸收速率及吸收程度均可降低,口服或肌内注射时的药物吸收均减少。肾功能减退时药物的表观分布容积(V_d)可因多种因素的影响而发生变化,如水

肿、脱水、血浆白蛋白的降低时药物与蛋白的结合量减少,药物游离部分增多,致分布容积增大,但最终血药浓度仍较肾功能正常者降低。碳青霉烯类药物主要经肾脏排泄,肾功能损伤对于该类药物药代动力学的影响很大,药物清除率下降的程度依赖于肾功能下降的程度和肌酐清除率(Ccr)占总清除率的比例,且碳青霉烯类药物具有一定肾毒性,肾功能减退时应用该类药物时更易发生不良反应,因此患者接受该类药物治疗时,需重点关注其肾功能,并根据 Ccr 调整给药剂量和间隔时间。

1. 亚胺培南/西司他丁 70% 的亚胺培南以原型经尿排泄。亚胺培南与西司他丁在肾功能正常的患者具有相似的药代动力学特点,但两种药物均可在肾功能不全者体内蓄积。

肌酐清除率 <70ml/(min·1.73m²)的中重度肾功能不全的患者必须调整剂量。

若患者的肌酐清除率 ≤5ml/(min·1.73m²)时,除非患者在 48 小时内进行血液透析,否则不应给予本品静脉滴注。

具体用药调整见表 26-1。

表 26-1 肾功能不全患者剂量调整

药物	Ccr/(ml/min)	成人剂量	给药方案
亚胺培南/西司他丁（中度感染）	>70~89	0.5g	q6h
	41~70	0.5g	q8h
	21~40	0.25g	q6h
	<21	0.25g	q12h
	iHD*	0.25g	q12h,透析后给药
	CRRT#	0.25~0.5g	q6~8h
亚胺培南/西司他丁（重度感染）	>70~89	1g	q6ᴬ~8h
	41~70	0.5g	q6h
	21~40	0.5g	q8h
	<21	0.5g	q12h
	iHD*	0.5g	q12h,透析后给药
	CRRT#	0.5g	q6~8h

续表

药物	Ccr/(ml/min)	成人剂量	给药方案
美罗培南	>50	1g	q8h
（中重度感染）◊	26~50	1g	q12h
	10~25	0.5g	q12h
	<10	0.5g	qd
	iHD*	0.5g	qd,透析后给药
	CRRT#	0.5g 或 1 g	q8~12h
美罗培南	>50	2g	q8h
（脑膜炎、肺囊性纤维	26~50	2g	q12h
化加重期）◊	10~25	1g	q12h
	<10	1g	qd
	iHD*	1g	qd,透析后给药
	CRRT#	0.5g 或 1 g	q8~12h
厄他培南	>30	1g	qd
	≤30	0.5g	qd
	iHD*	0.5g	qd,透析后给药
	CRRT#	1g	qd
	（根据初期数据）		
多尼培南	>50	0.5g	q8h
	30~50	0.25g	q8h
	11~29	0.25g	q12h
	<10	无类似研究	
	iHD*	0.25~0.5g	qd
	CRRT#	0.25~1g	q8~12h
帕尼培南/倍他米隆	≥60	1g/1g	qd
	30~60	0.5g/0.5g	qd
	<30	0.25g/0.25g	qd

Ccr:肌酐清除率；iHD:间歇性血液透析；CRRT:连续性肾脏替代治疗

* 每周 3 次透析，每次 3~4 小时的推荐剂量，负荷剂量仍需根据临床方案进行调整

#:透析量为 1~2L/h，一般推荐剂量和时间间隔范围；具体剂量仍取决于透析方法、流速和滤波器类型

△:每 6 小时给药 1 次，每次 1g,引起癫痫的可能性增加

◊:皮肤/皮肤组织感染或者尿路感染时推荐较低的剂量

2. 美罗培南 美罗培南主要通过肾小球滤过经肾脏排泄,54%~79% 以原型从尿液排出,19%~27% 以无活性的代谢物从粪便排出,肾功能不全患者体内可出现药物蓄积。通过健康受试者与肾功能不全患者比较(0.5g 美罗培南 0.5 小时输注),发现随着损伤程度的增加,清除半衰期也相应增加,终末期无尿肾病患者,其半衰期延长至 13.70 小时。

多项研究发现,美罗培南清除与肌酐清除率呈明显线性关系。美罗培南非肾脏清除率约占总清除量的 20%,而在肌酐清除率 <30ml/(min·1.73m²) 的患者非肾清除率可达 50%。

3. 比阿培南 比阿培南在体内主要通过肾小球滤过进行消除,健康成人(5 例)60 分钟单次静脉滴注比阿培南 0.15g、0.3g 及 0.6g 时,给药后 0~2 小时的平均尿中比阿培南总计排泄率分别为 62.1%、63.4% 和 64.0%。肾功能减退时,本品半衰期延长。单次给药 0.5g,轻度、中度和重度肾功能不全者的 $t_{1/2}$ 分别为 1.75 小时、2.89 小时和 5.61 小时;根据说明书 Ccr 在 50ml/min 以上不用调整剂量。

4. 厄他培南 厄他培南主要肾脏清除,大约 80% 从尿中排出。对 26 名伴有不同程度的肾功能损害的成年受试者(年龄 31~80 岁)中研究了厄他培南总体和游离状态的药代动力学特征。结果表明,单次静脉输注厄他培南 1g 后,游离药物在轻度肾功能不全患者[Ccr 60~90ml/(min·1.73m²)]和中度肾功能不全患者[Ccr 31~59ml/(min·1.73m²)]中的 AUC 分别是健康年轻受试者(年龄 25 岁 ~45 岁)的 1.5 倍和 2.3 倍。

对于 Ccr≥31ml/(min·1.73m²) 的患者不需调整剂量。对于 Ccr≤10ml/(min·1.73m²) 的患者,厄他培南的推荐剂量应减少至 0.5g/d。

5. 帕尼培南 肾功能不全时,帕尼培南在体内的滞留时间和药物半衰期延长,尿液中的排泄时间延长。因此在肾功能不全患者应用帕尼培南/倍他米隆时,应减少给药剂量,并延长给药间隔时间。目前认为当 Ccr<60ml/(min·1.73m²) 时,需要调整剂量,具体见表 26-1。

6. 多尼培南 多尼培南主要以原型经肾脏排泄,健康成年人给予多尼培南 0.5g 后,70% 原型和 15% 非活性代谢物经尿液排出体外。肾功能不全患者给予多尼培南 0.5g 后,患者按 Ccr 分为轻度(Ccr 50~79ml/min)、中度(Ccr 31~50ml/min)和重度(Ccr≤30ml/min),肾功能不全患者的 AUC 分别是健康年轻受试者(Ccr≥80ml/min)的 1.6 倍、2.8 倍和 5.1 倍,因此建议对中重度肾功能不全患者应调整剂量。

三、肝肾功能不良患者碳青霉烯类药物
的应用和剂量调整

目前上市的碳青霉烯类抗菌药物均为亲水性药物,主要经肾排泄,如肾功能减退可造成药物半衰期延长,在体内积蓄。因此肾功能减退患者均应按肌酐清除率相应减少剂量。药品说明书中具体推荐剂量归纳成表 26-1。

虽然说明书中列举了肾功能不全患者用药时剂量的一般调整原则,但由于该类品种一般有不同程度的肝肾毒性和中枢神经毒性,除考虑其药代动力学代谢特点,还应同时考虑患者的病理生理状态进行剂量调整,以期达到治疗效果的同时降低不良反应。

综上所述,由于碳青霉烯类药物均不经过肝细胞色素 P450 酶代谢,也不抑制或诱导该酶活性,肝功能不全对碳青霉烯类药物药代动力学基本无影响,一般不需要调整剂量。但由于碳青霉烯类药物均主要经肾脏排泄,对于肾功能不全患者,抗感染治疗时务必要关注患者肾功能情况,结合抗菌药物的药代动力学特性和患者病理生理特征,确定适当的给药剂量及给药间隔。

（白　楠）

参考文献

［1］THYRUM PT, YEH C, BIRMINGHAM B, et al. Pharmacokinetics of meropenem in patients with liver disease. Clin Infect Dis, 1997, 24(Suppl 2): S184–S190.

［2］THALHAMMER F, HORL WH. Pharmacokinetics of meropenem in patients with renal failure and patients receiving renal replacement therapy. Clin Pharmacokinet, 2000, 39(4): 271–279.

［3］MISTRY GC, MAJUMDAR AK, SWAN S, et al. Pharmacokinetics of Ertapenem in Patients With Varying Degrees of Renal Insufficiency and in Patients on Hemodialysis. J Clin Pharmacol, 2006, 46(10): 1128–1138.

［4］TAJIMA N, ISHIZUKA H, NAGANUMA H. Population pharmacokinetic analysis of panipenem/betamipron in patients with various degrees of renal function. Chemotherapy, 2006, 52(5): 245–253.

［5］PHAM PA, BARTLETT JG. Johns Hopkins ABX Guide: Imipenem/cilastatin (https://www.hopkinsguides.com/hopkins/view/Johns_Hopkins_ABX_Guide/540281/all/Imipenem_Cilastatinhttps://www.hopkinsguides.com/hopkins), Unbound Medicine, 2017: s184–s190.

第二十七章

碳青霉烯类药物在特殊人群的应用

一、概　述

抗菌药物在这些特殊人群中药代动力学特点差异巨大,特别是针对排泄途径单一的碳青霉烯类抗菌药物来说,药物不良反应发生的风险明显增加。因此,临床治疗上应根据特殊人群的病理生理特点,制订相对个体化的给药方案,确保碳青霉烯类药物治疗的安全及有效。

二、碳青霉烯类药物在老年患者中的应用及注意事项

（一）老年患者的病理生理特点及对碳青霉烯类药物药代动力学的影响

随着年龄的增长,老年患者机体活动减退,生物效能减低,环境适应能力减弱,器官应激能力衰退。循环系统主要表现为脑、心、肾等重要脏器供血不足,微循环障碍,影响药物的分布和排泄。呼吸系统主要表现为肺活量降低,也直接影响了经气道药物的分布和吸收。消化系统主要表现为胃、肠运动能力减弱,主要影响口服药物吸收;肝微粒体酶活性下降,使相关药物代谢减慢,半衰期延长,血药浓度升高。泌尿系统主要表现为肾血流量、肾小球滤过率、肾小管排泄及重吸收功能的明显降低,给药后易引起蓄积中毒。此外,随着年龄增长,老年人体液含量减少,脂肪含量增多,血浆蛋白水平降低,造成亲水性药物分布容积减少,亲脂性药物分布容积增加。

目前上市的碳青霉烯类药物均为亲水性注射剂,血管内给药后无首过效应,吸收迅速、完全。但药物的分布受到血浆蛋白结合程度、血流量、机体组分、

体液 pH、与组织的结合力等诸多因素的影响。人体血流量在 40 岁以后每年递减 1.5%~1.9%，血流量的减少可影响药物在组织器官的分布浓度。碳青霉烯类药物入血后，除部分与血浆蛋白结合外，游离药物可随血液迅速分布至肺组织、胆囊、肠、腹腔和体液等，但受血脑屏障透过率等因素的影响，该类药物的脑脊液浓度仅为血药浓度的 8%~16%。老年患者肝脏功能减退，蛋白质的合成能力降低，可能致血浆蛋白相对减少，加之合并用药多，不同药物与血浆蛋白的结合存在竞争性，促使碳青霉烯类药物的游离浓度进一步增加。因此，相对于中青年患者，在相同剂量和给药方式下，老年患者血液中的游离碳青霉烯类药物浓度相对较高，药理作用也较强，剂量相关不良反应的发生率也更高。

大多数药物的代谢主要在肝脏进行。60 岁以上老年人的肝血流量仅为青年人的 40%~50%，药物的代谢能力明显降低。同时，老年人肝药酶活性、功能性肝细胞的数量随年龄增长而降低，也导致对药物的代谢能力下降，致使药物半衰期延长。但碳青霉烯类药物均不经过肝脏代谢，因此很少与其他药物发生药物代谢相互作用。

药物代谢后主要经肾脏排泄。随着年龄的增长，老年患者肾单位的数量减少、体积变小，近曲小管基底膜加厚，导致肾小管的分泌功能、肌酐清除率和水钠调节能力下降，肾血流量明显降低，这些变化直接影响到药物在肾脏的排泄，促使药物在体内蓄积。65 岁以上的老年人肾血流量为青年人的 40%~50%，80 岁以上的老年人肾小球滤过率较青年人下降约 46%，碳青霉烯类药物主要经肾脏排泄，老年患者接受该类药物治疗时，需重点关注其肾功能，并根据 Ccr 调整给药剂量和间隔时间。

（二）碳青霉烯类药物在治疗老年患者方案中的剂量调整及注意事项

1. 亚胺培南 / 西司他丁　一项亚胺培南 / 西司他丁在老年急性下呼吸道感染患者的药代动力学研究结果表明，以亚胺培南 0.25g，q6h 的方式给药，亚胺培南的清除半衰期约为 1.6 小时，西司他丁约为 2.1 小时，与中度肾功能损伤患者的数据相近，说明老年患者的肾功能存在生理性下降。此外，亚胺培南临床常见的癫痫、胃肠道反应、肝功能一过性损伤等不良反应也更易于在老年患者中发生。

根据感染程度的不同，亚胺培南的推荐剂量范围为每日 1~4g，滴注时间为 30~60 分钟。老年患者临床应用时，可根据每日常规推荐剂量、患者肾功能情况适当调整单次剂量及给药频次。

2. 帕尼培南/倍他米隆 帕尼培南成人常规治疗方案为 0.5g(以帕尼培南计)q12h,每次静脉滴注 30 分钟以上。对重症或难治性的感染患者,可增至 1g,q12h,每次滴注时间应在 60 分钟以上。对于老年患者,可根据年龄和症状适当增减给药剂量。

帕尼培南/倍他米隆的药代动力学参数主要与肾功能有关,与患者年龄关系不大。

3. 美罗培南 美罗培南的药代动力学研究结果显示,单次给予健康老年志愿者 0.5g,美罗培南的血药浓度峰值为(37.0±6.2)mg/L,与同等给药方案下青年志愿者的峰值浓度无显著性差异,但药物半衰期显著延长,AUC 显著增大,药物清除率显著下降。说明与青年人群相比,老年人群美罗培南的血药峰浓度无显著变化,但药物的排泄明显减慢。因此,老年患者用药时需根据患者情况进行剂量、频次和滴注时间的适当调整。

一项纳入了 26 个美罗培南Ⅲ期临床试验数据的回顾性研究结果显示,美罗培南引起过敏(过敏性休克)、哮喘、药物热、肝损害、血小板减少等不良反应的发生率也与患者年龄呈正相关,特别对于维生素 K 缺乏的老年患者,发生出血倾向的风险相对更高。

4. 比阿培南 比阿培南主要经肾脏排泄,肾功能减退时,比阿培南半衰期延长。因此,老年患者应用比阿培南时需主要考虑其肾功能对药物排泄的影响。目前研究认为比阿培南在 75 岁以下、肾功能随年龄正常下降的人群使用时不需调整用量,75 岁以上人群则应根据肾功能酌情减量。

比阿培南在老年患者中的不良反应发生率相对较低,一项对老年患者的多中心研究结果显示,比阿培南以 0.3g,q12h 的方式给药,皮疹发生率为 1.7%,腹泻为 5.0%,肝损伤为 4.2%,肾损伤为 3.3%,治疗前后患者 Ccr 无显著变化。因此,推荐比阿培南用于老年人中重度感染时,使用剂量为 0.3g,q12h 或 0.3g,q8h。

5. 厄他培南 单次给予厄他培南 1g 后,与青年人群相比,老年人群的 AUC 和药物半衰期略有增加,药物的肾和非肾清除率略有下降,而这种变化主要归因于与年龄相关的肾功能改变。因此,无病理性肾功能下降,老年患者不必调整厄他培南的给药剂量,即 1g,qd,静脉滴注时间应大于 30 分钟,肌内注射可用于静脉用药的序贯治疗。

三、碳青霉烯类药物在新生儿及儿童中的应用及注意事项

（一）新生儿及儿童患者的病理生理特点及对碳青霉烯类药物药代动力学影响

新生儿和儿童的解剖、生理、生化特点及脏器功能与成人存在较大差异，药代动力学规律独特。新生儿和儿童胃内 pH 较成年人略高，且胃肠蠕动差、排空慢，不利于酸性环境下口服药物的吸收，且首过效应强，对口服药物的吸收差异大，但对于静脉注射的碳青霉烯类药物吸收无明显影响。

足月新生儿体内脂肪量较低，占体重的 12%~15%，至 1 岁时可达 30%。出生时水分比例高达 80%，随月龄增长而降低，儿童时期约占体重的 65%，与成人差异不大。水分和脂肪量的变化直接影响到碳青霉烯类等亲水性药物的分布，即在新生儿体液中分布量相对较多，在器官组织中的分布相对较少，与成人相比，按相同公斤体重给药后的血药浓度相对较低。因此，要达到与成人相同的血药浓度，脏器功能正常的新生儿与婴儿应用碳青霉烯类药物时需要较大的初始剂量，随后的给药间隔也需适当延长。新生儿血浆中的白蛋白含量相对较低，结合能力弱，血中蛋白结合型药物相对减少，某些儿童疾病状态也会影响药物蛋白结合率，如肝肾综合征、慢性肾衰竭、心力衰竭、高胆红素血症和营养不良等，碳青霉烯类药物中厄他培南的蛋白结合率较高，更易引起药物过量相关的不良反应。新生儿、婴幼儿的血脑屏障还不完善，相对于成年人的血脑屏障，亲水性大的碳青霉烯类药物也更容易通过。

新生儿的肝脏占体重的比值最大，但由于肝内微粒体酶系尚不成熟，药物的代谢能力相对较弱。至幼儿期，肝内微粒体酶系迅速成熟，药物代谢能力明显增强。但碳青霉烯类药物很少经过肝代谢，绝大部分以原型药物经肾排出，受影响不大。

新生儿的肾小球滤过率约为成人的 1/4，3~6 个月时约为 1/2，6~12 个月约为 3/4，药物排泄能力较弱，对于大部分以原型药物排泄的碳青霉烯类药物，更容易造成再吸收增加而引起药物蓄积，临床上需调整剂量和给药频次，避免不良反应的产生。婴幼儿肾功能不成熟主要表现在储备能力差、调节代偿幅度小和反应速度慢三方面，肾功能各项指标的正常范围也较成人宽泛，故临床用药时不能完全照搬成人方案，必须综合考虑肾质量、体表面积、液体总量和

细胞外液等多种因素。

（二）碳青霉烯类药物在新生儿及儿童患者方案中的剂量调整及注意事项

1. 亚胺培南　亚胺培南在早产儿体内的药动学参数受个体化影响较大，目前大多学者推荐给予早产儿的方案为 20mg/kg, q12h（以亚胺培南计），该剂量的参考来源基于一项 60 名患儿参加的前瞻性研究。需要注意的是，对于假单胞菌属，亚胺培南西司他丁应以 25mg/kg, q8h,持续滴注 1.5 小时的方式进行治疗。综合文献和 2013 版《中国国家处方集》化学药品与生物制品卷儿童版，推荐新生儿及儿童患者使用亚胺培南 0.5g 以下的滴注时间为 20~30 分钟, 0.5g 以上为 40~60 分钟,剂量应严格根据体重计算（详见表 27-1 ）。目前尚无临床资料推荐用于肾功能损害的儿童患者。

表 27-1　亚胺培南在新生儿及儿童患者中的剂量调整

	产后周（月、年）龄	单次推荐剂量	推荐频次
新生儿	<1 周	20mg/kg	q12h
	1~3 周		q8h
	3~4 周		q6h
儿童	1~3 个月	20mg/kg	q6h
	3 个月 ~18 岁（或体重 <40kg）	15mg/kg[a]	
	体重≥40kg	0.25~0.5g	

注: a. 单次最大剂量 500mg

2. 帕尼培南　关于帕尼培南 / 倍他米隆在新生儿及儿童中的 PK/PD 研究较少。一项对 23 名出生 0~42 天的新生患儿给予帕尼培南[平均给药剂量（18.6 ± 5.3）mg/kg, q12h, 3~28 天]进行的药代动力学研究结果显示,帕尼培南的峰、谷浓度分别为 18.59~54.90mg/L 和 1.15~9.45mg/L,分布容积为 0.32~0.8L/kg。因此,推荐给予肾功能正常的新生儿帕尼培南的给药方案为 10~20mg/kg, q12h。此外,帕尼培南的清除率也与新生患儿的孕龄有关,孕龄 <33 周新生患儿的清除率明显低于孕龄≥33 周的患儿,清除率随患儿孕龄呈指数性增加。因此,临床使用帕尼培南时除重点关注肾功能外,患儿的孕龄也需考虑在内。儿童患者可参照说明书按 10~20mg/kg, q8h 的方案给药,每次静脉滴注应保持在 30 分钟以上。对重症儿童,可增至每日 100mg/kg,分 3~4 次

给药,但每日上限不得超过2g。

3. 美罗培南 4项临床研究分别给予270名出生后1~90天,体重介于0.8~4.05kg间的患儿不同方案的美罗培南治疗(15mg/kg,q12h,10~40mg/kg,qd,20~30mg/kg,q8h或q12h),美罗培南的清除率介于0.05~0.238L/(h·kg)之间,半衰期为1.3~5.4小时。其中一项研究纳入了200名患儿,按照孕龄(是否>32周)及出生后日龄(是否>14天)分别给予20mg/kg,q12h至30mg/kg,q8h的美罗培南,结果显示患儿的平均血药浓度为15.3μg/ml(0.15~101.7μg/ml)。基于上述结果,推荐肾功能正常的新生儿美罗培南的使用方案为20~30mg/kg,q12h~q8h,12岁以上或体重不低于50kg的儿童可参照成人剂量(详见表27-2)。

表27-2 美罗培南在新生儿及儿童患者中的剂量调整

	孕周	产后日(月、年)龄	单次推荐剂量	推荐频次
新生儿	<32孕周	<14天(或体重<12kg)	20mg/kg	q12h
		≥14天	20mg/kg	q8h
	≥32孕周	<14天	20mg/kg	q8h
		≥14天	20~30mg/kg	q8h
儿童		1个月~12岁(或体重<50kg)	10mg/kg	q8h
		12~18岁(或体重≥50kg)	0.5g	q8h

注:脑膜炎或假单胞菌属:新生儿或1个月~12岁(或体重<50kg)儿童剂量为40mg/kg,q12h或q8h;12~18岁(或体重≥50kg)儿童剂量为2g,q8h。

单次输注时间均要求持续至少30分钟,多重耐药菌可延长至4小时。

肌酐清除率25~50ml/(min·1.73m^2),正常剂量,q12h;10~25ml/(min·1.73m^2),剂量减半,q12h;<10ml/(min·1.73m^2),剂量减半,qd。

4. 比阿培南 对于体重约20kg的儿童,比阿培南5mg/kg,q12h和10mg/kg,q12h均能有效杀灭肺炎链球菌和铜绿假单胞菌,且安全性良好。一项PK/PD研究给予1名脓毒症、5名肺炎、2名尿路感染和1名化脓性扁桃体炎患儿6mg/kg,q8h的治疗方案,1名化脓性脑膜炎患儿40mg/kg,q6h的治疗方案,连续治疗5~17天,单次输注时间30分钟,涉及病原菌包括肺炎链球菌、卡他莫拉菌、流感嗜血杆菌和铜绿假单胞菌,有效率达到100%,未见明显药物不良反应。另一项研究评价了比阿培南在儿童患者中的有效性和安全性,给予24名出生后 2 月至 11.5 岁,体重介于 5.9~43.5kg 间的患儿 5.5~12.4mg/kg,q8h,连续静脉输注 2.67~11.33 天的比阿培南治疗方案,结果显示比阿培南对肺炎、猩红热、颈部淋巴结肿大、蜂窝织炎和尿路感染效果好,总有效率 87.5%,患儿均耐受良好,仅有 2 名患儿出现了轻微的转氨酶升高。

5. 厄他培南 厄他培南仅批准用于治疗出生后 3 个月及以上儿童患者的复杂的腹腔内感染、皮肤感染、泌尿系感染和社区获得性肺炎。主要 PK 参数来源于一项 80 名患儿的前瞻性临床研究,患儿按出生后 3~23 月、24 月 ~12 岁和 13~17 岁分成 3 组,分别一次性给予 15mg/kg、20mg/kg(最大 1g)和 40mg/kg(最大 2g)的厄他培南,12 小时后的血药浓度分别为(3.8 ± 3.0)mg/L、(5.5 ± 4.2)mg/L 和(10.6 ± 8.2)mg/L,药物半衰期分别为(2.9 ± 0.7)小时、(3.0 ± 0.9)小时和(4.0 ± 0.8)小时。>12 岁组与成人无明显差异,而 ≤2 岁患儿与成人差异较大,给药剂量和年龄是影响厄他培南药代动力学参数的主要因素。对于年龄 >12 岁的儿童,20mg/kg,qd 和 40mg/kg,qd 的给药方案都均很安全且有效,而为了使 12 岁以下儿童给药间隔内的厄他培南血药浓度 >MIC 的时间达到 30%~40%,单次给药剂量也需达到 20mg/kg,如需治疗复杂感染或耐药菌,也可采用 15mg/kg,q12h 的治疗方案以延长给药间隔血药浓度 >MIC 的时间。

6. 多尼培南 多尼培南尚未在我国上市,欧美及日本也未批准该药治疗儿童感染。但已有相关临床研究证实该药治疗新生儿及儿童感染的安全性和有效性。一项多中心、随机对照研究对多尼培南与美罗培南、头孢吡肟在治疗儿童复杂腹腔内感染、复杂尿路感染和细菌性肺炎的有效性和安全性进行了比较,给予出生后 3 个月至 18 岁的患儿多尼培南 20mg/kg(最大单次剂量不超过 0.5g),q8h,美罗培南 20mg/kg(最大单次剂量不超过 1g),q8h,头孢吡肟 50mg/kg(最大单次剂量不超过 2g),q8h 连续治疗 5~14 天的治疗方案,结果显示多尼培南的不良反应发生率并未显著高于其他两药,主要为腹痛和消化道症状。另一项研究评价了出生后 12 周及以下患儿应用多尼培南的 PK 参数和安全性,分别给予出生后 <8 周和 8 周以上患儿单次 5mg/kg 和 8mg/kg 多尼培南,持续滴注 1 小时,患儿最大血药浓度维持在(9.91 ± 0.72)mg/L 至(13.7 ± 2.03)mg/L 之间,药物半衰期介于(1.66 ± 0.38)小时至(4.22 ± 0.43)小时之间。其中出生后 <4 周患儿 T>MIC 最长可接近 8 小时。多尼培南安全性较好,出生 12 周及以下患儿中也未见具有明确临床意义的不良反应。

四、碳青霉烯类药物在怀孕及哺乳期女性中的应用及注意事项

（一）怀孕及哺乳期女性的病理生理特点及对碳青霉烯类药物药代动力学影响

妊娠母体为了适应胎儿发育的需要，其心血管、消化、内分泌等系统都表现出明显的生理变化，药物的药代动力学指标与正常女性相比差异明显，而胎盘对药物的转运和代谢更直接影响胎儿安全。因此，妊娠女性的用药安全主要体现在药物在母体的分布和药物通过胎盘屏障的程度。

妊娠女性血浆蛋白水平缓慢下降，导致药物的蛋白结合率下降，游离的药物水平可在短时间内增高，造成瞬时药效增大，往往在用药量不大的情况下出现毒性反应。但由于妊娠女性循环血量明显增加，血中药物浓度相比非妊娠时要低，采取与非妊娠时相同的给药间隔时，药效相对减弱，故单次剂量不变的情况下，妊娠期女性应用碳青霉烯类药物的间隔应相对缩短。从妊娠后4个月开始，妊娠女性的肾血流量和肾小球滤过率可逐渐增加35%和50%，经肾排泄的碳青霉烯类药物的肾清除率相对升高，故相同治疗方案下，妊娠女性的血药浓度偏低。某些情况，如妊娠合并高血压，也可影响肾功能而减少碳青霉烯类药物的排泄。

药物通过胎盘转运的程度与速度取决于药物的理化性质、药物在体内的药动学过程及胎盘状态。碳青霉烯类药物均可不同程度通过胎盘屏障，影响胎儿生长发育。已上市碳青霉烯类药物中均为亲水性化合物，可通过扩散转运通过直径约为1nm的胎盘膜孔。其中厄他培南的分子量最大（475.515Da），且血浆蛋白结合率高达92%~95%（其余均不高于20%，帕尼培南仅为3.9%）。因此，相对于其他碳青霉烯类药物，厄他培南的胎盘通过率较低。

抗菌药物通过母乳影响乳儿主要与以下两方面有关，一是药物分泌至母乳中的药量，二是乳儿可自母乳中摄入的药量，而后者则取决于药物是否可自消化道吸收及吸收量的多少。母乳中的药物浓度取决于药物的理化性质、蛋白结合程度及在母体中的浓度。蛋白结合率低、脂溶性高、弱碱性的药物更易在母乳中分布，但一般不会超过母体摄取量的1%~2%，已上市的碳青霉烯类药物均可在乳汁中分布，除非证实使用该药对乳儿的影响利大于弊，否则均不

推荐在哺乳期使用。如确需使用,应停止哺乳。

(二)碳青霉烯类药物的妊娠期分级及使用原则

美国食品药品管理局(FDA)按照对胎儿的危险度将药物分为 A、B、C、D、X 五级。A 级代表未见对妊娠 3 个月女性及胎儿产生影响,为相对最安全级别,B 级为动物实验中未见明显影响,C 和 D 为动物实验和临床证实对胎儿有不良影响,只有权衡利弊方可应用,X 为明确可使胎儿异常,为妊娠禁用。美罗培南、厄他培南、多尼培南为 B 类,亚胺培南/西司他丁为 C 类,比阿培南、帕尼培南/倍他米隆情况尚不明确。因此,妊娠期如确需使用碳青霉烯类药物,建议优先选用 B 类。

胎儿对药物的敏感期与孕周关系密切。受精 2 周内,药物对胚胎的影响多是"全"或"无",即药物致早期胚胎受损、死亡导致流产或胚胎继续发育,很少出现异常。3~8 周胚胎神经组织、心脏和肢体陆续分化,为致畸高度敏感期。9 周至足月胎儿神经、生殖和牙齿持续分化。14 周后组织器官分化大体完成,致畸可能性降低,但胎儿仍持续生长,用药不当仍可造成神经功能损伤,造成失聪、失明、智力低下等。碳青霉烯类药物常见神经系统损伤(特别是亚胺培南),临床应用时应尽量避开神经系统生长发育期。应用时,尽量选择半衰期短、血浆蛋白结合率高的品种,且尽可能选择最小有效剂量,如必须增加剂量或者疗程,应密切观察乳儿反应,尤其要警惕过敏反应的发生。

(三)碳青霉烯类药物在治疗妊娠及哺乳期女性患者方案中的剂量调整及注意事项

有学者比较了以单次剂量 0.5g,持续滴注 20 分钟的方式给予亚胺培南后,未妊娠、妊娠早期及晚期状态下女性药代动力学参数间的差异。结果显示,与未妊娠女性相比,妊娠女性的亚胺培南分布容积、清除率(主要为非肾清除)、半衰期均明显增加,而血药浓度峰值明显降低。因此,对于妊娠患者,特别是妊娠晚期患者,需要适当提高亚胺培南的单次给药剂量。相同方案给药 1~5 小时,亚胺培南母乳中药物浓度为 0.21~0.52mg/L,低于母体血药浓度的 1%,药物乳汁达峰时间一般在给药后 2~4 小时,目前尚未发现此剂量会对乳儿产生有意义的影响,但哺乳期妇女确定有必要使用该药时,应暂停哺乳改为人工喂养。

体外研究表明美罗培南可以经胎盘至胎儿体内,但胎儿体内药物浓度很低,可能与美罗培南亲水性强、分子量大进而造成穿透胎盘能力较弱有关。美罗培南在母乳中的浓度低,1 名 41 岁、体重 57kg 的哺乳期女性采用了美罗培南 1g,q8h,连续 3 天静脉滴注的治疗方案,其乳儿全程母乳喂养。乳汁中美罗培南的平均和最高浓度分别为 0.48mg/L 和 0.64mg/L,依据最高浓度计算出的乳儿药物暴露量仅占母体的 0.18%。乳儿未见皮肤或消化道不良反应,提示美罗培南对乳儿可能安全。但临床实际操作中仍需充分权衡,明确美罗培南对胎儿或乳儿的影响利大于弊时方可使用。

　　乳汁中的药物浓度随哺乳者血浆浓度变化而变化,根据药代动力学理论,药物经过最后一次给药达峰后的 5 个半衰期可视为基本消除完毕,血药浓度可降至峰值的 5% 以下,此时血浆中仅有微量药物残留,乳汁中药物浓度更微乎其微。因此,如因哺乳期使用碳青霉烯类药物而停止哺乳,需在停药 5 个半衰期后复哺。

（王天琳　邸秀珍）

参考文献

［1］KOZAWA O, UEMATSU T, MATSUNO H, et al. Pharmacokinetics and safety of a new parenteral carbapenem antibiotic, biapenem (L-627), in elderly subjects. Antimicrob Agents Chemother, 1998, 42 (6): 1433-1436.

［2］YOSHIZAWA K, IKAWA K, IKEDA K, et al. Population pharmacokinetic-pharmacodynamic target attainment analysis of imipenem plasma and urine data in neonates and children.Pediatr Infect Dis J, 2013, 32 (11): 1208-1216.

［3］SHAFIQ N, MALHOTRA S, GAUTAM V, et al. Evaluation of evidence for pharmacokinetics-pharmacodynamics-based dose optimization of antimicrobials for treating Gram-negative infections in neonates. Indian J Med Res, 2017, 145 (3): 299-316.

［4］中国国家处方集委员会 . 中国国家处方集(化学药品与生物制品卷儿童版). 北京: 人民军医出版社, 2013.

［5］PACIFICI GM, ALLEGAERT K. Clinical pharmacology of carbapenems in neonates. J Chemother, 2014, 26 (2): 67-73.

［6］SMITH PB, COHEN-WOLKOWIEZ M, CASTRO LM, et al. Population pharmacokinetics of meropenem in plasma and cerebrospinal fluid of infants with suspected or complicated intra-abdominal infections. Pediatr Infect Dis J, 2011, 30 (10): 844-849.

［7］BRADLEY JS, SAUBERAN JB, AMBROSE PG, et al. Meropenem pharmacokinetics, pharmacodynamics, and Monte Carlo simulation in the neonate. Pediatr Infect Dis J, 2008, 27 (9): 794-799.

[8] KAMEDA K, MIKI M, IKAWA K, et al. Dosing regimen rationalization of biapenem in pediatric patients: use of Monte Carlo simulation. Jpn J Antibiot, 2009, 62 (1): 1-8.

[9] CIRILLO I, VACCARO N, CASTANEDA-RUIZ B, et al. Open-label study to evaluate the single-dose pharmacokinetics, safety, and tolerability of doripenem in infants less than 12 weeks in chronological age. Antimicrob Agents Chemother, 2015, 59 (8): 4742-4749.

第二十八章

碳青霉烯类药物主要不良反应与应对策略

一、碳青霉烯类抗菌药物主要不良反应

（一）碳青霉烯类抗菌药物常见不良反应

碳青霉烯类抗菌药物的临床应用日益广泛，由其所导致的不良反应也逐渐增多。一般来说，碳青霉烯类抗菌药物的耐受性良好，不良反应大多轻微而短暂，很少需要停药，极少出现严重的不良反应。药品说明书中所列的常见不良反应包括以下几个方面。

1. 消化道症状　系此类药物最常见的不良反应，包括恶心、呕吐、腹泻，几乎所有种类的碳青霉烯类抗菌药物说明书中均提到上述不良反应。但消化道症状通常较轻，一般不会因此而停药。

2. 肝功能损害　肝酶异常为应用此类药物出现的另一种常见不良反应，包括转氨酶、胆红素、碱性磷酸酶等升高。美罗培南及帕尼培南/倍他米隆还可导致乳酸脱氢酶（LDH）、亮氨酸氨基转肽酶（LAP）、γ-谷氨酰转移酶（GGT/γ-GT）升高。

3. 血液系统　可出现粒细胞计数降低、嗜酸性粒细胞数量增多、血小板减少或增多、红细胞减少、血红蛋白降低等不良反应。亚胺培南/西司他丁还可能导致凝血酶原时间延长。

4. 过敏和皮肤、局部反应　常见的有皮疹、瘙痒、发热；亚胺培南/西司他丁及厄他培南静脉使用时可发生静脉炎、血栓静脉炎。

5. 肾功能　美罗培南与亚胺培南/西司他丁等均可引起尿素氮、肌酐增加。

6. 神经精神系统　常见的不良反应有头痛、惊厥、肌阵挛、意识障碍，对有癫痫病史者可诱发癫痫发作。碳青霉烯类抗菌药物中，亚胺培南与神经毒

性的相关性较高,系常见的不良反应,此系碳青霉烯类抗菌药物干扰 γ-GABA 的神经抑制作用,增强中枢兴奋作用所致,是导致患者癫痫发作的主要原因。神经毒性的发生与脑组织的药物浓度有关。Horiuchi 等研究发现,亚胺培南对 γ-GABA 受体的阻断率远高于美罗培南与多尼培南,而半量抑制浓度远远低于美罗培南和多尼培南。

（二）碳青霉烯类抗菌药物少见不良反应

1. 消化道 较少见的为口腔念珠菌病等二重感染;便秘、反酸、口干等消化道症状;严重者可发生假膜性肠炎,表现为腹泻、腹痛及全身中毒症状,腹泻是最主要的症状,少数病例可排出斑块状假膜;腹痛较为多见,有时很剧烈,可伴腹胀、恶心、呕吐。

2. 肝脏 美罗培南、帕尼培南/倍他米隆、亚胺培南/西司他丁应用者偶尔可出现暴发性肝炎。

3. 血液系统 可出现有核细胞增加或减少,但通常少见;严重时会出现全血细胞减少症、粒细胞缺乏症、溶血性贫血等。

4. 皮肤、局部不良反应和过敏反应 严重的皮肤不良反应包括中毒性表皮坏死松解症(TEN)、Stevens-Johnson 综合征、表皮脱落性皮炎,但通常罕见。皮疹主要有以下几类:①荨麻疹样药疹:荨麻疹可作为唯一症状,亦可为血清病样综合征、过敏性休克的症状之一。通常患者用药数小时后出现风团性皮疹并伴有瘙痒,但也有患者静脉滴注美罗培南后数分钟内即出现烦躁、全身泛发大片红色风团、瘙痒与血压降低。②固定性红斑:皮疹特点是局限性圆形或椭圆形水肿性红斑,呈鲜红色或紫红色,反应剧烈者皮疹中央会形成水疱,损害边界清楚,愈后留有色素斑。Romano 等研究发现,发生固定性红斑的患者早期停用致敏药物可有效降低病死率,若未能及时发现并继续用药,则会增加发生剥脱性皮炎或大疱性表皮松解症的概率。③Stevens-Johnson 综合征,表现为伴有黏膜损害的重型大疱性多形红斑。其特点是皮肤黏膜对称分布的红斑、大疱和化脓性损害,最易受累的黏膜是结合膜。④大疱性表皮松解型药疹:这是最严重的药疹,发病迅速,若不及时治疗,可导致死亡。

5. 肾功能 急性肾衰竭等严重肾脏不良反应少见。

6. 神经、精神系统 除前述肌阵挛、谵妄、精神障碍(包括幻觉、错乱状态、攻击性)癫痫发作等神经精神系统症状外,亚胺培南/西司他丁还可发生听觉丧失、味觉异常,厄他培南还可出现头晕、嗜睡、失眠、味觉倒错、无力、疲劳等。

7. 呼吸系统　碳青霉烯类（美罗培南、比阿培南、帕尼培南/倍他米隆、多尼培南）偶可引起间质性肺炎，表现为发热、咳嗽、呼吸困难、胸部影像学异常、嗜酸性粒细胞增多等。碳青霉烯类还可引起肺嗜酸性粒细胞浸润症。

8. 其他　维生素缺乏症状少见，仅有美罗培南及帕尼培南/倍他米隆说明书中提到维生素 K 缺乏症（低凝血酶原血症、出血倾向等）和 B 族维生素缺乏症（舌炎、口炎、食欲减退、神经炎等）。另外，厄他培南可导致低血压、窦性心动过缓等循环系统症状及阴道瘙痒、阴道炎等生殖系统不良反应。美罗培南可导致低钠血症、低钾血症，肌酸磷酸激酶（CPK）、甘油三酯升高，血尿酸升高或降低，胸部不适等。

（三）碳青霉烯类抗菌药物罕见不良反应（个案报道）

Panda 等报道了 2 例 ICU 机械通气患者，使用亚胺培南/西司他丁治疗鲍曼不动杆菌感染过程中出现代谢性碱中毒，在此之前 Zaki 等也报道了使用美罗培南过程中出现代谢性碱中毒，其机制可能为该类药物作为非吸收性阴离子增加 K^+ 和 H^+ 的排泄导致代谢性碱中毒。代谢性碱中毒可无任何临床症状和体征，当严重代谢性碱中毒出现神经精神系统症状及动脉血 pH>7.55 时，应适当干预治疗。

孙高中等报道了 1 例亚胺培南/西司他丁致假性肠梗阻，临床表现为腹胀、腹痛、便秘、恶心、呕吐、腹部压痛（无反跳痛和肌紧张）、肠鸣音减弱或消失等完全或不完全肠梗阻症状。腹部影像学检查可见肠段扩张及液气平面、肠壁增厚和肠管扩张。假性肠梗阻是由于肠道肌肉神经病变引起的肠道运动功能障碍，临床上发生率低，极易误诊和漏诊。临床出现上述症状时应加以重视，仔细甄别原因，若系使用碳青霉烯类所致，应及时停药并按照肠梗阻处理。

潘凤林等报道了 1 例 10 岁男性患儿使用亚胺培南/西司他丁后出现溶血危象（黄疸、血红蛋白尿，继而寒战、高热、结膜苍白，黄疸及血红蛋白尿进行性加重；血浆游离血红蛋白增高，Coombs 试验阳性），经停药、对症处理后消失。沈维勤报道了美罗培南致老年肺部感染患者出现哮喘 1 例。

二、碳青霉烯类抗菌药物不良反应应对策略

（一）常见不良反应的应对策略

常见的恶心、呕吐、腹泻等消化道不良反应影响往往较小，故通常不需因此停药，可减慢药物滴注速度，以降低不良反应的发生。若因使用碳青霉烯类

引起胃肠道细菌球杆比失调,发生腹泻,可根据患者的实际情况,调整碳青霉烯类的剂量和疗程,同时加服活性益生菌,及时补液,维持电解质平衡。

当出现瘙痒及皮疹等症状时,应减慢输液速度;皮疹严重者应停药,予抗过敏对症处理。

轻度肝酶升高及血细胞异常者需密切动态监测肝功能、血细胞及凝血功能等相关指标变化,若出现进行性加重则应停药并予相应处理。一旦患者出现黄疸、血红蛋白尿,伴寒战、高热、结膜苍白等溶血危象时,应立即停药并给予对症处理。

有严重肾脏疾病的患者,药物可在体内蓄积,半衰期延长,更易发生不良反应;故这些患者应按肌酐清除率相应调整并严格控制剂量,实施个体化治疗;肌酐清除率≤5ml/(min·1.73m²)的患者不应使用碳青霉烯类药物,除非在48小时内进行血液透析。即便伴有血液透析,亦仅在使用本品的益处大于癫痫发作的危险性时才考虑,且应用时应严格观察。一旦出现不良反应要及时处理。

（二）少见及严重不良反应应对策略

1. 过敏反应　碳青霉烯类抗菌药物与其他 β- 内酰胺类抗菌药物,如青霉素类和头孢菌素类抗菌药物有部分交叉过敏反应。既往有青霉素类或其他 β- 内酰胺类抗菌药物过敏史者,也可能对碳青霉烯类出现过敏反应。既往有其他多种过敏原过敏史的患者发生碳青霉烯类过敏反应的可能性较大。但Wall 等进行的一项大型回顾性研究发现,有青霉素过敏史的患者与那些没有过敏史者相比,对亚胺培南、美罗培南、多尼培南、厄他培南 4 种碳青霉烯类抗菌药物过敏反应的风险并没有显著增加。Romano 等研究发现 112 例青霉素过敏（包括 IgE 介导的过敏反应和皮肤试验阳性）患者中,仅 1 例出现亚胺培南皮肤试验阳性。因此,不应以青霉素过敏史来限制使用碳青霉烯类抗菌药物。

因为没有确切的方法预知本类药物引起的过敏样反应、过敏性休克,故在使用本品前,应详细询问患者过去有无对 β- 内酰胺类抗菌药物过敏史,如本人、双亲或兄弟等亲属属于过敏体质,易发作支气管哮喘、荨麻疹等过敏性症状的患者,应慎重用药。有青霉素过敏史者使用碳青霉烯类抗菌药物时须谨慎,应密切观察,并准备好抢救休克的急救措施。从给药开始到结束后一段的时间,都应仔细观察。当出现中毒性表皮坏死松解症、Stevens-Johnson 综合征、表皮脱落性皮炎等严重不良反应时应立即停药并予处理,应用适当剂量的糖皮质激素,对症治疗,可有效缩短住院时间,降低病死率。

2. 消化系统　已有报告指出,几乎所有广谱抗菌药物都可引起假膜性肠炎,碳青霉烯类所致的严重程度由轻度至危及生命不等。因此,对曾患过胃肠道疾病尤其是结肠炎的患者,需小心使用抗菌药物。在使用本类药物过程中出现腹泻、腹痛、发热、白细胞升高等表现时,应高度怀疑假膜性肠炎,及时进行结肠镜检查,确诊后立即停用相关抗菌药物,口服乳酸菌素片、双歧杆菌调整肠道菌群,纠正水电解质酸碱平衡紊乱,进行抗休克等对症支持治疗。假膜性肠炎是使用抗菌药物后并发的二重感染,其致病菌主要为艰难梭菌,对症治疗的同时还应给予针对性抗菌药物治疗,轻者口服甲硝唑,重者应用万古霉素联合甲硝唑口服。假膜性肠炎应避免使用止泻药,因为细菌分泌的毒素是主要的致病因子,引起局部黏膜血管通透性增加甚至黏膜坏死,服用止泻药会使毒素滞留于肠内,不利于肠道功能的恢复。应用乳酸杆菌、双歧杆菌等生态制剂,引入正常菌群,必要时移植健康患者粪便滤液,调整肠道菌群失调,减少肠源性毒素的产生,改善肠道的屏障功能,可较好地治疗假膜性肠炎。

使用碳青霉烯可继发口炎、唇炎等口腔念珠菌病,致病菌以白念珠菌最为多见,热带念珠、光滑念珠菌以及近平滑念珠菌比例在近年来有所上升。治疗方式主要包括局部药物治疗及抗真菌治疗。保持口腔清洁,使用碳酸氢钠溶液清洗口腔,维持口腔酸碱平衡,使口腔处于碱性状态。缓解阻止白念珠菌生长繁殖,可在口腔病变局部涂抹氯己定溶液或凝胶,其他局部使用药物还有西地碘含片、龙胆紫水溶液。抗真菌药物首选口含制霉菌素片,还可口服氟康唑、伊曲康唑治疗。

3. 神经系统　碳青霉烯类可产生中枢神经系统的不良反应,如肌阵挛、精神错乱或癫病发作,尤其当高剂量时。碳青霉烯类抗菌药物致神经毒性的危险因素包括:①肾功能减退:此时药物排泄下降,血药浓度升高;尿毒症时,血脑屏障通透性增加,药物易通过血脑屏障,导致脑组织中药物浓度升高,抑制中枢神经系统 GABA 作用。②中枢神经系统基础疾病:以往有中枢神经系统损伤(如脑卒中、头外伤等)者在碳青霉烯类抗菌药物使用期间更易诱发癫痫等神经系统不良反应。Cunha 研究显示,肾功能损害的老年患者,与亚胺培南相比美罗培南致癫痫的发病率较低。已有癫痫发作的患者,应继续使用抗惊厥药来治疗。如发生病灶性震颤、肌阵挛或癫痫时,应作神经病学检查评估。如中枢神经系统症状持续存在,应减少本品的剂量或停药。

接受丙戊酸或双丙戊酸钠治疗的患者同时应用碳青霉烯类时(包括亚胺

培南、美罗培南、厄他培南等）会导致丙戊酸浓度降低，致使低于有效治疗浓度，癫痫发作的风险增加。此时增加丙戊酸或双丙戊酸钠的剂量并不足以克服此类相互作用，故一般不推荐碳青霉烯类与丙戊酸／双丙戊酸钠同时给药，应考虑选择非碳青霉烯类的抗菌药物治疗感染。如果必须使用本品，应考虑补充抗癫痫治疗。

在化脓性脑膜炎患者，因疾病本身的过程以及血脑屏障通透性增加，容易发生惊厥等中枢神经系统症状，亚胺培南／西司他丁诱发癫痫的风险增大。

（刘 漪 赵金红）

参考文献

[1] PRIYADHARSINI R, SURENDIREN A, ADITHAN C, et al. A study of adverse drug reactions in pediatric patients. Pharmacol Pharmacother, 2011, 2 (4): 277-280.

[2] ROMANO A, GAETA F, VALLUZZI RL, et al. IgE-mediated hyperseneitivity to cephalosporins: cross-reactivity and tolerability of penicillins, monobactans, and carbapenems. Allergy Clin Immunol, 2010, 126 (5): 994-999.

[3] PANDA PS, DUBE SK, SARKAR S, et al. Metabolic alkalosis: A less appreciated side-effect of imipenem cilastatin use-author's reply. Indian J Crit Care Med, 2013, 17 (4): 263-264.

[4] ZAKI SA, SHANBAG P. Meropenem-induced hypokalemia and metabolic alkalosis. Indian J Pharmacol, 2012, 44 (2): 276-277.

[5] JARURATANASIRIKUL S, SUDSAI T. Comparison of the pharmacodynamics of imipenem in patients with ventilator-associated pneumonia following administration by 2 or 0.5 h infusion. J Antimicrob Chemother, 2009, 63 (3): 560-563.

[6] 曹勇, 郑慧军, 苑亚东, 等. 持续腰大池引流联合美罗培南鞘内注射治疗高血压脑出血术后颅内感染的疗效分析. 中华医院感染学杂志, 2016, 26 (11): 2491-2493.

[7] WALL GC, NAYIMA VA, NEUMEISTER KM. Assessment of hypersensitivity reactions in patients receiving carbapenem antibioticswho report a history of penicillin allergy. J Chemother, 2014, 26 (3): 150-153.

[8] ROMANO A, VIOLA M, GUEANT-RODRIGUEZ RM, et al. Imipenem in patients with immediate hypersensitivity to 930 penicillins. N Engl J Med, 2006, 354 (26): 2835-2837.

[9] 田晓云. 伪膜性肠炎的治疗与预防. 中华医院感染学杂志, 2010, 20 (2): 298-301.

[10] BROUNS R, DE DEYN PP. Neurological complications in renal failure: a review. Clin Neurol Neurosurg, 2004, 107 (1): 1-16.

第二十九章

临床常用碳青霉烯类药物简介

一、亚胺培南/西司他丁

（一）概况

作为全球首个碳青霉烯类抗菌药物，亚胺培南由美国默沙东公司在1979年研制成功。由于其对肾脱氢肽酶（DHP-1）不稳定，需同时应用DHP-1抑制剂西司他丁。亚胺培南/西司他丁复方制剂于1985年在德国首次上市，1987年获得美国FDA的批准，1994年亚胺培南/西司他丁进入中国市场。

（二）适应证

亚胺培南/西司他丁作为广谱抗菌药物，适用于多种病原体所致、需氧菌和厌氧菌引起的混合感染，以及在病原菌未确定前的早期治疗。抗菌谱包括铜绿假单胞菌、金黄色葡萄球菌、粪肠球菌和脆弱拟杆菌等在内的多种不同种类的病原体。

主要适应证有：由敏感细菌所引起的腹腔内感染、下呼吸道感染、妇科感染、脓毒症、泌尿生殖道感染、骨关节感染、皮肤软组织感染和心内膜炎等。还适用于治疗由敏感的需氧菌/厌氧菌株所引起的混合感染。脆弱拟杆菌是这些混合感染中最常见的厌氧菌，通常对氨基糖苷类、头孢菌素类和青霉素类抗菌药物耐药，而对本品敏感。同时，亚胺培南/西司他丁对许多耐头孢菌素类的细菌，包括需氧和厌氧的革兰氏阳性及革兰氏阴性细菌所引起的感染仍具有强效的抗菌活性。本品不适用于脑膜炎的治疗。

（三）药代动力学

健康受试者静脉输注亚胺培南/西司他丁0.25g、0.5g、1g（按亚胺培南计量）20分钟后，亚胺培南C_{max}分别为17mg/L、39mg/L和66mg/L，蛋白结合率约为20%。亚胺培南体内分布广泛，以组织间液、胸膜、腹膜、子宫内膜、卵巢、肺等部位浓度最高，在胆汁、前列腺、痰中浓度也较高，但难以通过血脑屏障。半衰期约为 1 小时，主要经肾排泄。肾功能减退时，排泄量减少，血药浓度上升，半衰期延长。亚胺培南单独应用，受肾脱氢肽酶的影响而分解，在尿液中只能回收少量的原型药物，但与西司他丁联用后在尿液中回收的原型药物可达 70%。

（四）用法用量

本品的推荐剂量是以亚胺培南的使用量表示。每天总剂量根据感染的类型和严重程度而定；并按照病原菌的敏感性、患者的肾功能和体重，考虑将一天的总剂量等量分次给予患者。

对于肾功能正常且体重≥70kg 的成年患者，大多数感染的推荐治疗剂量为每天 1~2g，分 3~4 次静脉滴注。对中度感染也可用 1g，q12h 方案。由敏感菌引起的严重感染，可采用 0.5g，q6h 的方案。由不太敏感的细菌所引起的严重和 / 或威胁生命的感染，本品静脉滴注的剂量最多可以增至 1g，q6h。全身性感染时亚胺培南推荐剂量 0.5~1g，q6h；严重或假单胞菌感染 1g，q6~8h；脓毒症患者 0.5g，q6h。每次本品静脉滴注的剂量低于或等于 0.5g 时，静脉滴注时间应不少于 20~30 分钟，如剂量大于 0.5g 时，静脉滴注时间应不少于 40~60分钟。如患者在滴注时出现恶心症状，可减慢滴注速度。

治疗肾功能损害的成年患者，首先应根据感染的特征，确定每日总剂量，然后根据每日总剂量和患者肌酐清除率（Ccr）范围，选择合适的剂量。对肌酐清除率≤5ml/（min·1.73m²），且正在进行血液透析的患者，可使用对肌酐清除率为 6~20ml/（min·1.73m²）非透析患者的推荐剂量。亚胺培南和西司他丁在血液透析时从循环中清除，患者在血液透析后应予以本品静脉滴注。患有中枢神经系统疾病的患者，应慎用亚胺培南。

为预防成人的手术后感染，可在诱导麻醉时给予本品静脉滴注 1g，3 小时后再给予 1g。对预防高危性外科手术的感染，可在诱导后 8 小时和 16 小时分别再给予 0.5g 静脉滴注。

对于儿童感染患者，如体重≥40kg，可按成人剂量给予；体重 <40kg 者，可按 15mg/kg，q6h，每天总剂量不超过 2g。目前尚无足够的临床资料可推荐本品用于 3 个月以下的婴儿。

孕妇及哺乳期妇女用药，尚未有足够及良好对照的研究资料，只有考虑在对胎儿益处大于潜在危险的情况下，才能在妊娠期间给药。如确定有必要对哺乳期妇女使用本品时，患者需停止授乳。

老年患者用药时,不需根据年龄调整用药剂量。由于老年患者更易患有肾功能衰退,对肾功能损害的患者根据 Ccr 进行用药剂量调整是必要的。

(五)不良反应与注意事项

在临床研究和上市后真实世界中报告的不良反应主要有:①局部反应:红斑、局部疼痛和硬结、血栓性静脉炎。②过敏反应/皮肤:皮疹、瘙痒、荨麻疹、多形红斑、Stevens-Johnson 综合征、血管性水肿、中毒性表皮坏死(罕见)、表皮脱落性皮炎(罕见)、药物热。③胃肠道反应:恶心、呕吐、腹泻、伪膜性结肠炎。④血液:嗜酸性粒细胞增多症、白细胞减少症、中性粒细胞减少症、血小板减少症、血小板增多症和血红蛋白降低,以及凝血酶原时间延长等均有报道。⑤肝功能:血清转氨酶、胆红素和/或血清碱性磷酶升高;肝衰竭(罕见),肝炎(罕见)和暴发性肝炎(极罕见)。⑥肾功能:少尿/无尿、多尿、急性肾衰竭(罕见)。已观察到本品可引起血清肌酐和血尿素氮升高的现象;尿液变色的情况是无害的,不应与血尿混淆。⑦神经系统/精神疾病:本品可引起中枢神经系统的不良反应,如肌阵挛、精神障碍、包括幻觉、错乱状态或癫痫发作,感觉异常亦有报道。⑧特殊感觉:听觉丧失、味觉异常。对于粒细胞减少的患者,与无粒细胞减少症的患者相比,在粒细胞减少的患者中使用本品静脉滴注更常出现药物相关性的恶心和/或呕吐症状。

本品与其他 β-内酰胺类抗菌药物、青霉素类和头孢菌素类抗菌药物有部分交叉过敏反应。在使用本品前,应详细询问患者过去有无对 β-内酰胺类抗菌药物的过敏史。若在使用本品时出现过敏反应,应立即停药并作相应处理。

本品可产生中枢神经系统的不良反应,尤其当使用剂量超过了根据体重和肾功能状态所推荐的剂量时,且多发生于已有中枢神经系统疾病的患者(如脑损害或有癫痫病史)和/或肾功能损害者,因为这些患者会发生药物蓄积。

二、帕尼培南/倍他米隆

(一)概况

帕尼培南/倍他米隆由日本第一三共株式会社研制,1994 年在日本上市。2002 年,帕尼培南/倍他米隆正式进入中国,目前已在中国、韩国和日本被批准应用于临床。帕尼培南单独应用时会在肾皮质蓄积,产生肾毒性,而倍他米隆能够阻断肾皮质摄入帕尼培南,减少帕尼培南在肾皮质蓄积从而降低其肾毒性。本品为复方制剂,其组分为:①0.25g(每支含帕尼培南0.25g及倍他米隆0.25g);②0.5g(每支含帕尼培南0.5g及倍他米隆0.5g)。

（二）适应证

帕尼培南具有广泛的体外抗菌活性,可治疗由葡萄球菌属、链球菌属、肺炎链球菌、肠球菌属、黏膜炎莫拉菌、大肠埃希菌、枸橼酸杆菌属、克雷伯菌属、肠杆菌属、沙雷菌属、变形杆菌属、摩根菌属、普罗维登斯菌属、流感嗜血杆菌、假单胞菌属、铜绿假单胞菌、洋葱伯克霍尔德菌、消化链球菌属、拟杆菌属、普雷沃菌属所引起的下列感染症,如脓毒症、感染性心内膜炎、深部皮肤软组织感染、淋巴管(结)炎、肛周脓肿、外伤和烧伤以及手术后的继发感染、骨髓炎、关节炎、咽喉炎、扁桃体炎(扁桃体周围炎、扁桃体周围脓肿)、急性支气管炎、肺炎、肺脓肿、脓胸、慢性呼吸道疾病的继发感染、肾盂肾炎、膀胱炎、前列腺炎(急、慢性)、附睾炎、腹膜炎、腹腔内脓肿、胆囊炎、胆管炎、肝脓肿、子宫附件炎、子宫内感染、子宫旁组织炎、前庭大腺炎、化脓性脑膜炎、眼眶感染、眼内炎(含全眼球炎)、中耳炎、鼻窦炎、化脓性唾液腺炎、颌炎、颚骨周围蜂窝织炎。

一项纳入1176名患者的Meta分析,评价了帕尼培南/倍他米隆与亚胺培南/西司他丁治疗细菌感染的有效性和安全性,共纳入11项随机对照研究,适应证主要为下呼吸道、尿路、腹腔感染及血液病感染。结果显示,帕尼培南/倍他米隆与亚胺培南/西司他丁治疗细菌感染的治愈率、有效率、细菌清除率、不良反应发生率及中枢神经系统不良反应发生率的差异均无统计学意义。

（三）药代动力学

帕尼培南/倍他米隆在给药范围为0.125~1g(按帕尼培南计量)之间,表现出线性动力学特征。帕尼培南消除半衰期与给药剂量无关,健康成人志愿者静脉注射0.5g时,帕尼培南的半衰期约为70分钟,倍他米隆约为40分钟,C_{max}分别为27.5mg/L和15.6mg/L。儿童帕尼培南的半衰期约为60分钟,倍他米隆约为30分钟。静脉注射给药后帕尼培南广泛分布于各组织和体液中,包括痰液、唾液、尿液、前列腺、胆汁、子宫/卵巢/输卵管、骨盆腔液、脓液、骨和关节腔等。帕尼培南蛋白结合率很低,只有6%~7%。静脉输注帕尼培南均主要经肾脏排泄,5名健康成年受试者静脉滴注本品0.5g/0.5g,滴注时间60分钟,0~24小时尿液中帕尼培南的回收率约为30%,倍他米隆约为90%。因此肾功能损伤将导致患者体内帕尼培南浓度增高,不良反应增加。

（四）用法用量（按帕尼培南剂量计）

成人剂量通常为 0.5g，q12h，每次静脉滴注 30 分钟以上。根据患者的年龄和病症可适当增减给药剂量，对重症或难治愈的感染症患者，可增至每次 1g，q12h。但对成年人每次给药 1g 时，滴注时间应在 60 分钟以上。

儿童通常每日 30~60mg/kg 体重，分 3 次给药，每次静脉滴注 30 分钟以上。根据患者的年龄和病症可适当增减给药量，对重症或难治感染，可增至每日 100mg/kg 体重，分 3~4 次给药，日上限不得超过 2g。

过敏、孕妇及哺乳期妇女慎用。患有严重中枢神经疾病者慎用。

（五）不良反应与注意事项

帕尼培南/倍他米隆具有很好的耐受性，临床试验中报道的不良事件很少，最常见的是转氨酶和嗜酸性粒细胞升高、皮疹和腹泻等。在一项研究中总计 20 258 个病例，有 2119 例报道有不良反应，其中的主要不良反应为谷丙转氨酶（ALT）升高、谷草转氨酶（AST）升高、嗜酸性粒细胞增多、碱性磷酸酶（ALP）升高、γ- 谷氨酰转移酶（γ-GT）升高、乳酸脱氢酶（LDH）升高等。

严重不良反应包括：休克、过敏反应（不适、口腔异常感、喘鸣、眩晕、便意、耳鸣、出汗等）、Stevens-Johnson 综合征、中毒性表皮坏死松解症（Lyell 综合征）；严重的肾功能损害：急性肾衰竭等；中枢神经系统症状：惊厥、意识障碍等；胃肠道反应：伴有便血的伪膜性肠炎、严重的肠炎（初期症状：腹痛、腹泻频繁）；肝功能障碍：有可能出现如暴发性肝炎等严重肝功能障碍、黄疸等；血液：粒细胞缺乏症、全血细胞减少症、溶血性贫血等；肺部：伴有嗜酸性粒细胞增多的间质性肺炎、肺嗜酸性粒细胞浸润症。

三、美罗培南

（一）概况

美罗培南与第一代碳青霉烯类抗菌药物亚胺培南相比，在碳青霉烯的 1β 位上导入了甲基，提高了对 DHP-1 的稳定性，因此不需同时应用 DHP-1 抑制剂。此外，美罗培南在 C-2 位侧链导入弱碱性基团，不仅增强了对革兰氏阴性菌尤其是铜绿假单胞菌的抗菌活性，还降低了中枢和肾脏毒性。美罗培南由日本住友制药株式会社开发，1994 年首先在意大利上市，1999 年进入中国市场。

（二）适应证

美罗培南适用于成人和儿童由单一或多种对美罗培南敏感的细菌引起的感染：肺炎（包括院内获得性肺炎）、尿路感染、妇科感染（如子宫内膜炎和盆腔炎）、皮肤软组织感染、脑膜炎、脓毒症。

经验性治疗，对成人粒细胞减少症伴发热患者，可单独应用本品或联合抗病毒药或抗真菌药使用。

美罗培南单用或与其他抗菌药物联合使用可用于治疗多重耐药菌感染。

对于中性粒细胞减少或原发性、继发性免疫缺陷的婴儿患者，目前尚无本品的使用经验。

（三）药代动力学

健康志愿者 5 分钟内单次静脉推注美罗培南的血峰浓度为：0.5g 剂量组 52mg/L，1g 剂量组 112mg/L。健康成人 30 分钟内单次静脉滴注美罗培南的血药峰浓度为：0.25g 给药组 16mg/L，0.5g 给药组 27mg/L，1g 给药组 53mg/L，2g 给药组 131mg/L。静脉输注 1g 美罗培南 2 分钟、3 分钟、5 分钟后，血药峰浓度分别为 110mg/L、91mg/L、94mg/L。静脉输注 0.5g 美罗培南 6 小时后，血浆中美罗培南的浓度 ≤1mg/L。肾功能正常的志愿者静脉注射美罗培南的半衰期 $t_{1/2}$ 约为 1 小时，12 小时后约 70% 美罗培南以原型从尿液排泄。静脉注射 0.5g 美罗培南，尿中美罗培南的浓度 10mg/L，并保持 5 小时以上，健康志愿者 q8h，静脉注射 0.5g 美罗培南，或 q6h，静脉注射 1g 美罗培南，未见美罗培南在血浆和尿液中蓄积。美罗培南能较好地穿透进入细菌性脑膜炎患者脑脊液中。

美罗培南在儿童体内的药代动力学参数与成人相似，2 岁以下儿童体内美罗培南的半衰期 $t_{1/2}$ 约为 1.5~2.3 小时，药代动力学参数在剂量 10~40mg/kg 范围内呈良好的线性关系。

肾功能不全患者，美罗培南的血浆清除率与肌酐清除率相关，对肾功能损害患者有必要进行剂量调整。老年患者药代动力学研究表明：美罗培南血浆清除率随年龄增大、肌酐清除率的降低而降低。肝病患者药代动力学研究表明：肝病对美罗培南的药代动力学参数没有影响。美罗培南蛋白结合率低，仅为 2%。

（四）用法用量

给药剂量和时间间隔应根据感染类型、严重程度及患者的具体情况而定。

推荐日剂量如下：

1. 肺炎、尿路感染、妇科感染（如子宫内膜炎）、皮肤或软组织感染，每次0.5g，q8h，静脉滴注。

2. 院内获得性肺炎、腹膜炎、中性粒细胞减少患者的合并感染、脓毒症的治疗，每次 1g，q8h，静脉滴注。

3. 脑膜炎患者，推荐每次 2g，q8h，静脉滴注或推注。

4. 肾功能不全成人的剂量调整（肌酐清除率 <51ml/min 患者按下面的规定减少剂量）：肌酐清除率为 26~50ml/min 时，依据不同的感染类型选择 1 个推荐剂量，q12h；肌酐清除率为 10~25ml/min 时，依据不同的感染类型选择推荐剂量的一半，q12h；肌酐清除率 <10ml/min 时，依据不同的感染类型选择推荐剂量的一半，qd。

美罗培南为时间依赖性抗菌药物，常以给药间隔内游离血药浓度超过致病菌最低抑菌浓度（MIC）的时间（T>MIC）作为药代动力学 / 药效学（PK/PD）指数。最初的研究认为，当 T>MIC 至少达到 40%，具有有效的杀菌效应。

近期的临床研究表明，T>MIC 中 MIC 的倍数因致病菌种类与病情严重程度而异。对于耐药菌感染的危重患者，大部分学者认为 $100\%T$>4 × MIC 的PK/PD 目标靶值更加适当。

优化美罗培南给药方案，可采用增加给药频次和延长输注时间两种策略。美罗培南在 25~35℃之间溶液的稳定性不超过 8 小时，因此连续输液的时间不超过 8 小时。目前美罗培南在肾功能正常的患者中标准给药间隔为8 小时，增加给药频次能提高 T>MIC 并减少药物用量。一项回顾性研究比较了美罗培南 0.5g，q6h 和 1g，q8h 的临床疗效，两组在患者统计学资料、感染部位、住院日以及临床疗效（分别为 78% 和 82%）方面差异均无统计学意义，但 0.5g 组治疗期间所用美罗培南的总量显著少于 1g 组，分别为 13g 和 18g（P=0.012）。对于存在免疫缺陷的患者和对美罗培南耐药（如 MIC ≥4mg/L）的细菌引起的感染，除增加给药频次外，也需适当增加日剂量。

一项研究比较了美罗培南静脉滴注 30 分钟和 3 小时的 PK/PD 达标情况，在 MIC 为 4mg/L，0.5g 组和 2g 组静脉滴注时间为 30 分钟的 T>MIC 分别为30% 和 58%；静脉滴注时间为 3 小时的 T>MIC 分别增加至 43% 和 73%。一项比较美罗培南连续静脉滴注与间歇静脉滴注，治疗 ICU 中脓毒症和脓毒休克患者的随机前瞻性队列研究，间歇静脉滴注组给药方案为首剂 1.5g，滴注时间 30 分钟，然后 1g，滴注时间 30 分钟，q8h；连续静脉滴注组给药方案为首剂0.5g，滴注时间 30 分钟，紧接着 3g，连续滴注 24 小时（考虑到美罗培南的稳定性,采用 q4h 连续滴注 0.5g),后者疗效和微生物清除率均优于间歇静脉滴注组;连续静脉输注组的治疗时间显著缩短;连续静脉输注组的谷浓度也显著高于间歇滴注组,第一次给药周期(第一次给药后 8 小时)的谷浓度(C_{min})分别为 11.2mg/L 和 0.5mg/L($P=0.000$),第三次给药周期的谷浓度(C_{min})分别为 11.4mg/L 和 0.6mg/L($P=0.000$)。

(五)不良反应与注意事项

1. 严重不良反应

(1)休克(<0.1%)、速发过敏反应(<0.1%)。一旦出现呼吸困难、不舒服、口腔感觉异常、哮鸣、头晕、便意、耳鸣、发汗、全身潮红、血管性水肿、荨麻疹等症状时,应立即停药并进行适当处理。

(2)急性肾衰竭等严重的肾脏疾病(<0.1%);暴发性肝炎(频率不明)、肝功能障碍(0.1%~5%)、黄疸(<0.1%)。

(3)伴有血便的重症结肠炎,如假膜性结肠炎等(<0.1%)。

(4)间质性肺炎、肺嗜酸性粒细胞浸润症(<0.1%)。

(5)惊厥、意识水平下降等中枢神经系统症状(<0.1%)。

(6)中毒性表皮坏死松解(toxic epidermal necrolysis, TEN)(<0.1%)。

(7)Stevens-Johnson 综合征(频率不明)。

(8)全血细胞减少症、粒细胞缺乏症、溶血性贫血(频率不明)、白细胞减少、血小板减少(<0.1%)。

(9)血栓性静脉炎(频率不明)。

2. 其他不良反应

(1)过敏反应 / 皮肤:皮疹、发热,罕见荨麻疹、红斑、发痒、发红等。

(2)血液:粒细胞计数降低、嗜酸性粒细胞数量增多、血小板减少或增多、红细胞减少、血红蛋白降低等;罕见嗜碱性粒细胞计数升高、淋巴细胞计数升高、中性粒细胞计数升高、单核细胞增加、血细胞比容减低、出现非典型淋巴细胞等。

(3)肝功能:谷草转氨酶、谷丙转氨酶、乳酸脱氢酶、碱性磷酸酶、γ- 谷氨酰转移酶、亮氨酸氨基转肽酶、胆红素、尿胆原增加,胆碱酯酶减少等;罕见黄疸。

(4)肾功能:血尿素氮、肌酐增加;罕见尿 β_2- 微球蛋白升高、尿蛋白阳性。

(5)消化系统:腹泻;罕见恶心、呕吐、腹痛。

（6）二重感染：罕见口炎、念珠菌病。

（7）维生素缺乏症：罕见维生素 K 缺乏症状（低凝血酶原血症、出血倾向等）、B 族维生素缺乏症状（舌炎、口炎、食欲减退、神经炎等）。

（8）其他：血清钾增加；罕见头痛、不适、不安、血清钠减少、血清钾减少、肌酸磷酸激酶（CPK）升高、甘油三酯增加、胸部不适、血尿酸降低或升高、注射部位局部反应（炎症、疼痛、硬结等）。

四、比阿培南

（一）概况

比阿培南是由日本 Lederle 公司于 1989 年开发，2002 年在日本上市。2005 年在中国上市，目前已在日本、中国、韩国等国家上市销售，英国与美国未上市销售。

（二）适应证

比阿培南对革兰氏阳性菌的抗菌活性与亚胺培南类似，三唑阳离子的结构提高了其对细菌外膜的渗透性，对革兰氏阳性、革兰氏阴性的需氧菌和厌氧菌有着广谱抗菌活性。对本品敏感的菌株有：葡萄球菌属、链球菌属、肠球菌属（屎肠球菌除外）、莫拉菌属、大肠埃希菌、枸橼酸杆菌属、克雷伯菌属、肠杆菌属、沙雷菌属、变形杆菌属、流感嗜血杆菌、铜绿假单胞菌、放线菌属、消化链球菌属、拟杆菌属、普雷沃菌属、梭菌属等。比阿培南被批准用于治疗由敏感菌导致的脓毒症；肺炎、肺部脓肿、慢性呼吸道疾病引起的二次感染；难治性膀胱炎、肾盂肾炎、腹膜炎、妇科附件炎等。

我国的一项最新的 Meta 分析结果证明，使用比阿培南或其他药物（亚胺培南/西司他丁或美罗培南）治疗的细菌感染患者，在治疗成功率和不良事件之间差异无统计学意义，比阿培南与亚胺培南或美罗培南疗效类似，可以安全有效地用于治疗呼吸道、复杂尿路和腹腔感染患者。

（三）药代动力学

健康受试者单次静脉滴注比阿培南 0.15g、0.3g 及 0.6g 的药动学研究发现，C_{max} 分别为 8.8mg/L、17.3mg/L、32.4mg/L，半衰期约为 1 小时左右。比阿培南的 C_{max} 和 $AUC_{0\to\infty}$ 随给药剂量的增加而增大，呈良好线性药动学特征。比阿培南血清蛋白结合率很低，大约为 3.7%。比阿培南具有良好的组织和器官渗透性，特别是在尿路、肺和肝脏中。除在脑和脊髓仅有微量分布外，在体内广泛分布于肺、子宫颈、子宫肌膜、子宫内膜和卵巢等组织以及唾液、胸腔积液、腹腔液和静脉血等体液中。比阿培南在体内主要通过肾小球滤过进行消除，也有极少量药物通过粪便排泄。肾功能减退时，排泄量减少，血药浓度上升，半衰期延长。

（四）用法用量

国内批准的注射用比阿培南说明书的推荐剂量为每次 0.3g，用生理盐水（0.9% 氯化钠注射液）配制成 100ml 的注射液，静脉滴注 30~60 分钟，q12h。可根据患者年龄、症状适当增减给药剂量，日剂量不超过 1.2g。日本说明书同样推荐 0.3~0.6g，q12h。日本 JAID/JSC 感染性疾病治疗指南推荐，对于怀疑存在多重耐药菌风险的医院获得性肺炎患者，推荐使用比阿培南静脉滴注 0.3~0.6g，q8h 或 q6h；中国 HAP/VAP 指南推荐，针对耐药的革兰氏阴性菌造成的 HAP/VAP 感染，比阿培南联合治疗时剂量可增至 0.3~0.6g q8h 或 q6h，持续静脉滴注 3 小时。

中国的一项纳入 35 例随机对照研究显示，应用比阿培南（5~10mg/kg，q8h）治疗儿童重症肺炎安全性、有效性良好。在日本比阿培南可用于儿童，一项 10 例儿科患者的 PK/PD 研究显示，PK 参数与体重和肌酐清除率相关，对于 6 岁左右的儿童，5mg/kg，q12h 和 10mg/kg，q12h 方案均可有效治疗肺炎链球菌和铜绿假单胞菌感染。

孕妇及哺乳期妇女用药的安全性尚未明确，应谨慎使用。

老年人由于生理功能下降，应注意根据肌酐清除率调整用药。对于肌酐清除率≥50ml/min 的老年患者不需调整剂量。

对于肝功能不全但肾功能正常患者，不需调整剂量；肾功能不全患者中，肌酐清除率≥50ml/min，不需调整剂量；肌酐清除率在 20~50ml/min，推荐剂量每次 0.3g，q12h。肌酐清除率≤20ml/min，推荐剂量每次 0.3g，qd。

铜绿假单胞菌感染的重症监护患者的 PK/PD 研究显示，静脉滴注时间为 0.5 小时的治疗方案 0.3g，q6h、0.3g，q8h、0.3g，q12h 和 0.6g，q12h，达标 PTA（>90%）的 MIC 范围分别为≤0.5mg/L、0.25mg/L、0.12mg/L 和 0.06mg/L，上述治疗方案在多药耐药和非多药耐药的铜绿假单胞菌均无法达到 40%T>MIC，治疗铜绿假单胞菌感染的 ICU 患者时可能存在剂量不足的风险。对下呼吸道感染的患者的 PK/PD 研究也显示，比阿培南 0.3g，q12h，静脉滴注时间为 0.5 小时的给药方案无法达到满意的临床疗效。根据目前的 PK/PD 研究，指南建议提高比阿培南的给药剂量或延长静脉滴注时间。

（五）不良反应与注意事项

比阿培南最为常见的不良反应为皮疹／皮肤瘙痒（2.2%）、胃肠道不适等（1.5%）或血清肝转氨酶水平升高、白细胞减少症和血小板减少症。比阿培南较为严重的不良反应包括：休克（<0.1%）、过敏、间质性肺炎（0.1%~5%）、肺嗜酸性粒细胞浸润症、伪膜性结肠炎等严重肠炎、肌痉挛、意识障碍、肝功能损伤、黄疸、急性肾功能不全。与碳青霉烯类药物有关的重要不良反应是中枢神经系统的毒性。比阿培南 C-2 位侧链上的三唑阳离子降低了肾毒性，且由于更难与 γ 氨基丁酸受体结合，使比阿培南比亚胺培南更不易引起惊厥与神经毒性反应。

五、多尼培南

（一）概况

多尼培南是由日本盐野义制药株式会社开发，2005 年在日本上市，2007年在美国上市，目前尚未进入中国市场。

其化学结构与美罗培南相似，不同点在于本品的 2 位侧链为含氨基磺酰胺取代基的四氢吡咯环，使得本品具有较强的抗菌活性、抗菌谱广的特点。本品对金黄色葡萄球菌青霉素结合蛋白 1（PBP-1）、铜绿假单胞菌 PBP-2 和PBP-3、大肠埃希菌 PBP-2 及其他敏感菌 PBP 具有极高的亲和力，对肾脱氢肽酶（DHP-1）稳定。

（二）适应证

多尼培南抗菌谱广，抗菌活性强，对多种革兰氏阴性菌和革兰氏阳性菌敏感：其中革兰氏阴性菌包括鲍曼不动杆菌、大肠埃希菌、肺炎克雷伯菌、奇异变形杆菌、铜绿假单胞菌；革兰氏阳性菌包括星座链球菌、中间型链球菌；厌氧菌包括粪拟杆菌、脆弱拟杆菌、多形拟杆菌、单形拟杆菌、普通拟杆菌、微小消化链球菌。

对以下细菌可能具抗菌活性：革兰氏阴性菌包括弗劳地枸橼酸杆菌、阴沟肠杆菌、产气肠杆菌、催产克雷伯菌、摩根菌属、黏质沙雷菌；革兰氏阳性菌包括甲氧西林敏感金黄色葡萄球菌、无乳链球菌、化脓性链球菌。

美国 FDA 批准适应证：用于多种细菌引起的复杂性腹腔内感染及多种细菌引起的复杂性泌尿道感染（包括肾盂肾炎）。

日本厚生省批准适应证：腹膜炎、腹腔内脓疡、胆囊炎、胆管炎；复杂性膀胱炎、肾盂肾炎、急性或慢性前列腺炎、附睾及睾丸炎、子宫内感染、子宫附件炎；咽炎、喉炎、扁桃体炎（含扁桃体周围炎、扁桃体周围脓肿）、肺炎、肺脓疡、脓胸、慢性呼吸系统病变的二次感染；外伤、烧烫伤及手术创伤继发的二次感染、深层性皮肤感染、淋巴管炎、淋巴结炎；眼眶感染、角膜炎（含角膜溃疡）、眼内炎（含全眼球炎）、中耳炎；脓毒症、感染性心内膜炎、骨髓炎、关节炎、颚骨周围蜂窝织炎、颚炎。

（三）药代动力学

24 例健康受试者单次静脉滴注多尼培南 0.5g，滴注时间为 1 小时，C_{max} 和 $AUC_{0\rightarrow\infty}$ 分别为（23.0 ± 6.6）$\mu g/ml$ 和（36.3 ± 8.8）$\mu g \cdot h/ml$，肾功能正常的受试者连续给药 7~10 天，体内无蓄积。多尼培南与血浆蛋白的平均结合率为 8.1%，且与血药浓度无关。血药浓度达稳态后平均分布容积为 16.8L，多尼培南可渗透到大部分组织，包括腹膜内和腹膜后体液、胆囊等，其中以腹膜后体液浓度最高，腹膜内组织及胆汁内浓度次之。本品不经过肝药酶 P450 代谢，主要经肾脱氢肽酶 -1 分解代谢为无活性的 β- 内酰胺环水解开环物。多尼培南主要以原型经肾排泄，其在健康成年人体内的平均血浆消除半衰期约为 1 小时，血浆清除率是（15.9 ± 5.3）L/h，平均肾脏清除率是（10.8 ± 3.5）L/h，在 48 小时内尿中累积排泄率均为 71%。

（四）用法用量

美国推荐剂量：复杂性腹腔内感染、复杂性泌尿道感染（包括肾盂肾炎）：0.5g，q8h，静脉滴注 1 小时，疗程 5~14 天。

日本推荐剂量：0.25g，q8h 或 q12h，滴注 30~60 分钟，根据年龄、症状适当增减，最大量为 0.5g，q8h，疗程 5~10 天。

患者肾功能不全时，需根据肌酐清除率调整剂量，肌酐清除率大于 50ml/min 时，不需调整剂量；肌酐清除率大于或等于 30ml/min 且小于或等于 50ml/min 时，一次 0.25g，q8h；肌酐清除率大于 10ml/min 且小于 30ml/min 时，一次 0.25g，q12h。

本药在老年人中的暴露量增加，且老年人易出现肾功能减退或肾前性氮血症，不良反应的发生风险高于其他人群，监测患者的肾功能可能是有效途径。对肾功能损害的患者进行用药剂量调整。

碳青霉烯类抗菌药物属于时间依赖性抗菌药物，延长输注时间能更有效地达到药物效应动力学有效性目标，由于多尼培南 C-2 位侧链为含氧基磺酰胺基取代的四氢吡咯环，与美罗培南和厄他培南相比，多尼培南具有更高的物理化学稳定性,因此输注前无特殊的配制要求,是唯一一个药品监管机构批准的延长输液时间达 4 小时以上的碳青霉烯类药物。

一项研究建议根据肾功能损害程度及 PK/PD 目标达标率对多尼培南给药方式进行调整,具体见表 28-1。

表 28-1　不同肾功能条件下多尼培南给药方式及达标率

肾功能损伤程度	给药方式	PK/PD 目标达标率
输注时间 1 小时		
正常	0.5g, q8h	MIC ≤1mg/L, ≥90%
轻度肾功能不全	0.5g, q8h	MIC ≤4mg/L, ≥91%
中度肾功能不全	0.25g, q8h	MIC ≤4mg/L, ≥93%
重度肾功能不全	0.25g, q12h	MIC ≤4mg/L, ≥99%
输注时间 4 小时		
正常	0.5g, q8h	MIC ≤4mg/L, ≥90%
轻度肾功能不全	0.5g, q8h	MIC ≤4mg/L, 100%
中度肾功能不全	0.25g, q8h	MIC ≤4mg/L, ≥99%
重度肾功能不全	0.25g, q12h	MIC ≤4mg/L, 100%
正常	1g, q8h	MIC ≤8mg/L, ≥90%
中度肾功能不全	1g, q12h	MIC ≤8mg/L, 100%

肌酐清除率是影响多尼培南疗效的主要协变量,肌酐清除率 80ml/min 时, 0.5g, q8h(滴注时间 1 小时)与肌酐清除率 40ml/min, 0.25g, q8h 和肌酐清除率 20ml/min, 0.25g, q12h 达标率相当。

(五)不良反应与注意事项

在临床研究和上市后研究中报告的不良反应主要有:①常见的不良反应(>5%):贫血、头痛、恶心、腹泻、皮疹、静脉炎、肝药酶升高;②>1% 的不良反应:艰难梭菌引起的胃肠道反应、口腔念珠菌引起的感染、外阴道炎;③血液系统反应:如白细胞减少、中性粒细胞减少、血小板减少等;④神经系统:癫痫;⑤肾功能:肾功能损害;⑥呼吸系统:间质性肺炎;⑦皮肤反应:中毒性表皮坏死松解症、Stevens-Johnson 综合征。较为严重和致命的不良反应是变态反应,由于结构上的相似性,青霉素类、头孢菌素类和碳青霉烯类存在交叉过敏现象,对青霉素类产生变态反应的患者,对碳青霉烯类也产生变态反应的概率约为 10%,因此此类患者应慎重使用多尼培南。

六、厄 他 培 南

（一）概况

厄他培南是美国默克制药公司开发的新型长效注射用碳青霉烯类抗菌药物，对 DHP-1 稳定，不需要与 DHP-1 抑制剂联合使用，半衰期较长，血浆半衰期（$t_{1/2}$）为 4.3~4.6 小时。本品分别于 2001 年和 2002 年在美国和欧洲上市，2005 年进入中国市场。

（二）适应证

厄他培南与前述 5 种碳青霉烯类不同，属于第 Ⅰ 类碳青霉烯类抗菌药物，抗菌谱不覆盖非发酵糖革兰氏阴性菌（铜绿假单胞菌和不动杆菌属等）。适用于下述敏感菌引起的中、重度感染：大肠埃希菌、厌氧芽孢梭菌、迟缓真杆菌、消化链球菌属、脆弱拟杆菌、吉氏拟杆菌、卵形拟杆菌、多形拟杆菌或单形拟杆菌引起的继发性腹腔感染；金黄色葡萄球菌（仅指对甲氧西林敏感菌株）、化脓性链球菌、大肠埃希菌或消化链球菌属引起的复杂性皮肤及附属器感染；肺炎链球菌（仅指对青霉素敏感的菌株，包括合并菌血症的病例）、流感嗜血杆菌（仅指 β- 内酰胺酶阴性菌株）或卡他莫拉菌引起的社区获得性肺炎；大肠埃希菌或肺炎克雷伯菌引起的复杂性尿道感染；无乳链球菌、大肠埃希菌、脆弱拟杆菌、不解糖卟啉单胞菌、消化链球菌属或普雷沃菌属引起的急性盆腔感染，包括产后子宫内膜炎、流产感染和妇产科术后感染；上述敏感菌引起的菌血症；病原菌未查明的上述感染的经验治疗。由于厄他培南不覆盖铜绿假单胞菌、鲍曼不动杆菌等非发酵糖革兰氏阴性菌，降低了多重耐药铜绿假单胞菌等的选择压力，减少了附加损害，因此，与其他碳青霉烯相比，它是治疗疑似产 ESBLs 革兰氏阴性菌引起中重度社区获得性感染很好的选择。

（三）药代动力学

健康年轻成人受试者静脉输注厄他培南 1g，30 分钟后，或肌内注射厄他培南 1g，2.3 小时后，厄他培南 C_{max} 分别为 155mg/L 和 67mg/L，蛋白结合率受血浆浓度影响，血浆浓度近似值 <100mg/L 时蛋白结合率约为 95%，血浆浓度近似值为 300mg/L 时蛋白结合率约为 85%。厄他培南能与人的血浆蛋白（白蛋白）高度结合，易渗透入肺组织，同时能渗透入皮肤水疱液。半衰期约为 4 小时（健康成人和 13~17 岁患者）和 2.5 小时（3 个月 ~12 岁的儿童患者），主要经肾排泄。肾功能减退时，排泄量减少，血药浓度上升，半衰期延长。静

脉输注厄他培南 1g 后,约 80% 经尿排出,10% 从粪排出。其中,尿液中回收的原型药物可达 38%,开环的代谢物 37%。

（四）用法用量

通过静脉输注或肌内注射给药,1g,qd,最长给药周期分别为 14 天和 7 天。当采用静脉输注给药时,输注时间应超过 30 分钟。对于那些适合使用肌内注射给药进行治疗的患者,肌内注射厄他培南可作为静脉输注给药的一种替代疗法。本品不得与其他药物混合或一同输注,不得使用含有葡萄糖（α-D- 葡萄糖）的稀释液。本品属于时间依赖性抗菌药物,通常在血药浓度达到细菌 MIC 的 4~5 倍时,杀菌速率达到饱和,再增加药物浓度也不能提高抗菌活性和杀菌速率,但血药浓度大于细菌 MIC 的时间长短与抗菌活性密切相关。

肾功能、体重正常的成人和 13 岁以上儿童［肌酐清除率 >90ml/（min·1.73m²）］用药剂量为 1g,qd;3 个月以上 12 岁以下儿童用药剂量则为 15mg/kg,q12h,且日剂量 <1g,静脉输注 / 肌内注射。总疗程则按适应证分为:继发性腹腔内感染 5~14 天;复杂性皮肤及附属器感染 7~14 天;社区获得性肺炎和复杂性尿路感染（包括肾盂肾炎）10~14 天。厄他培南治疗儿童重症社区获得性肺炎和老年社区获得性肺炎疗效确切,是很好的初始治疗选择。急性盆腔感染,包括产后子宫内膜炎、流产后感染和妇产科术后感染疗程 3~10 天。

伴有肾功能不全的成年患者用药剂量需要根据患者具体情况:肌酐清除率 >30ml/（min·1.73m²）的患者不需调整剂量;肌酐清除率 ≤30ml/（min·1.73m²）或终末期肾功能不全肌酐清除率 ≤10ml/（min·1.73m²）的患者,剂量调整为 0.5g,qd;接受血液透析的患者需在血液透析前 6 小时内给药 0.5g,透析结束后需补充 0.15g,如果血液透析在给药 6 小时后进行,则透析结束后不需再补充给药。

如果只检测了血清肌酐值时,可采用下列公式来估算肌酐清除率。

男性:(体重 kg)×（140- 年龄）/72× 血清肌酐值（mg/100ml）。

女性:0.85×（男性的计算值）。

（五）不良反应与注意事项

在成人患者上市前临床研究中,应用本品所报告的不良反应的严重程度大多数为轻度至中度,主要为腹泻（4.3%）、静脉炎（3.9%）、恶心（2.9%）、头痛（2.1%）、皮疹和阴道炎（≥1.0%）、变态反应（>0.1% 但 <1.0%）、癫痫发作（0.2%）以及不适和真菌感染等。在儿科患者上市前临床研究中,应用本品治

疗后不良事件报告主要为腹泻（5%）、输注部位疼痛（5.5%）、输血部位红斑（2.6%）、硬结、瘙痒和静脉炎等。上市后真实世界中，报告的不良事件主要为：过敏反应、运动障碍、幻觉、肌阵挛、震颤、荨麻疹以及伴随嗜酸性粒细胞增多和全身症状的药物皮疹（DRESS综合征）等。主要报告的实验室检查异常为：ALT、AST、碱性磷酸酶、胆红素、嗜酸性粒细胞、PTT、尿中的细菌、BUN、血清肌酐、血清葡萄糖、单核细胞、尿中的上皮细胞和尿中的红细胞升高，多形核中性粒细胞、白细胞、血细胞比容、血红蛋白以及血小板数下降；儿科患者为中性粒细胞计数下降，ALT、AST和嗜酸性粒细胞升高。

临床在应用厄他培南进行治疗时，应特别注意：①过敏反应，有多种过敏原过敏的既往史的患者发生这些反应的可能性比较大。②延长使用时间可能会导致非敏感细菌过量生长，发生二重感染。③谨防伪膜性结肠炎，其严重程度可以从轻度至危及生命。艰难梭菌产生的毒素是引发"抗菌药物相关的结肠炎"的主要原因。④肌内注射厄他培南时应谨慎，以避免误将药物注射到血管中，因盐酸利多卡因是注射用厄他培南的稀释液，注意其不良反应。

（蔡 芸 梁蓓蓓 白 楠 白 艳 牛 卉）

参考文献

[1] XIAO Y, WEI Z, SHEN P, et al. Bacterial-resistance among outpatients of county hospitals in China: significant geographic distinctions and minor differences between central cities. Microbes Infect, 2015, 17(6): 417-425.

[2] 祝亮亮, 李琴. 帕尼培南倍他米隆与亚胺培南西司他丁分别治疗细菌感染的系统评价. 中国医院用药评价与分析, 2017, 17(4): 529-533.

[3] WATANABE A, FUJIMURA S, KIKUCHI T, et al. Evaluation of dosing designs of carbapenems for severe respiratory infection using Monte Carlo simulation. J Infect Chemother, 2007, 13(5): 332-340.

[4] 陈越, 朱月秋, 倪语星. 产ESBLs细菌对头孢美唑和帕尼培南的体外敏感性分析. 检验医学, 2009, 24(10): 753-755.

[5] 王瑶, 徐英春, 胡云建, 等. SEANIR监测中国15所教学医院不发酵糖革兰氏阴性杆菌对13种抗菌药物的药敏试验. 中国感染与化疗杂志, 2012, 12(4): 268-275.

[6] 王辉, 陈民钧, 孙宏莉, 等. 革兰氏阴性杆菌耐药状况研究–2008中国美罗培南敏感性监测（CMSS）报告. 中国实用内科杂志, 2010, 30(1): 44-48.

[7] 胡付品, 朱德妹, 汪复, 等. 2015年中国CHINET细菌耐药性监测. 中国感染与化疗杂志, 2016, 16(6): 685-694.

［8］HU FP, GUO Y, ZHU DM, et al. Resistance trends among clinical isolates in China reported from CHINET surveillance of bacterial resistance, 2005–2014. Clin Microbiol Infect, 2016, 22（Suppl 1）: S9–S14.

［9］2016 年全国细菌耐药监测报告 http://www.carss.cn/Download/Details/282.

［10］张艳君,秦琴,李虎,等.耐碳青霉烯类肠杆菌科细菌的分布特点与耐药性分析.中华医院感染学杂志, 2016, 26（2）: 245–247.

［11］王丹凤,孙永法.新碳青霉烯类抗菌药物治疗儿童重症肺炎的疗效评价.医药论坛杂志, 2016, 37（3）: 32–33.

［12］KAMEDA K, MIKI M, IKAWA K, et al. Dosing regimen rationalization of biapenem in pediatric patients: use of Monte Carlo simulation. Jpn J Antibiot, 2009, 62（1）: 1–8.

［13］杨雪妹,吴允孚.碳青霉烯类抗菌药物对重症监护病房老年患者耐药菌的体外抑菌效果.中国老年学杂志, 2014, 34（5）: 1225–1227.

［14］王勖松,袁水斌,宋莹,等.比阿培南和亚胺培南对 464 例临床分离病原菌的体外抗菌敏感性比较分析.实验与检验医学, 2011, 29（5）: 559–560.

［15］KIKUCHI E, KIKUCHI J, NASUHARA Y, et al. Comparison of the pharmacodynamics of biapenem in bronchial epithelial lining fluid in healthy volunteers given half–hour and three–hour intravenous infusions. Antimicrob Agents Chemother, 2009, 53（7）: 2799–2803.

［16］HANG Y, CHEN Y, XUE L, et al. Evaluating biapenem dosage regimens in intensive care unit patients with Pseudomonas aeruginosa infections: A pharmacokinetic/pharmacodynamic analysis using Monte Carlo simulation. Int J Antimicrob Agents, 2018, 51（3）: 484–487.

［17］CHRISTIANSEN KJ, IP M, KER HB, et al. In vitro activity of doripenem and other carbapenems against contemporary Gram–negative pathogens isolated from hospitalised patients in the Asia–Pacific region: results of the COMPACT Asia–Pacific Study. Int J Antimicrob Agents, 2010, 36（6）: 501–506.